秋日思语

——女性更年期保健新说

主　编　郁　琦　任慕兰

副主编　陈　蓉　张淑兰　张绍芬

编　委（按姓氏笔画排序）

丁　岩　马　颖　王世宣　王惠兰　史惠蓉

吕淑兰　任慕兰　阮祥燕　阴春霞　杨　欣

李佩玲　吴　洁　张学红　张治芬　张绍芬

张雪玉　张淑兰　陈　蓉　林　元　郁　琦

金敏娟　周红林　徐　苓　徐克惠　郭雪桃

唐良萏　符书馨　惠　英　舒宽勇　谢梅青

雷小敏　潘　伟　穆玉兰

图书在版编目（CIP）数据

秋日思语：女性更年期保健新说 / 郁琦主编. —北京 ：中华医学电子音像出版社，2015. 8

ISBN 978-7-83005-033-7

Ⅰ. ①秋… Ⅱ. ①郁… Ⅲ. ①女性-更年期-保健 Ⅳ. ①R711. 75

中国版本图书馆 CIP 数据核字（2015）第 185382 号

秋日思语——女性更年期保健新说

主　　编：郁　琦　任慕兰
策划编辑：冯晓冬　史仲静
责任编辑：史仲静　裴　燕
文字编辑：潘　伟
校　　对：刘　丹
责任印刷：李振坤
出 版 人：史　红
出版发行：中华医学电子音像出版社
通信地址：北京市东城区东四西大街 42 号中华医学会 121 室
邮　　编：100710
E-mail：cma-cmc@cma.org.cn
购书热线：010-85158550
经　　销：新华书店
印　　刷：北京顶佳世纪印刷有限公司
开　　本：850mm×1168mm　1/32
印　　张：10
字　　数：261 千字
版　　次：2015 年 10 月第 1 版　　2015 年 10 月第 1 次印刷
定　　价：50. 00 元

《秋日思语——女性更年期保健新说》
编 委 会

编委名单（按姓氏笔画排列）

丁　岩　新疆医科大学第一附属医院
马　颖　中国医科大学附属盛京医院
王世宣　华中科技大学同济医学院附属同济医院
王惠兰　河北医科大学第二医院
史惠蓉　郑州大学第一附属医院
吕淑兰　西安交通大学医学院第一附属医院
任慕兰　东南大学医学院
阮祥燕　首都医科大学附属北京妇产医院
阴春霞　长春市妇产医院
杨　欣　北京大学人民医院
李佩玲　哈尔滨医科大学附属第二医院
吴　洁　南京医科大学第一附属医院
张学红　兰州大学第一医院
张治芬　杭州市第一人民医院　杭州市妇产科医院
张绍芬　复旦大学附属妇产科医院
张雪玉　宁夏医科大学总医院
张淑兰　中国医科大学附属盛京医院
陈　蓉　北京协和医院
林　元　福建省妇幼保健院
郁　琦　北京协和医院
金敏娟　浙江省湖州市妇幼保健院

周红林　昆明医科大学第二附属医院
徐　苓　北京协和医院
徐克惠　四川大学华西第二医院
郭雪桃　山西医科大学第一医院
唐良萏　重庆医科大学附属一院
符书馨　中南大学湘雅二医院
惠　英　卫生部北京医院
舒宽勇　江西省妇幼保健院
谢梅青　中山大学孙逸仙纪念医院
雷小敏　三峡大学仁和医院
潘　伟　中华妇产科杂志
穆玉兰　山东省立医院

参 编 者（按姓氏笔画排列）

王丽平　东南大学医学院
王欣艳　中国医科大学附属盛京医院
邓卫平　江西省妇幼保健院
白敬兰　北京中医药大学东直门医院东区
包　蕾　中国福利会国际和平妇幼保健院
乔　林　四川大学华西第二医院
刘　洋　昆明医科大学第二附属医院
刘晓燕　东南大学附属中大医院
刘梅梅　哈尔滨医科大学附属第二医院
江　娟　武汉大学附属武汉第三医院
孙　艳　福建省妇幼保健院
杜　鹃　首都医科大学附属北京妇产医院
杨书红　华中科技大学同济医学院附属同济医院

李　娜　山东省立医院
李　涛　山东省立医院
李　霞　郑州大学第一附属医院
李秀琴　中国医科大学附属盛京医院
张云霞　东南大学附属中大医院
林　琳　新疆医科大学第一附属医院
欧阳运薇　四川大学华西第二医院
罗　辰　中南大学湘雅二医院
罗爱月　华中科技大学同济医学院附属同济医院
周　扬　西安交通大学医学院第一附属医院
姬萌霞　北京协和医院
黄　坚　杭州市第一人民医院　杭州市妇产科医院
曹　媛　郑州大学第一附属医院
崔亚美　首都医科大学附属北京妇产医院
董晓瑜　河北胸科医院
廖德华　中山大学孙逸仙纪念医院
潘　景　昆明医科大学第二附属医院

内容提要

本书对更年期常见的300个热点问题进行了重点阐述，由中华医学会妇产科学分会绝经学组全体专家参与编写。本书从女性生理的基本常识、更年期和绝经对女性健康的影响、更年期和绝经后女性的健康建议、更年期和绝经后女性的激素补充治疗、更年期健康的营养建议和体检常用项目等角度进行了详尽解读、重点解析。本书编写视角新颖，内容学术性、权威性、实用性强，便于广大读者阅读和了解。

前　言

通常人们把学术性较强的书著称之为“阳春白雪”的小众读物，乃因其阅读对象多为具有该专业领域一定学术水准的专业人士，其中的专业术语和机制探讨，即使同为科技工作者，即使在另一个专业已有很深造诣，但只要是非本专业人士，读之往往也如云山雾罩，不明所以；与之相对应的，就是所谓“下里巴人”了，这就是针对广大老百姓的科普读物，虽然表面上看这类读物并无高深的原理，但对于无法看懂“阳春白雪”的广大老百姓来说，却是不可或缺的。

对于科普读物，有两件事情至关重要：首先要准确，科普不是信口开河，这是因为科普针对的是不具备本专业知识，没有分辨正确与否能力的老百姓。对于专业读物，专业人士可以相互争鸣，进行学术探讨，但对于科普读物来说，准确性是读物的生命，每一个建议，每一项分析都必须言之有据；其次要通俗，科普与专业读物的最大区别，就是要将深奥的道理，用非专业人士能够看得懂的语言说明白，使其能接受。

绝经，用百姓的语言来说，应该是“更年期”，则更是一个需要每一个女性都要了解，而且要深入了解的事情。这是因为在现阶段，绝大多数女性的寿命都可以足够长到 50 岁以后。由于 20 个世纪 60 年代初开始，出现了持续 10 余年的人口出生高峰，因而现在也进入了一个“更年期”的高峰。据估计，目前每年有逾 1 000 万女性进入更年期状态，全国目前已有 2 亿以上年龄在 50 岁以上的女性，而且由于人口老龄化，老年女性在总人口中所占比例也逐渐升高。

绝经的根本原因是女性卵巢功能的衰竭，从而失去了依赖于卵巢的两大功能：生育和分泌雌激素。生育对于这个年龄段的女性，不论从何种角度来说都是不适宜的，而雌激素缺乏所带来的危害却并不为众人所知。对于更年期，在老百姓中普遍存在的看法是：绝经不是病，更年期各种不适抗一抗就过去了；在许多专业人员，甚至是医务工作者眼里，绝经，也被认为是一种生理现象，是不需要干预的。那么，作为一个女性，难道应该有一个阶段不需要雌激素了吗？年龄到了 50 岁以后雌激素就没有用了吗？现代医学的发展早已告诉我们，雌激素缺乏所带来的影响是广泛而深刻的，从更年期开始的各种不适症状，到 55~60 岁开始的各种萎缩问题，以至于到老年期的骨质疏松和心脑血管疾病，甚至神经系统的退化，都与雌激素的短期、中期和长期缺乏有着密切的关系。所以绝经虽然不是病，却是众多老年慢性代谢性疾病的诱发因素，更是各种更年期症状的直接原因。

毋庸置疑，就中国的普通百姓而言，医学方面的基本知识是较为欠缺的，对于绝经和激素的相关知识尤甚。一项调查指出，了解绝经是由于卵巢功能衰竭，雌激素缺乏所造成者寥寥无几。而对于激素的误解，更深植于大众心目之中，在临床实践中，几乎所有患者在听到激素一词时的条件反射就是发胖。这可能是因为在老百姓心目之中，只知肾上腺皮质激素，而不知有其他激素。其余恐惧激素的心态诸如导致癌症和影响肝肾功能，甚至于只有使用肾上腺皮质激素才会发生的股骨头坏死，也扩展到了所有激素头上。相反，甲状腺素和胰岛素，明明也是不折不扣的激素，在老百姓的概念中却被排除在激素的范畴之外。其实人之衰老，其核心就是各个器官的衰老，如果可以接受甲状腺功能减退（甲减）患者补充甲状腺激素，胰岛细胞功能低减（糖尿病）患者补充胰岛素，甚或由于衰老导致关节的机能退化而干脆换一个人工的关节，以及各种器官移植，那么卵巢功能衰退补充一些雌、孕激素从而维护女性的健康又何至于会引起如此轩然大波？这些基本问题在本书中都会有详尽而通俗的阐述。

本书的骨干作者，均为中华医学会妇产科学分会绝经学组成员，在绝经管理领域都建树颇丰，编写此书的初衷也是因为在临床实践中发现，大众对于绝经知识的欠缺、误解和渴望。但这些绝经相关研究领域的专家，对于写作科普读物，很多是初次尝试，难免有这样或那样的遗漏、欠缺或不当之处，也恳请各位尊敬的读者不吝赐教。

郁　琦

2015 年 8 月

目　录

第一篇　女人的生理和衰老的奥秘

第二篇 更年期和绝经对女性健康的影响

第三篇 更年期和绝经后女性健康建议

第四篇 更年期和绝经后女性的激素补充治疗

附录

第一篇

女人的生理和衰老的奥秘

第一章

女性生殖系统的器官和功能

1 女性生殖系统包括哪些器官？

从婴儿呱呱坠地开始，我们就可以从生殖器外观判定其性别。女性的外生殖器官包括阴阜、大阴唇、小阴唇、阴蒂、阴道前庭等。除了这些外生殖器官外，女性还有内生殖器官。内生殖器官位于骨盆内，包括卵巢、输卵管、子宫和阴道。这些内生殖器官在骨盆内还有“邻居”，如输尿管、膀胱、乙状结肠、阑尾、直肠等（图 1-1）。当女性生殖器官发生病变时，会影响相邻器官，反之亦然。

尿道位于阴道前方，开口位于阴蒂下，阴道口前方。由于女性尿道较直而短，又与阴道相邻，特别容易发生泌尿系统感染，这就是为什么女性尿道炎和肾炎等泌尿系统感染性疾病的发生率远高于男性的原因。

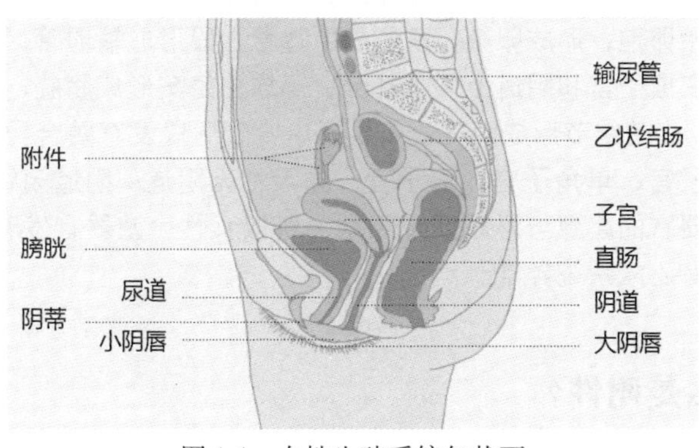

图 1-1　女性生殖系统矢状面

膀胱位于盆腔内子宫、阴道上部的前方，膀胱与子宫之间陷凹处的腹膜向前覆盖膀胱顶，向后与子宫浆膜层相连，所以膀胱充盈与否会影响子宫位置。直肠位于子宫后方，直肠上部有腹膜覆盖，向前与子宫后壁相连，形成子宫直肠陷凹，盆腔炎或大出血时，炎性液体和血液可积蓄在此，而此处又是与阴道距离最近的地方，所以可以采用所谓的“后穹隆穿刺”的方法诊断一些疾病，穿刺液可为诊断提供一定线索。阑尾位于右下腹部，阑尾下端可与右侧输卵管、卵巢相邻，因此女性发生阑尾炎时有可能累及输卵管、卵巢，造成盆腔粘连，输卵管堵塞等后果。

2 女性生殖器官是如何发育起来的？

胚胎生殖器官的发育要经历两个阶段，性未分化阶段和性分化阶段。在性未分化阶段，无法区别男女的性别，因为他们具有相同的原始性腺，即始基内生殖器（包括中肾管和副中肾管两套管子）和外生殖器（包括生殖结节和泌尿生殖窦）。胚胎 6 周以后，原始性腺开始分化。众所周知，女性的染色体为 46，XX，男性的染色体为 46，XY，两者的区别就是 Y 染色体，它也是性别决定的关键因素。如果胚胎含 Y 染色体，就会把要发育成女性生殖系统的副中肾管抑制掉，而使得中肾管朝男性的方向发育，形成输精管等。如果胚胎不含 Y 染色体，就会朝女性的方向发育，原始生殖细胞分化成卵母细胞，与颗粒细胞、卵泡膜细胞等共同构成原始卵泡，形成卵巢。双侧副中肾管上段形成输卵管、下段融合在一起，变成子宫和阴道上 1/3 部分，泌尿生殖窦形成膀胱、尿道和阴道下 2/3，生殖结节形成阴蒂。如果副中肾管下段发育融合异常，可能造成幼稚子宫、单角子宫、双子宫、先天性无阴道、阴道闭锁等异常。女性生殖器官的起源与泌尿系统相同，所以女性生殖器官发育异常时，可能也伴有泌尿系统异常。

3 什么是附件？

女性生殖器官的附件即指输卵管与卵巢，它们位于子宫两侧，“附属”于子宫，是成对存在的器官（图 1-2）。

卵巢是女性的性腺，主要功能是产生卵母细胞（简称：卵子）并排卵，同时分泌女性激素。卵巢呈扁椭圆形，青春期以前表面光滑，青春期开始排卵后，表面凹凸不平，呈灰白色，绝经后逐渐萎缩变小、变硬。卵巢内含有数以十万计的卵泡。自胚胎形成开始，这些卵泡就进入自主发育和闭锁的轨道。在青春期，卵巢内的卵泡有 30 万个左右。进入青春期后，在垂体分泌的促性腺激素的刺激下，每个月有一批卵泡进

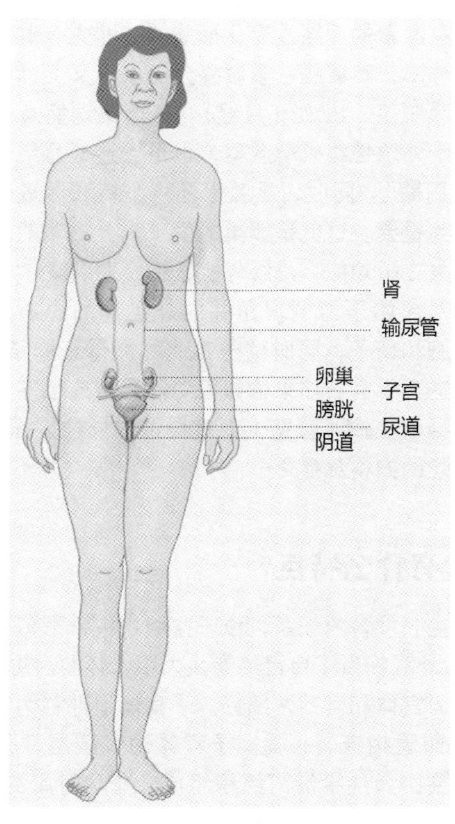

图 1-2　女性生殖系统正面

入发育周期，但是这些卵泡之间也要“竞争上岗”，最后通常只有1个卵泡脱颖而出，成为优势卵泡，发育成熟并排卵。我们通常所说的“卵子”，实际上正确的名称应该是“卵母细胞”，我们后面文字中出现的“卵母细胞”就是指平常口语中所说的“卵子”。女性一生中一般只有400~500个卵泡发育成熟并排卵，其余卵泡则闭锁退化。在卵泡发育过程中，卵巢会分泌大量雌激素，排卵后卵巢又分泌雌激素和孕激素，这两种激素是女性体内所特有的激素，二者具有相互拮抗又相互协同的作用，对子宫内膜、阴道上皮、体内水和钠代谢、脂代谢等都有影响。月经也是由这两种激素的周期性变化形成的，即先有雌激素分泌，之后再有雌、孕激素分泌，然后雌、孕激素分泌水平又突然下降，就会产生月经样的子宫内膜脱落、出血（月经）。在卵巢功能衰退的情况下，按照这样的方式给予外源性雌、孕激素，也可以造成月经样的出血，这就称为“人工月经周期”。同时，雌激素还可维持和促进骨代谢，对维持女性身体健康尤为重要。这就是卵巢的生殖内分泌功能。当所有卵泡耗竭后，卵巢也就失去了功能，月经停止，绝经期到来。

输卵管是一对起始于两侧宫角并向外延伸的通道，长8~14 cm，负责运输卵母细胞和精子，同时精子在此和卵母细胞结合形成受精卵，再经由输卵管输送至子宫。如果输卵管功能异常或堵塞，受精卵不能运送至子宫，而是种植在输卵管壁上，就会造成异位妊娠（宫外孕），是较常见、也较危险的妇科急症之一。

4 女性子宫有什么特点？

子宫是胚胎生长发育的场所，位于盆腔中央，形似倒梨形，平素容量为5 ml左右，外观相当于自己的拳头大小，怀孕后可增至5 000 ml或更大。子宫可分为宫体和宫颈两部分。子宫体顶部称为宫底部，宫底两侧为宫角，与输卵管相连、相通。子宫体由浆膜层、肌层和内膜层构成。子宫肌层主要由大量平滑肌组织组成，非孕时厚约0.8 cm，妊娠后由于肌细胞肥大、延长和肌细胞数量的少量增加，足月时子宫壁增厚至1.0~1.5 cm。子宫内膜层受激素水平影响，发生周期性变化，形成月经。宫颈上与宫体相连，下与阴道相通，临产后可扩张消失，以利于胎儿娩出。宫颈管黏膜可分泌碱性黏液，形成黏液栓，防止细菌等病原体进入，是保护女性生殖健康的防线之一。但在排卵期的 1~2 天中，由于高水平雌激素的作用，宫颈黏液又会短暂地变得稀薄，这是为了让精子容易进入而受孕。

子宫由韧带牵拉悬挂于盆腔内，这些韧带的主要功能是维持子宫的正常位置。受韧带和盆底组织的牵拉作用，子宫通常呈前位。但子宫的位置并非固定，受膀胱、韧带影响可发生改变。根据子宫纵轴与盆腔的位置关系，子宫可分为前位子宫、中位子宫和后位子宫。值得一提的是，这种分类只是对子宫位置的一种描述，与怀孕容易与否没有必然联系。

5 激素“激”了什么？

谈激素色变在我国是比较普遍的现象，人们总认为激素是一种让人变胖、损害皮肤、危害人体健康的物质。事实上，激素是机体产生的一种化学信息物质，在人体的新陈代谢、生长发育和繁殖等方面起重要作用。

激素源于希腊语，原意为“奋起活动”，主要由内分泌细胞合成并分泌，通过血液循环或组织液运输到靶器官或组织，调节靶器官的代谢活动。之所以翻译为“激素”，是因为它的功能类似于“催化剂”，在体内不直接参与具体的代谢过程，只是直接或间接地促进或减慢体内原有的代谢过程。如生长和发育都是人体原有的代谢过程，生长激素或其他相关激素增加可加快这一进程，减少则使生长发育迟缓；雌激素增加可促进子宫内膜生长，雌激素减少则内膜萎缩，造成闭经。

激素是一种高效的活性物质，在人体内含量极少（均在纳克水平），激素缺乏或是过多可引发各种疾病，如生长激素分泌过多就会引起巨人症，分泌过少就会造成侏儒症；以激素缺乏为病因的疾病需要使用激素替代或补充治疗，例如甲状腺激素缺乏造成畏寒、乏力、记忆力减退等甲状腺功能低下的症状，补充甲状腺激素可改善这些症状；绝经后雌激素缺乏造成的潮热、出汗、失眠等症状，可以通过外源性补充雌激素来改善。当然，这种激素补充往往是生理剂量的补充，不会引起变胖，也不会危害人体健康。值得指出是，激素各司其职，作用于代谢的各个环节，大多数激素与胖瘦无关。

6 乳房大小与激素有关系吗？

激素主要在乳腺的发育过程中起作用。雌激素可促进乳腺导管的上皮增生，乳管及小叶周围结缔组织发育，使乳管延长并分枝；孕激素促进乳腺小叶和腺泡结构的发育，但需与雌激素协同发挥作用；催乳素也可促进乳腺发育生长。此外，肾上腺皮质激素、甲状腺素、生长激素等也均可影响乳房的发育。如果这些激素在青春期分泌异常，则会影响乳房发育，影响乳房大小。

从上面的讲述看，在一个月经正常的女性，其体内自行产生的雌激素、孕激素和催乳素，以及甲状腺素和肾上腺皮质激素都是正常的话，对乳腺组织本身的发育应该就是足够的，也就是说乳腺本身的固有功能，即生育后哺乳，就应该没有问题。如果乳腺组织发育正常，乳房大小还与其他很多因素有关，例如乳房内脂肪含量，因为乳房中脂肪含量占90%，这些脂肪对于维持乳房的弹性、丰满有重要的作用。所以，较胖的女性往往乳房较大，而当一个女性开始消瘦，那么乳房也就会随之减小。

乳房大小还与遗传因素有关。基因会决定人的所有性状，包括乳房大小、形态等。一般来说，乳房丰满的女性，其女儿乳房也较丰满。当然，乳房发育的遗传是多基因遗传，而且与后天的环境也有很大关系，比如说营养状况。在青春期，如果过分偏食和节食，就可能造成营养不足、脂肪过少，乳房很容易发育不良。同样，吃糖类、脂肪、蛋白质多的少女，乳房发育也会丰满一些。

乳房大小与能否泌乳、泌乳量多少没有直接关系。无论乳房大小，只要发育正常，均具备泌乳功能。

第二章

月经的起源

7 月经是怎么回事？

月经，是指女性伴随卵巢的周期性排卵而出现的子宫内膜周期性脱落及出血。月经与排卵是息息相关的，为什么呢？

性成熟后，女性开始有规律的排卵。正常情况下，卵巢中每个月会有一批小卵泡发育，我们的身体会从中挑选一只质量最好、生命力最旺盛的卵泡（优势卵泡），使其越长越大，而其他小个儿的卵泡会自动萎缩掉。这个大个儿卵泡成熟后，会突破卵巢表面的皮质层排到腹腔，被输卵管的“爪子”（输卵管伞）抓住、运到输卵管里；这只卵滚啊滚，滚到约定的地方（壶腹部与峡部连接处）便躺下等精子来；如果有精子过五关斩六将地游过来，它们便幸福的结合成受精卵，继续快乐地向前，到子宫内“生根发芽”。如果没有等到精子，这个卵只得香消玉殒、退化消逝了；这时，月经就会闻讯赶来，把给受精卵准备的被褥（子宫内膜）掀掉，下个月再铺。

这一切都是怎样实现的呢？原来，女性体内存在一个“下丘脑-垂体-卵巢轴（HPO 轴）”（图 1-3），下丘脑是大领导，垂体是二领导，卵巢是组长，子宫内膜是听话的跟班儿。每个月，在一批卵泡欢乐的成长之中，卵泡会不停地分泌雌激素，使子宫内膜增厚。当累积的雌激素足够多时［>732 pmol/L（200 pg/ml）］，俩领导高兴了，就给发放更多的刺激物——卵泡刺激素（FSH）、黄体生成素（LH）来鼓励卵泡工作（即正反馈形成）。这样你来我往，雌激素、FSH 和 LH 相继达到高峰，FSH 和 LH 的峰值引起排卵。然而，排卵只是卵母细胞的孤身远

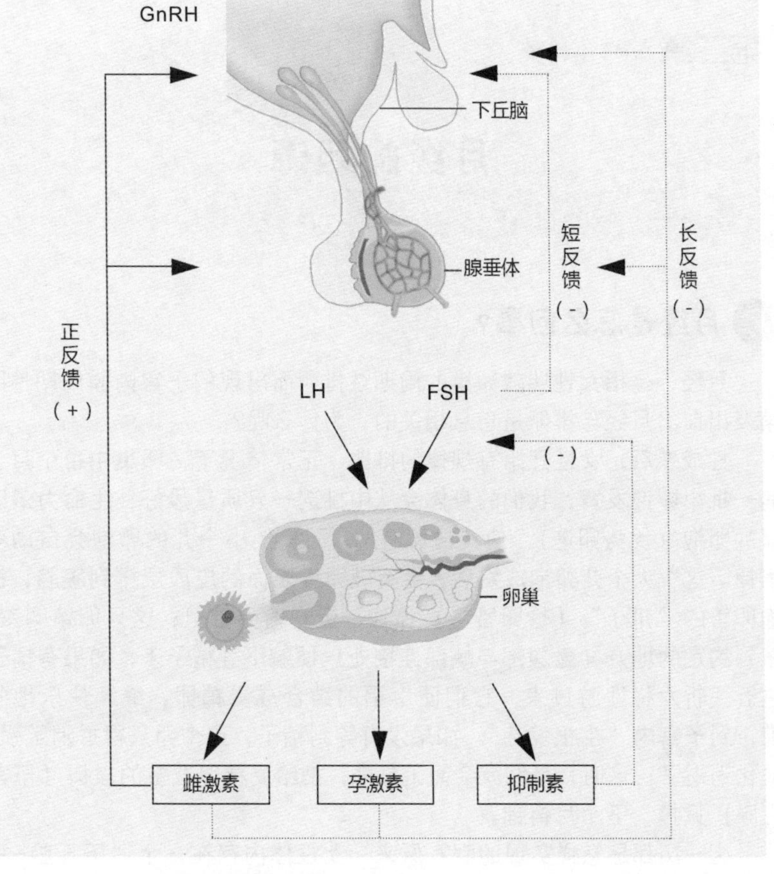

注：GnRH，促性腺激素释放激素；LH，黄体生成素；FSH，卵泡刺激素

图 1-3　下丘脑-垂体-卵巢轴之间的相互关系

行，它留下的房子（卵泡膜和卵泡壁）与小伙伴们（卵泡颗粒细胞、卵泡内膜细胞）会共同形成黄体，负责分泌雌激素和孕激素。孕激素可为受精卵量身打造温床，使子宫内膜由增殖期转为分泌期，变得更厚、更松软、更富有营养。但是，如果卵子没有等到精子，黄体过几天就会

罢工，停止分泌雌激素和孕激素。雌、孕激素水平的突然下降将引发子宫内膜的脱落，来潮。

8 女性必须有月经吗？

月经俗称“大姨妈”“老朋友”，她伴随女性生命中的大部分时间。月经是指伴随卵巢周期性变化而出现的子宫内膜周期性脱落及出血。青春期前的女孩，由于性腺发育不成熟及下丘脑-垂体-卵巢轴尚未建立，不会有月经来潮。月经初潮年龄多在 13~15 岁，也可能早在11~12 岁，迟至 15~16 岁，16 岁以后未来月经者应查询原因。有规律的月经周期的建立是生殖功能成熟的重要标志。若女性年过 14 岁，无月经及女性性征发育，或年过 16 岁，有女性性征发育，但无月经来潮，则称为原发性闭经。原发性闭经多因遗传因素或先天性发育异常所致。月经来潮后出现停经时间达 6 个月以上，或按自身原有周期停经 3 个周期以上，则为继发性闭经。生育年龄闭经应首先排除怀孕。在详细询问病史及体格检查后，对闭经的病因及病变部位有初步了解，再通过相应的辅助检查明确诊断。女性产后若不哺乳，则通常在产后 6~8 周会来月经；哺乳的产妇，通常要到产后 18 周左右才恢复排卵，但产后月经来潮与恢复排卵的时间并不同步，因此，很难确定月经来潮时间。至围绝经期，随着卵巢功能逐渐降低甚至衰竭，大多数女性常有月经紊乱，并伴有一定程度的更年期相关症状。40 岁以后如果女性连续 12 个月不来月经，且排除了其他病理原因，可诊断为绝经，即月经的最后停止。此外，由于其他原因如手术切除、疾病等引起的卵巢功能衰竭也可以引起绝经。因此，青春期前、妊娠及哺乳后的一定时间内，以及绝经后这三个时段的无月经状态是生理性的，除外这三个时段，如有月经停止或不规律，应及时向妇科内分泌或妇科医生咨询并治疗。

9 大脑怎么与月经有关？

许多女性认为月经只与子宫、卵巢有关，殊不知，月经的产生受各级“领导”的支配，即下丘脑和垂体，它们共同组成了下丘脑-垂体-卵巢轴，而卵巢则处于这一链条的最末端。月经是子宫内膜随着卵巢分泌激素的周期性变化而周期性地脱落形成的。因此，规律月经的形成最关键的就是下丘脑-垂体-卵巢轴功能正常，但这三个部分之间不是简单的支配与被支配的关系，而是相互作用，互相制约，形成的一个协调的系统。下面我们重点介绍一下下丘脑。

下丘脑又称丘脑下部，因位于丘脑下方而得名，是调节内脏活动和内分泌活动的较高级神经中枢。下丘脑的特异性神经元分泌神经内分泌激素，调节垂体和外周内分泌腺体分泌各种激素，从而构成下丘脑-垂体-卵巢轴、下丘脑-垂体-肾上腺轴及下丘脑-垂体-甲状腺轴。垂体、甲状腺和卵巢等器官分泌的激素和神经递质又可通过“反馈”作用于下丘脑，从而使体内的神经内分泌系统构成一个完整协调的功能体系。

下丘脑主要分泌两大类激素：释放激素和抑制激素。释放激素主要促进细胞合成激素并释放入血液循环，如促性腺激素释放激素(GnRH)，作用于垂体，促进垂体产生促性腺激素；抑制激素主要抑制细胞的合成活动，如催乳素抑制因子，抑制催乳素的合成。下丘脑正是通过激素作用于下级腺体（即垂体)，进而作用于卵巢而发挥调节月经的作用的。

10 卵巢对月经有何影响?

卵巢是女性最重要的内分泌器官，就像妈妈体内的一座“小花园”。在妈妈小的时候就已成形，里面藏着许许多多粒“种子”（始基卵泡和发育程度不同的囊状卵泡)，此后一生中不会再产生新的“种子”。作为女性的标志性器官之一，卵巢在女性的生殖系统中起着至关重要的作用，既担负着人类繁衍后代的生殖功能，又担负着产生重要的女性激素的内分泌功能。两者密不可分又相互协调。例如月经周期就是主要由卵巢来控制的。

当卵巢发育到一定程度时，原始卵泡逐渐向成熟卵泡发育，产生更多的雌激素，使子宫内膜增生。这时卵巢通过与中枢下丘脑与垂体的协调，使成熟卵泡发生排卵。卵子排出后落入腹腔中，被附近的输卵管伞部拣拾，进入输卵管等待受精。而排出卵子后的卵泡在卵巢中继续发育形成黄体，分泌大量雌激素与孕激素，使子宫内膜由增生期变为分泌期。如果排出的卵子没有受精，黄体发育到一定程度，由于得不到垂体促性腺激素的继续支持，便发生萎缩衰退，它分泌的雌激素、孕激素减少，不能支持子宫内膜的生长而最终使内膜脱落，月经来潮。

月经周期的长短，取决于卵巢周期的长短，一般为 28~30 天，每个月经周期中，卵巢内同时有一批（十几个）卵泡开始发育，其中多数都发育到一定程度后先后退化闭锁，其中只有一个卵泡可以充分发育成熟，成熟的卵泡直径可达 2 cm，并且发生排卵与黄体形成。一般女性的两个卵巢每月轮流排卵，也有女性终生一侧排卵，所以女性一生中只有 400 个左右卵子能最终发育成熟、排卵，绝大多数卵子的命运不济，中途夭折（闭锁）。

近 20 年来，环境污染加剧、辐射增多、竞争压力增大、作息不规律及缺少体育锻炼，都是导致卵巢功能减退、卵巢早衰的重要原因。卵巢对于女性来说至关重要，它不仅影响月经周期，如果出现问题，甚至会影响女性一生的美丽和身心健康。

11 如何判断自己的月经是否正常？

月经的俗称也有很多，“坏事儿”“大姨妈”“姑妈”“好事”“倒霉”等。以上都暗指经血。月经是指有规律的、周期性的子宫出血。月经是否正常可从以下几方面判断。

（1）月经周期是否规律：月经来潮的第一天为月经周期的开始，两次月经来潮第一天的间隔时间称一个月经周期。一般为 21~35 天，平均 28 天。如果月经周期短于 21 天，为月经频发；如果月经周期长于 35 天，则为月经稀发；如果在排卵期前后几天出现点滴的阴道出血叫围排卵期出血。

（2）经量是否正常：经量为一次月经的总失血量，正常月经量多为 5~80 ml。如果经血量过多，换一次卫生巾或纸很快就又湿透，甚至经血顺腿往下淌，这就不正常了。一般每次月经量少于 5 ml 是月经过少，多于 80 ml 是月经过多。这就需要我们平时留意卫生巾的使用量，每个周期不超过两包。假如每次用 3 包卫生巾还不够，每片卫生巾都是湿透的，就属于经量过多；相反，每次月经 1 片卫生巾都湿不透，则属经量过少，应及早去看医生。

（3）经期是否正常：一般每次月经的出血时间为 3~7 天，如果短于 3 天为经期过短，长于 7 天为经期过长，这些异常月经，偶尔出现 1 次可以观察，2 次以上就要重视或就医。

（4）初潮年龄：第一次来月经为月经初潮，月经初潮的年龄多在 13~15 岁，也可能早在 11~12 岁，迟至 15~16 岁。16 岁以后尚未来月经应查明原因。10 岁以前月经来潮者也要到医院就医。

5）痛经：月经属生理现象，月经期一般无特殊症状，有些女性可出现下腹及腰骶部不适，少数女性可有头痛及轻度神经系统不稳定症状。如果出现难以忍受的痛经或痛经越来越重应及时看医生，查明痛经原因并进行治疗。

第三章

女人一生不同时期的特点

12 生男生女谁决定?

经历过十月怀胎的妈妈们一定都有这样的经历：怀孕时常常揣测自己怀的是男孩还是女孩，总希望能与自己的心愿符合。但真实的答案总得待分娩后才会揭晓。那么，决定生男生女的奥秘究竟是什么呢?

一个新的生命总是起源于受精卵，由来自男性的精子与来自女性的卵子相会而成。人类体内自然受精的过程大约需要 24 小时。在这个过程中，形成的受精卵带有来自父亲的遗传基因和来自母亲的遗传基因，标志新生命的诞生。人的遗传基因承载在细胞的 23 对染色体上，其中有一对是性染色体。女性的性染色体是由两个 X 染色体组成，而男性的性染色体是由一个 X 染色体和一个 Y 染色体组成。在成熟的精子和卵子中，只带有一半的染色体，当然性染色体也只有 1 条。卵子含有的性染色体都是 X 染色体，而精子则形成不同的两种，即带 X 染色体的精子和带 Y 染色体的精子。卵子与男性带 X 染色体的精子结合，新生命就是女孩，而当卵子和男性带 Y 染色体的精子结合，新生命就是男孩。简单地说，决定生男生女就是要看与卵子结合的精子带的性染色体是 X 还是 Y。受精卵形成后经过不断的细胞分裂，变成一个球形细胞团，沿输卵管游进子宫腔，埋于子宫内膜生根发芽，这一过程称“着床”。其后的一段时间内，胚胎细胞将以惊人的速度不断分裂，逐渐分化成不同的组织和器官。经历约 40 周的怀孕阶段，带着爸爸妈妈生命信息的男孩或女孩就诞生了。

13 女孩男孩的生长发育一样吗？

从呱呱坠地那一刻开始，性别的特点在男孩和女孩的生长中会越来越明显不同，男孩喜欢动手，女孩则喜欢交流与叙事。这些区别究竟是先天决定的还是后天培养的呢？应该说两者兼而有之。男孩、女孩的差别在一定程度上由生理基础决定，通过高科技扫描就可以发现，男孩、女孩的大脑都会有某些部位比对方相应的部位更发达、更忙碌。当宝宝还在妈妈子宫里时，大脑的这些部位就已经开始，并在激素的影响下发生不同变化。随着孩子的成长，这种天生的性别差异将会对孩子的学习有所影响，并且不断强化。而反过来，学习的本身也在改变着大脑的机能发育。因为当孩子玩耍和学习的时候，相对应的脑细胞就会更加活跃且随时更新，而那些不经常使用的部分将会逐渐退化萎缩。一般来说，女孩的语言能力更强，而男孩的空间识别能力更胜一筹。所以，在养育孩子的过程中，男孩、女孩应当区别对待，因材施教。

家长从照料襁褓中的孩子时就要注意性别不同。男孩要注重身体动作上的示范，而女孩最好更多关注情感交流。比如帮女孩换尿布时要逗笑、交流，说“该换尿布了”等，而男孩则可以帮他伸腿、翻身等，用动作配合完成。对于女孩和男孩生理构造不同的外阴，也要注意清洁和护理的区别。女孩应该更早穿上连裆裤，避免污染外阴。

在儿童的生长发育过程中，女童的性启蒙和性发育也早于男童。如女孩 8 岁以后，乳房就会渐渐开始发育，生长较男孩为快，个子拔高，声音和体态也有变化，对异性开始有意识。

在孩子的发育过程中，不仅生理上有性别特点，心理上的两性不同也各有特点。在孩子的学习行为、交友待人、衣物穿戴及玩具选择等方面都有所区别，如果家长能够正确区别并给予引导性培养，就会让孩子逐渐产生正确的性别归属感。

14 青春期女孩发育中有什么特点？

青春期是人体由童年生长发育到成人的过渡时期，一般是 10～19

岁。这一时期人体的形态、器官结构及功能都有显著的变化。青春期发育首先是乳房萌发，一般 3~4 年乳房发育成熟。乳房萌发之后开始有性毛（阴毛与腋毛）生长，提示女孩的肾上腺机能初现，这是女性性腺可以开始工作的促进剂。性毛初现后孩子身高突然增高，神经系统及心肺系统功能明显增强。

月经初潮标志着青春期的开始，月经刚来的阶段，多表现为不规律的月经，这是因为卵巢的功能还没有成熟，经常有不排卵的周期。所以青春期女孩也是月经不调的高发人群，月经过多（每月经量多于 80 ml）、月经频发（周期不到 3 周）、月经稀发（周期>35 天）等均应及时到医院就诊进行处理和治疗，避免造成贫血、子宫内膜增生过度等影响成长。随着卵巢的发育与性激素分泌的逐步增加，生殖器官各部也有明显的变化，从幼稚型变为成人型，阴阜隆起，大阴唇变肥厚，小阴唇变大且有色素沉着，阴道的长度及宽度增加，阴道黏膜变厚，出现皱襞；子宫体积增大，输卵管变粗，弯曲度减少；卵巢增大且皮质内有不同发育阶段的卵泡。此时女孩的音调变高，乳房丰满而隆起，腋毛及阴毛逐渐浓密，骨盆横径的发育大于前后径的发育，胸、肩部的皮下脂肪增多，呈现出女性特有的体态。

步入青春期后的女孩，是身心定型走向成年的过渡阶段，亦是性意识萌发和发展的时期，她们的心理发育和生理发育往往不同步，具有半成熟、半幼稚的特点，因而，在她们心理素质发展的关键阶段，容易产生心理失误，甚至心理滑坡。青春期女孩性心理萌芽时，经常表现为对性知识的好奇和渴求，导致她们对异性好奇，被异性所吸引，这是青春期女孩与异性之间交往的正常心理需要。但应指出的是，正是由于青春期女性的生理发育早于心理成熟，也易于冲动，故稍有不慎，可能发生不安全性行为，甚至少女怀孕，如此时又被不良社会广告误导私下接受不安全的手术，可能惹出大祸，影响终身生殖健康。家长和学校需要正确理解并合理引导，使孩子顺利度过这一特殊时期。

15 妈妈们的幸福生活需要什么基础？

妈妈们经历了怀孕和分娩，生理及心理均会发生一系列变化。此时，一定要懂得呵护自己，有一个健康的身体，是女人生活幸福而精彩的基础。

首先，生育过的妈妈如果暂时没有再生孩子的计划，一定要采取适宜的避孕措施，避免意外怀孕而带来的身心伤害和生活紊乱。已生育女性避孕的优先选择包括口服避孕药和宫内节育器（带环），分居的夫妇也可以选用避孕套避孕。紧急避孕法仅适用于意外情况，不宜常用。安全期避孕和体外排精法掌握不当失败率较高。选择何种避孕方式，应该由夫妇双方共同商议并听取医生的合理建议。妈妈们还要关注自己的月经情况，因为生育年龄的女性应该有正常的月经，即月经有规律能按月来，出血时间不超过 7 天，经血量中等，月经期没有明显不舒服。规律而正常的月经代表女性的生殖内分泌功能正常。月经期间应该注意休息和清洁。在夫妻性生活方面，要注意频率适度和保持卫生。如有月经出现异常、同房出血、阴道瘙痒、白带增多等，应及时去医院就诊。生育年龄的女性，也是妇科炎症的高发人群，要保持个人卫生，提倡淋浴。公共场所洁具使用时要注意隔离，避免疾病传播。社会行为方面要洁身自好。妈妈们还要记得，即使身体没有任何不适，也应该每年进行一次身体检查和妇科检查，对生殖健康问题要早发现、早治疗，保证身体机器正常运转。

此外，妈妈们平时要注意健身，选择自己适宜的运动，避免过强的运动伤身。要坚持科学的生活方式，戒烟、少酒，注意营养，均衡饮食，食品中的糖、盐、脂肪都不宜高。保证充足睡眠，保持良好的心理状态。积极的社交活动，安全的职业环境，和谐的家庭关系也都是让妈妈们的日子充满幸福的促进剂。

16 为什么女人常有“多事之秋”？

女人在经历了生机勃勃的童年和少年、蓓蕾初放的青春期、精力充沛的生育期，必然要临近生命之坎——更年期，更年期往往被誉为女人的“多事之秋”，更年期女性的“作”，常常让人不堪其扰，更年期女性的多事之秋由何而来呢？

首先，多事之秋的根源在于女人的卵巢面临“退休”，卵巢功能减退导致孕激素不足、雌激素不稳定引起月经紊乱，直至闭经。雌激素水平下降还可引起自主神经功能失调，表现为潮热，情绪不稳定，容易激动、吵架，好哭，自己不能控制自己；渐渐地女人的性器官开始萎缩，女性性征如乳房等以及皮肤逐渐老化，骨量减少，骨质疏松甚至身材变矮，形态有较大变化。雌激素水平下降还导致性欲减退，影响夫妻感情，盆底松弛、器官脱垂使得排尿和排便出现异常。其次，更年期也是女性肿瘤的好发时期，罹患肿瘤将严重影响女性生活质量。此外，家庭和工作环境也会有变化，如子女成人后离开家庭、父母年老去世、职位变动等，引起更年期女性的心理和精神压力增加。所有这些身体、心理、精神上的困扰，使得更年期女性更易出现精神紧张、忧郁、烦躁、多虑、甚至喜怒无常等，从而出现了“好作”的多事之秋特征。

女人的多事之秋——更年期过程不短，受影响的人不少，大约80%的更年期女性都有这样或那样的症状，一方面更年期女性应该多了解自身的生理心理变化，坦然面对和积极预防、治疗不良症状，社会和家庭也应多多关心更年期女性，不应嘲笑和歧视她们，应帮助更年期女性安然渡过这个最“作”的多事之秋。

17 老年女性如何保持夕阳无限好？

女性进入老年期一般在绝经后期约60岁，此时女性卵巢功能已完全衰竭，生殖器官进一步萎缩老化。整个机体也发生明显的衰老变化，即在生殖衰老的基础上出现了生理衰老。目前，中国女性的期望寿命已达到80岁以上，这意味着女性在老年阶段还要生存20年左右，20余载的夕阳红日子怎么过，才能无限好呢？

首先心理保健对老年人十分重要，对生活意义的追求和对生命价值的追求是老年人心理健康的基础。老年人要正视生命的必然过程，人人都会老，但要老得健康和有尊严。老年人要保持与社会的接触，多参加社会活动，比如参加老年大学、社区组织的老年活动、老同学和老同事的联谊等。此外，老年人要多与年轻人群接触，从年轻人那里可以接触到更多的新鲜事物，以便预防和延缓心理衰老。

老年女性平时锻炼身体要注意老年人的特点，适当参加户外活动，锻炼时避免对身体器官有损害的剧烈运动，以散步、做操为宜，同时尽可能保持集体或伙伴活动，达到身心愉悦。

老年人平时要多了解老年性疾病的基本知识及防治措施，正确应对老年性疾病的发生。老年女性的生理保健主要是预防雌激素低落引发的老年性阴道炎、老年尿道综合征、老年性子宫内膜炎、骨质疏松等老年性疾病。老年时期尤其 60~75 岁仍是多种肿瘤的好发阶段，包括生殖系统肿瘤，所以，没有了月经也应定期到正规医疗保健机构进行妇科检查及防癌检查，疾病的早诊、早治效果最好。关于心血管系统疾病如高血压、冠心病，因为没有雌激素的保护作用了，老年女性的心血管系统疾病发病率渐渐增加，还有糖尿病、肺部疾病等在老年人群中的发病率也会增加，都需要定期查体，积极预防和治疗。除了注意身体保健外，老年女性平时还要注意锻炼脑功能，了解有关老年痴呆防治的基本知识，避免发生老年痴呆。适当参加户外活动，锻炼身体，保持身心愉悦。

第四章

雌激素是女人的生命之泉

18 女性健康——雌激素功不可没

雌激素是维持女性特征的主要激素，卵巢是分泌雌激素的主要器官，此外，肾上腺也能分泌少量雌激素。卵巢分泌的雌激素主要是雌二醇，其生物活性很强，分泌入血液中的雌二醇在肝内代谢并被灭活，成为活性较小的雌酮和雌三醇，并与葡萄糖醛酸或硫酸结合，由尿排出体外。女性在儿童期时血中雌激素水平很低，随着年龄的增长，青春期早期女性的下丘脑-垂体分泌功能被激活，卵巢内卵泡开始逐渐发育，分泌雌激素，使血中雌激素水平逐渐升高，渐渐达到成人水平。雌激素刺激女性第二性征如乳腺、外阴的发育，促进生殖器官如阴道、子宫、输卵管和卵巢本身的生长及发育，同时作用于子宫内膜使其增生而产生月经。

雌激素除了与女性的生殖系统生长发育及功能密切相关外，体内很多组织器官都有雌激素作用的靶点，如神经系统、心血管系统、骨骼、泌尿系统及皮肤等。这些系统或者组织都受到雌激素的作用，即在女孩发育成熟的过程中和生育年龄的女性均需要雌激素的作用以维持健康。然而，人类出生、生长、发育、成熟后逐步衰老直至死亡，是不可抗拒的自然规律，在人类从成熟走向衰退的过程中，女性卵巢功能也会逐渐衰退，卵巢分泌雌激素的功能也渐渐下降。一般来说，女性从 35 岁起卵巢功能开始走下坡路，这时候临床表现还不明显，只是雌激素水平出现一些波动，但是到了更年期，雌激素水平下降增速，到完全绝经后雌激素水平会非常低，接着月经以及生育功能会随之消失。当女性 45 岁以后，由于体内雌激素分泌减少，会出现一系列更年期症状，如轻重不等、以自主神经系统功能紊乱为主的更年期综合征及绝经后骨质疏松症，严重影响女性的生活质量，值得重视。所以，雌激素与女性健康关系密切。

19 雌激素对女性有哪些作用？

雌激素主要有以下生理作用。

（1）对女性第二性征的影响：雌激素具有刺激乳腺增生，乳头、乳晕颜色变深并维持乳房的发育；促进皮下脂肪富集，体态丰满；促使音调变高和毛发分布呈女性特征；同时还有维持性欲等功能。

（2）对女性生殖器官的作用：雌激素具有促使青春期女性内生殖器官如阴道、子宫、输卵管等发育成熟的功能。雌激素可刺激外生殖器发育，使大小阴唇丰满、色素沉着、弹性增加。雌激素还可使阴道黏膜上皮细胞的糖原增加，阴道内成酸性环境（pH= 4~5），有利于阴道乳酸菌的生长，不利于其它细菌生长繁殖，故可增加阴道的局部抵抗力；雌激素还能刺激阴道上皮细胞分化，使上皮细胞增生和发生角质化的脱落，雌激素水平越高，阴道上皮细胞角化程度也愈高，随着雌激素水平的变化，阴道黏膜细胞也发生相应的变化，因此，临床上检查阴道涂片可以了解雌激素的分泌状态。雌激素还可促进输卵管的蠕动，以利于受精卵向子宫内运行；在月经周期与妊娠期间，雌激素能促进子宫肌层增厚、子宫内膜增殖、腺体增多变长、子宫颈腺体分泌增加，这些变化均有利于精子的通过；雌激素还与孕激素相配合，调节正常月经周期及维持正常妊娠。

（3）对机体代谢功能的影响：雌激素能促进肾小管对钠的重吸收，同时增加肾小管对抗利尿素的敏感性，因此具有保钠、保水的生理作用，使体内水和钠潴留，有些女性月经期前出现浮肿就可能与此有关；此外，雌激素对女性血脂有调节作用，可降低胆固醇水平，对动脉粥样硬化有一定缓解作用；雌激素还有促进肌肉蛋白质合成、促进骨钙的沉积以维持骨量、促进女性青春期发育与成长的作用。

20 雌激素与月经有关系吗？

月经周期指女性生理上的循环周期，育龄妇女每一个月左右，子宫内膜会发生一次自主增厚（包括子宫内膜血管增生、腺体生长分泌）以及子宫内膜崩溃脱落并伴随出血（月经），呈周期性。正常月经周期是由下丘脑、垂体和卵巢三者分泌的生殖激素之间的相互作用来调节的，其中雌激素与月经的发生关系最为密切。

雌激素在月经周期中的变化及作用：①女性到青春期后，在下丘脑促性腺激素释放激素的控制下，垂体分泌卵泡刺激素（FSH）和黄体生成素（LH），促使卵巢内卵泡发育成熟，随着卵泡的发育，卵巢开始分泌雌激素。在雌激素的作用下，子宫内膜发生增殖期变化，使内膜增厚。②卵泡渐趋成熟，雌激素的分泌也逐渐增加，当达到一定浓度时，又通过对下丘脑、垂体的正反馈作用，促进垂体增加 FSH 及 LH 的分泌，且以增加 LH 分泌更为明显，形成 LH 释放高峰，引起成熟的卵泡排卵。③在 LH 的作用下，排卵后的卵泡分泌雌激素和孕激素。子宫内膜在孕激素的作用下，加速生长且功能分化，转变为分泌期的内膜。④由于黄体分泌大量雌激素和孕激素，血中这两种激素浓度增加，通过负反馈作用抑制下丘脑和垂体，使垂体分泌的 FSH 和 LH 减少，黄体随之萎缩，因而孕激素和雌激素水平也迅速下降，子宫内膜骤然失去这两种性激素的支持，便崩溃出血，内膜脱落而形成月经。

女性如下丘脑、垂体、卵巢或子宫的任一部位发生疾病，或者雌激素分泌不足及无雌激素分泌使子宫内膜增生与变厚，均可能没有月经的来潮。一般说来，女性年龄超过 14 岁，外阴及乳房等第二性征尚未发育或年龄超过 16 岁，第二性征已发育，月经还未来潮，应及时到医院就诊并接受相应的治疗。

21 卵巢雌激素的分泌受什么调节？

卵巢分泌的雌激素维持着女性的健康和美貌，它的分泌受到下丘脑

-垂体轴的精细调节，因此下丘脑-垂体-卵巢轴（HPO 轴）又被称为女性的内分泌轴。此为一个完整而协调的神经内分泌系统，它的每个环节均有其独特的神经内分泌功能，互相调节、互相影响，其主要生理功能是控制女性发育、维持正常月经和性功能。此外，下丘脑-垂体-卵巢轴还参与机体内环境和物质代谢的调节。

下丘脑的神经分泌细胞分泌卵泡刺激素释放激素（FSH-RH）与黄体生成素释放激素（LH-RH），二者可通过下丘脑与脑垂体之间的门静脉系统进入垂体，垂体的前叶在下丘脑所产生的激素控制下，分泌 FSH 与 LH，能刺激成熟卵泡排卵，促使排卵后的卵泡变成黄体，并分泌孕激素与雌激素。另一方面，卵巢分泌的雌激素及孕激素对下丘脑-垂体的分泌活动可产生反馈性的调节，下丘脑的不同部位对性激素作用的反应性不同，使下丘脑兴奋、分泌激素增多者称正反馈；反之，使下丘脑抑制、分泌激素减少者称负反馈。当下丘脑因受卵巢性激素负反馈作用的影响而使释放激素分泌减少时，垂体的促性腺激素释放也相应减少；在卵巢性激素分泌减少时，解除了对下丘脑的抑制，下丘脑得以再度分泌相关释放激素，于是又开始另一个新的周期，如此反复循环，这也是女性每个月会有一次月经的原因。

如果女性的下丘脑和/或垂体的任一部位出现疾病或发生调节异常，都会影响卵巢正常分泌雌激素，临床上也会发生月经异常或者不孕等，女性可存在先天性的或者后天发生的下丘脑-垂体-卵巢轴的异常。

22 谁为女性雌激素把脉？

雌激素是女性体内必不可少的激素，其与女性健康关系密切，从青春期到女性 30 岁，雌激素的水平会持续升高而达到一生中的最高值。随着年龄的增长，尤其在更年期之前，40~50 岁，身体内的雌激素分泌开始减少，血中雌二醇的水平开始下降，到绝经期后月经停止，雌激素水平降到最低，此时身体的一些相关器官的功能也开始减退。

当出现以下情况时，可能提示女性体内的雌激素分泌不足或停止分泌。如：心情及性格变化，易发脾气，总处于烦躁状态，间歇性出现潮红、出汗等；皮肤黯淡；骨量减少出现骨质疏松的相关表现（身高缩短、驼背、出现腰酸背痛的症状，甚至发生骨质疏松性骨折）；性欲低下，阴道干燥，外阴瘙痒，性交疼痛等；记忆力明显下降、乏力；开始"发胖"，不仅仅是体重增加，更重要的是身上的赘肉增加，尤其在下腹部，被称为"腹型肥胖"，对女性的健康影响较大。当出现相应的低雌激素症状时，可到医院就诊，在专科医生的指导下规范、合理地补充雌激素。

第五章

女人与男人的不同

23 女人与男人的性特征有什么区别？

女人和男人的外观包括形体和气质，这些都是有性别差异的，也就是不同的性别特征。男女生殖器的不同外形和构造特征叫作第一性征，决定第一性征的是遗传物质——染色体。虽然出生时生殖器外观就决定了社会性别，但两性的性征发育主要在进入青春期后，女性卵巢发育与性激素分泌逐渐增加，外生殖器从幼稚型变为成人型；阴阜隆起有阴毛，大阴唇与小阴唇变大且有色素沉着，阴道长度及宽度增加，阴道黏膜变厚并出现皱襞，子宫增大，输卵管变粗，卵巢增大，内有发育不同阶段的、大小不同的卵泡。男性进入青春期后睾丸和阴囊增大，随着睾丸渐渐发育成熟，开始具备了产生精子和雄激素的能力。

我们看男女的不同区别主要是第二性征。男性体内以主要由睾丸分泌的雄激素占优势，雄激素能促进体内蛋白质的合成，使人体各个系统向雄性化的方向发展，如男性骨骼粗壮，肌肉发达有力。雄激素作用下男性头发稠密，眉毛、腋毛、腹毛、阴毛生长旺盛，皮肤发育增生而富有色素，汗腺和皮脂腺发育旺盛，分泌物增多。另外青春期男性由于雄激素水平较高，因而出现面部痤疮。雄激素作用于唇周围和颜面部，表面长出稠密的胡须，是男性特有的性征之一。雄激素作用于喉结，可使喉结明显突出，声音变粗钝等。女性则在雌激素作用下表现为音调变高，乳房丰满而隆起，骨盆横径发育大于前后径，胸、肩部皮下脂肪增多，显现出女性特有体态。女性体内也有少量雄激素，作用同样很重要，除了在蛋白质合成、造血等方面发挥重要生理作用外，女性的性毛

——阴毛及腋毛分布也与雄激素相关。青春期女性由于卵巢功能尚不稳定，机体生长活跃，雄激素水平也偏高，也易出现面部痤疮。综上所述，女人与男人的个体性征与性激素密切相关。

24 女人与男人的内分泌特点有什么不同？

由于遗传物质染色体的差异，使得人类出生之时就被分为男性和女性。但是男人与女人差别的真正奥秘在于其物质基础——内分泌的差异，尤其重要的就是性激素即雌激素与雄激素的差异。雄激素与雌激素的结构相似，都含有一个类似胆固醇的骨架，因此，都被称作为类固醇激素或甾体激素。

性激素不仅在性发育上有重要的生理作用，对每个人的全身发育和生理功能也有重要的影响。雄激素能够加速机体各种蛋白质的合成，提高机体免疫力，促使肌肉发达、身体健壮。雄激素也是激发男性与女性性欲的主要物质。男性体内也能分泌少量的雌激素，雌激素是在肝脏中被灭活而失去作用的，男性肝病患者由于雌激素的灭活作用降低，可出现乳房异常发育。而女性的卵巢分泌雌激素、孕激素，也可分泌少量的雄激素。雌激素可以刺激女性生殖系统的发育、成熟，并刺激和维持女性第二性征，同时在生育和泌乳方面具有不可替代的功能。而雄激素则在女生生长发育、造血、性毛分布、运动才能等方面有重要作用。因此，在体内性激素方面，男人既有雄激素（睾酮)，也有雌激素；女人既有雌激素，也有雄激素。虽然两性所具有的性激素只是量和比例的不同，但其却可造成两性生理功能和心理行为方面的显著差异。

25 性激素异常对人体健康有什么影响？

性激素的主要来源是性腺（女性为卵巢、男性为睾丸）及肾上腺皮质，由乙酸盐或胆固醇合成性激素，它们的合成途径基本相似。如果在各年龄段两性的性激素分泌紊乱则会诱发相应疾病。胎儿期或是出生时，性激素紊乱就可能导致两性畸形的发生，即男女分辨不清；青春期，雄激素分泌过剩常易患痤疮、脂溢性皮炎；成人期雄激素分泌过剩常易患有高血压、冠心病、糖尿病、脱发、老年痴呆等。女性雌激素分泌过剩与乳腺增生性疾病和子宫内膜增生性疾病有关，而男性前列腺增生及其肿瘤也与体内雌雄激素比例异常相关。两性的性腺功能衰退均可导致性激素分泌下降，进而均可出现更年期表现，身体各器官功能减退，出现易疲劳、睡眠减少、情绪波动、眼睛老花、听力减弱、性欲减退、记忆力下降、生活与工作力不从心的感觉等。

可见，两性的生理差异不过是不同性激素长期作用的结果而已，而维持性激素的平稳状态则与每个个体健康与否息息相关。

26 为什么女人与男人的思维方式不同？

为什么男性与女性思维方式有不同？社会交往中男性与女性会时常觉得对方是外星人而无法沟通，这都归因于大脑的“性别”，即“男性脑”与“女性脑”间存在的差别。

首先，男性和女性大脑的最大区别主要是大脑皮质的构造不同。男性大脑的脑容量虽然比女性大脑多约10%，但男性大脑神经细胞间的彼此联系却少于女性大脑。女性大脑中负责连接左右大脑的胼胝体比男性大脑的胼胝体大。由于男性大脑与女性大脑这种基础结构上的差异，所以在遇到问题时，男性大脑中每次只会呈现一个思维在大脑的“屏幕”上。而女性大脑则会几个区域同时“发言”，会有多个思维同时呈现在大脑的“屏幕”上，这就使女性在遇到问题时需要同时处理多种信息，使女性的注意力、记忆力甚至情绪受到影响。这也是女性为何容易抑郁、焦虑的原因。

其次，左右脑的工作也有性别侧重。相信你也听过：男性大脑=左脑，女性大脑=右脑。人类的左右脑功能各不相同，右脑好奇心旺盛并且极富创造力；左脑则是遵从自己一贯的原则，并具有立体功能。男性的大脑是在适应狩猎的活动中逐渐发达起来，练就了空间和方向认知能力，因此男性比女性方向感强。当然男性的语言表达能力和理解能力远逊于女性。

第三，从神经科学的角度出发，大脑的活动有利于神经细胞突触结构的塑造，突触结构通过锻炼得以增强和修建。而现代女性所承担的社会责任，也要求她是一个事业、家庭兼顾的现代女性。与男性相比，女性角色的多样化要求，使她们的大脑比男性大脑神经细胞更容易发生突触结构的增强和修建，进而影响女性的大脑结构和女性的心理行为。虽然大脑有男女之别，但社会需要女人与男人共同和谐生活，互相理解和各尽所长，这也正是男女和睦相处之道。

第六章

月经周期的变化与调节

27 月经紊乱是怎么回事？

评价女性月经是否正常，从以下 4 个要素来考虑：①周期规律性：近 1 年周期长度的变异短于 7 天。②周期频率：21~35（28±7）天。③经期长度：3~7 天。④经期出血量：5~80 ml。如果女性月经在上述 4 个方面有异常，通常被认为月经紊乱，或俗称月经失调。

月经紊乱主要包括：①月经稀发：月经周期超过 35 天；②月经频发：月经周期短于 21 天；③月经过多：月经量多于 80 ml；④月经过少：月经量少于 5 ml；⑤月经周期不规则：月经周期时长时短，没有规律；⑥月经期间出血：在两次正常量月经之间的少量出血；⑦痛经：在月经来潮前几天，或月经期，或月经已干净后出现下腹部或腰骶部疼痛，疼痛的轻重程度不同，严重者可因剧痛而昏厥；⑧闭经：年龄超过 16 周岁而尚未月经来潮，或已行经而又月经中断超过 6 个月以上者；⑨经前期紧张综合征：在经前出现的一系列不适症状。月经紊乱的表现多种多样，可使女性发生不孕、贫血等许多不良后果，一旦出现月经紊乱的症状，应及时去医院进行检查，找出病因进行治疗，以免耽误病情或造成更大的危害。

28 月经紊乱应该考虑哪些原因？

月经紊乱通常指各种原因引起的女性月经改变，包括初潮年龄的提前、延后，月经的周期、持续时间、月经频率与经量的变化。月经紊乱是妇科内分泌疾病最常见的症状之一，女性偶尔一两次的月经紊乱一般不足为怪，但若长期（持续时间超过 3 个月）的月经紊乱，“该来不来、该走不走（干净）”，则要引起重视，应及时就医，寻找病因。其常见的病因有以下几种情况。

（1）神经内分泌功能失调：主要是下丘脑-垂体-卵巢轴的功能不稳定或缺陷，为最常见的月经紊乱的原因，尤其在青春期及更年期女性。青春期少女经常发生月经周期紊乱，往往是由于少女下丘脑-垂体-卵巢轴功能发育不成熟所致；而更年期女性月经紊乱的原因可能系卵巢功能减退、黄体功能不全等，其他内分泌功能失调如甲状腺功能异常、肾上腺皮质功能异常、糖尿病、席汉综合征等，或使用内分泌药物也可能发生月经紊乱。

（2）器质性病变或药物等引起：包括生殖器官局部的炎症、肿瘤及发育异常、营养不良等，颅内疾病，肝脏疾患，甲状腺病变，血液系统疾病等；使用治疗精神病的相关药物，也可引起月经紊乱。

（3）各种不良生活习惯：许多女性发生月经紊乱，只是从妇科疾病去考虑，而忽视了生活因素。殊不知，许多你往往没意识到的不良习惯，都可能是导致月经紊乱的罪魁祸首。①压力：生育年龄的女性，如果长期处于压力下，会抑制垂体的功能，使卵巢不排卵，月经会出现紊乱；同样，长期的心情压抑、生闷气或情绪不佳，也会影响到月经。②经期受寒：会使盆腔内的血管收缩，导致卵巢功能紊乱，引起月经量过少，甚至闭经。③贪凉：从中医角度分析气血两虚、肾虚和气滞血瘀者，如情绪波动、环境改变、过度劳累、过度节食、生活作息不规律等，尤其是在经期及经前期过食生冷或受到寒冷刺激，均会使盆腔内的血管收缩，导致月经量减少，颜色发黑，甚至闭经。④电磁波：各种家用电器和电子设备在使用过程中均会产生电磁波，长期作用于人体的电磁波会对女性的内分泌和生殖机能产生影响，导致内分泌紊乱，月经失调。⑤滥用药物：滥用或经常大量使用抗生素，降低人自身的抵抗力，导致机体功能障碍，引起月经失调、不排卵、闭经。⑥吸烟：烟草中的尼古丁能降低性激素的分泌量，干扰月经的生理过程，引起月经紊乱。

29 月经紊乱应该进行哪些相关检查？

月经紊乱是女性日常生活中常见的一种病症，指月经周期、经期及经量等发生异常变化，长期的月经紊乱对女性来说危害较大，可对身心造成一定的影响。当女性发现自己月经紊乱时，应尽早去正规医院就诊，做相关检查以查明原因，以免延误和加重病情。

(1) 详细询问病史，查找可能的病因，患者要力求准确、全面地提供病史资料。

(2) 全面体格检查，了解有无严重的全身性疾病。

(3) 盆腔检查，初步了解生殖器官有无畸形、肿瘤或炎症等。

(4) 辅助检查：①B 超检查：可以直接观察子宫、卵巢及盆腔情况，经阴道超声检查对鉴别诊断有重要的价值；②细胞学检查：子宫颈细胞学检查可排除子宫颈的恶性病变；③子宫内膜活组织检查：刮宫取子宫内膜并送病理检查，适用于月经量过多或经期延长的中年患者，一方面可用来止血，同时也可以确定子宫内膜病变的性质；④内分泌测定：可以测定垂体促性腺激素、泌乳素、卵巢和甲状腺及肾上腺皮质分泌的激素，如雌二醇、睾酮、孕激素等；⑤X 线检查、子宫碘油造影：可了解子宫腔情况，有无畸形或有无黏膜下肌瘤或息肉，蝶鞍正侧位断层可了解有无垂体肿瘤；⑥宫腔镜检查：目前已成为鉴别异常子宫出血原因不可缺少的手段之一。⑦血绒毛膜促性腺激素（hCG）：排除妊娠。

30 月经周期是如何随年龄发生改变的？

女性一生中月经周期会随着年龄变化发生相应改变，具体来说，按照青春期、育龄期、绝经过渡期，其月经周期变化情况如下。

(1) 青春期：少女月经初潮后，在 1~2 年之内月经可能没有较为稳定的周期，有时 10~15 天来 1 次，有时 2~3 个月不来，月经血量也时多时少，这是由于月经初潮来临并不代表调整月经的神经内分泌系统——下丘脑-垂体-卵巢轴已完全发育成熟。青春期女性月经初潮 1 年内，80%的月经是无排卵月经，初潮后1~3年内无排卵可属正常。

（2）育龄期：这个时期的女性内分泌较稳定，月经通常较规律，多数女性有正常的月经周期、经期和月经量，但也有部分女性表现为月经周期、经期或月经量的改变，较常出现的情况是月经周期的变化，可能因内、外环境因素刺激，如劳累、应激、流产、手术或疾病等引起，也可因肥胖、多囊卵巢综合征、高泌乳素血症等因素引起持续性无排卵所致。

（3）绝经过渡期：这时期女性的月经周期、经期及月经量开始发生变化，表现为月经周期紊乱，经期长短不一，经量不定或增多，甚至较严重的异常子宫出血。此时妇女卵泡储备低，对垂体分泌的促性腺激素的敏感性也降低，或下丘脑-垂体对性激素正反馈调节的反应性降低，因而可先出现黄体功能不足，间断或不规则排卵，可表现为体内孕激素分泌减少，最终排卵停止而闭经。

31 更年期女性月经紊乱有哪些表现？

女性步入更年期，会发生一系列的生理变化，特别明显的是月经紊乱，即月经失去规律性，周期长短不一，经血或多或少，或闭经几个月。为什么更年期女性会出现月经改变呢？随着年龄的增长，一般在40岁左右，女性进入更年期，此时卵巢功能由不稳定到衰退，平衡失调，首先是黄体功能呈进行性衰退，卵泡发育到一定程度，就会自行萎缩，不再排卵；无黄体形成，表现为生育功能的减退及渐渐衰竭。一般从卵巢功能衰退至月经停止，月经变化的情况有3种。

（1）月经周期紊乱：月经周期间隔时间延长，由原来正常的每月来1次月经，变为2~3个月或更长时间月经来潮1次，但也有人月经周期缩短；随着月经间隔时间逐渐延长至4~5个月或半年才行经1次，以后则完全停止。

（2）月经量改变：部分更年期女性表现为月经量减少，但另一部分人表现为停经一段时间后，发生子宫出血，持续2~4周。血量多少、持续时间长短与雌激素作用持续时间及撤退速度有关。

（3）月经经期异常：从正常的月经周期变为不定期的子宫出血，有时经期延长或变为持续性出血、淋漓不断，1~2 个月不止。有时也会有大量子宫出血，患者可发生贫血，面色萎黄、全身乏力、心慌、气短，严重者血红蛋白可明显降低，甚至出现贫血。也有的患者会出现反复子宫出血。更年期女性一般经过数年，月经完全停止。如再次出现出血，此时医生要进行详细检查，首先排除肿瘤引起的出血，对年龄在 40 岁以上的女性，应进行全面检查，或进行子宫内膜活体组织检查。排除肿瘤后，再按照更年期月经紊乱进行治疗，绝经前的月经周期紊乱是最常见的。

（4）突然绝经：少数妇女过去月经周期及经期一直正常，后突然绝经；也有的周期正常，仅有几次月经量逐渐减少，以后月经突然停止。

绝经的诊断通常需要事后回顾才能确定，无月经的情况至少持续 12 个月才能确诊。

32 更年期女性的月经紊乱需要治疗吗？

女性绝经是一逐渐变化的生理过程，月经开始出现不规律、提前或推后，月经量也会时多时少，经过数年过渡，直至绝经。一般在绝经前最后几个周期多数是无排卵月经，不仅不规律，出血量也很大，出血时间较长，不少患者常因此而发生贫血，此为临床上困扰更年期女性的一大病症。值得提醒的是，处于绝经过渡期的女性器质性病变的风险要比青春期的女孩高很多，一旦发生绝经过渡期出血应首先排除器质性病变，如子宫肌瘤、子宫内膜癌或癌前病变、子宫内膜息肉等，在排除了器质性病变和恶性肿瘤后，才可认为是真正的“更年期月经紊乱”。

诊断还要进行相关检查，除了详细询问病史外，要看子宫是否增大、有无异位结节等，阴道超声检查可以协助了解有无器质性病变，诊断性刮宫可以排除子宫内膜的器质性病变，内膜病理检查对绝经过渡期十分重要。

绝经过渡期无排卵子宫出血的治疗可采用黄体酮制剂进行撤退性出血治疗以达到止血目的，也可用刮宫的方法进行止血，刮宫同时还能对子宫内膜进行病理分析，但不主张反复、经常使用；也可用高效合成孕激素治疗致子宫内膜萎缩达到止血目的，部分患者可以采取手术治疗。

绝经过渡期的保健应注意以下几点。

(1) 加强卫生宣传教育，对绝经后出血、更年期月经紊乱应注意排除恶性病变的可能。

(2) 注意随着天气变化加减衣服、被褥，避免过冷、过热引起机体内分泌紊乱而致经期延长，出血增多。

(3) 加强膳食调节，增加富含蛋白质、铁与维生素的食物，如肉、蛋、奶与新鲜蔬菜、水果等。合理膳食既有利于改善机体代谢，增强体质又有利于减轻贫血程度。

(4) 保持规律的生活方式，做到有张有弛，避免过度劳累。注意情绪调节，避免过度紧张与精神刺激。家人应注意其情绪变化，与其多沟通，了解其内心世界的变化，帮助其释放不良情绪，以使其保持相对稳定的精神和心理状态。

(5) 如同时出现潮热、多汗、情绪波动、睡眠障碍，在明确是更年期无排卵月经紊乱后，可采用雌、孕激素周期序贯治疗，既可控制月经紊乱，也可以缓解低雌激素相关的症状。

第七章

卵巢功能的衰退

33 女性一生各阶段妇科内分泌有什么特点？

女性的一生从在妈妈肚子里开始，到呱呱坠地的新生儿、发育之前两小无猜的孩童，到“小荷才露尖尖角”的青春少女、充满女性魅力的成熟女人，再到多事之秋的更年期、垂垂老矣但风韵犹存的老妇，不同阶段可谓各有特色。可以说，每个阶段的差异其妇科内分泌的不同变化是根源所在。从医学的角度，可以将女人的一生分为胎儿期、新生儿期、儿童期、青春期、性成熟期、绝经过渡期、绝经后期七个不同阶段。

（1）胎儿期：指在妈妈肚子里的阶段，从形成受精卵直至出生，平均为 266 天。受精后在女性胚胎发育的 8～10 周，性腺组织就出现了卵巢结构，但没有内分泌功能。

（2）新生儿期：指出生的最初 4 周内。这时性腺无功能。

（3）儿童期：指新生儿期以后至 12 岁左右。8 岁以前称为儿童早期，性腺轴处于抑制状态，体内雌激素水平低，内外生殖器官处于幼稚状态；8 岁以后进入儿童后期，青春发育开始启动，从肾上腺功能出现开始，逐渐性腺轴开始活动，卵巢内卵泡初步发育并开始分泌少量性激素，但并不成熟，不能形成排卵。

（4）青春期：指从月经来潮至生殖器官发育成熟的时期，此时期全身及生殖器官迅速发育，性功能日趋成熟，第二性征明显，乳房丰满凸起，乳头增大，乳晕加深，阴阜出现阴毛，腋窝出现腋毛，脂肪分布于胸、肩及臀部，呈现出女性特有的体表外形，标志性的事件是月经初潮。世界卫生组织将青春期定为 10~19 岁。

（5）性成熟期：卵巢功能成熟并有周期性激素分泌及排卵的时期称为性成熟期，一般自 18 岁左右开始，历时约 30 年，身体各部分发育成熟，出现周期性的排卵及月经，并具有生育能力。此阶段是妇女生育功能最旺盛的时期，故也称生育期。

（6）绝经过渡期：指卵巢功能开始衰退到最后一次月经的时期，一般发生于 45~55 岁。在此期间，卵巢功能由活跃转入衰退，导致月经逐渐变得不规律，直至月经永久性停止，称绝经，中国女性平均绝经年龄在 50 岁左右。在绝经过渡期及绝经后早期常发生潮热、出汗、情绪易激动、心悸与失眠等症状，即"更年期综合征"。

（7）绝经后期：绝经后期为最后一次月经直至生命终止。在早期阶段，卵巢虽然停止分泌雌激素，但仍能分泌少量雄激素；女性 60 岁以后机体逐渐老化，进入老年期。

34 目前女性生殖衰老的公认标准是什么？分为哪几个阶段？

女性生殖衰老是一个连续的过程。对女性生殖衰老的分期已有若干方法，最被普遍接受的是生殖衰老协作组（STRAW）分期。该分期系统将女性从有生殖能力至生命终结之间的生命阶段，按照生殖内分泌改变的特点分为 3 期（生育期、绝经过渡期、绝经后期）、7 阶段（生育早期、生育峰期、生育晚期、绝经过渡早期、绝经过渡晚期、绝经后早期及绝经后晚期）。2011 年在此基础上又形成了新的 STRAW+10 分期，虽然总体上还是分为 3 期 7 阶段，但又新增了一些亚阶段，如生育晚期（-3）又细分为-3b 和-3a，绝经后早期（+1）又细分为+1a、+1b 和+1c。该分期系统以月经周期为评价的主要标准，以内分泌指标——卵泡刺激素（FSH）、抗苗勒管激素（AMH）、抑制素 B 和窦卵泡数为支持标准，绝经相关症状作为描述性特征。

35 有哪些指标可以帮助判断卵巢功能衰退？

卵巢功能的评价指标主要有：年龄、内分泌激素水平、超声检查、刺激试验等。

（1）年龄：随着年龄的增长，卵母细胞数量和质量都下降，卵巢储备功能下降。年龄是判断卵巢功能的最重要指标。一般认为，女性在37 岁以后，卵巢功能会加速下降。

（2）内分泌激素水平：内分泌激素测定指标主要有：FSH、AMH、抑制素 B 等。卵巢功能衰退比较可靠的内分泌指标是 FSH 水平升高、抑制素 B 分泌减少、AMH 水平降低。FSH 和抑制素 B 在月经周期不同时间检测数值的差异很大，为反映卵巢储备功能，应在早卵泡期检测。AMH 则不受月经周期的影响。上述这些激素的变化在卵巢功能衰退过程中常有波动，单次检测结果正常并不能排除卵巢功能衰退，常需要动态检测，并需要结合多项指标判读。虽然从育龄期到绝经后期，雌二醇水平总的趋势是从高水平到低水平，但在卵巢功能开始衰退的最初阶段，FSH 水平还没有明显改变时，雌二醇会轻度升高，也就是说在这个阶段雌二醇升高反而说明卵巢功能开始衰退了。总体上，在卵巢功能衰退的过程中，雌二醇水平波动程度很大，甚至在绝经过渡期可能并不低，因此单独雌二醇检测值本身并不宜作为卵巢功能判读的标准。

（3）超声检查：卵巢大小、窦卵泡数、卵巢间质血流等均可在一定程度上反映卵巢功能，其中窦卵泡数较为可靠，窦卵泡数减少预示着卵巢功能的衰退。超声检查无创且较准确，但需要由经过培训的超声医生仔细测量。

（4）刺激试验：包括氯米芬兴奋试验、外源性 FSH 刺激试验、促性腺激素释放激素激动剂刺激试验等，但其在临床应用有一定局限性。

36 更年期月经周期、经期、经量都可能发生变化，哪一个变化更可靠地提示生殖衰老？

虽然在生殖衰老的过程中，构成月经的几个重要元素：月经周期、经期、经量都可能发生变化，但目前的研究表明，月经周期长度的变化更能可靠地提示生殖衰老。

虽然有很多的女性朋友在 40 岁以后发生月经量减少，但也有一些女性会出现月经量增多，甚至贫血。由于经量的影响因素太多，如刮宫手术史可能造成月经量减少，子宫内膜息肉、子宫肌瘤、子宫腺肌病等可能引起月经量过多，而且月经量不容易定量，每位女性的主观标准差异太大。因此经量不能作为提示生殖衰老的可靠指标。经期的影响因素也是类似。

月经周期长度从初潮至绝经之间长达数十年内的变化规律具有普遍性，与生殖衰老进程的阶段性联系密切，在绝大多数情况下，月经周期长度的改变体现了卵巢功能状态。当生育晚期月经周期长度轻微改变时，抑制素 B、FSH 水平就有了明显改变，与卵泡数减少过程一致，与生育力下降（生殖衰老）的过程一致。所以，在生殖衰老过程中，相对于经期长度和月经量的变化，月经周期长度的变化可以更可靠地提示生殖衰老。在 STRAW 生殖衰老分期标准中，也将月经周期的变化作为生殖衰老的主要标准。

37 生育晚期的标志是什么？

生育晚期是生育力开始下降的阶段，作为主要标志的月经周期长度可以不变或轻微变化。在 STRAW+10 分期系统中，除了月经周期主要标准和原有的 FSH 支持标准外，在生育晚期（–3 期）又加入了新的生物学标志：AMH、抑制素 B、窦卵泡数及其定性标准作为新支持标准，将生育晚期（–3 期）又细分为–3b 期和–3a 期两个亚期。–3b 期的月经周期依然规律，周期长度或早卵泡期 FSH 水平还没有变化，但是 AMH 水平下降，窦卵泡数目减少，抑制素 B 水平可能降低；–3a 期的月经周期有些细微改变，周期变短，尤其卵泡期变短；早卵泡期 FSH 水平升高，可变性增大，其他标志物均降低。

38 什么是绝经过渡期？怎样区分绝经过渡期早期和绝经过渡期晚期？

绝经过渡期（menopausal transitional period）指卵巢功能开始衰退到最后一次月经的时期，是由生育期走向绝经的一个过渡时期，是从临床特征、内分泌学及生物学上开始出现绝经趋势的迹象直至最后一次月经的时期。在此期间，卵巢功能由活跃转入衰退，排卵变得不规律，导致月经渐趋不规律，常为无排卵性月经。最终由于卵巢内卵泡自然耗竭，对垂体促性腺激素丧失反应，导致卵巢功能衰竭，月经永久性停止，称绝经。绝经过渡期的起点是 40 岁以上的女性，在 10 个月内发生两次相邻月经周期长度≥7 天的变化。绝经过渡期晚期的标志是月经周期长度超过 2 个月，也就是大家常说的“跳过一个月经周期”。即从 10 个月内发生两次相邻月经周期长度的变化≥7 天到月经周期长度不超过 60 天属于绝经过渡期早期，从月经周期长度超过 2 个月到正式绝经属于绝经过渡期晚期。

39 绝经后期又细分为哪几个阶段？各自有什么特点？

根据 STRAW+10 分期，绝经后期分为绝经后早期（+1 期）及绝经后晚期（+2 期）。绝经后早期（+1 期）：FSH 水平持续升高，雌二醇水平持续降低，在绝经后两年内基本稳定，然后维持。此期又细分为 3 个亚期：+1a 期、+1b 期和+1c 期。+1a 期指从人生中的最后一次月经到停经 12 个月，实际上是用来帮助判断是否绝经的。只有在末次月经后 12 个月不再有月经来潮，才可以从临床上确定绝经。+1a 期也意味着围绝经期的结束。+1b 期为+1a 期后的 1 年，这期间 FSH 水平和雌二醇水平还在快速变化。+1a 期、+1b 期间最有可能出现潮热、出汗症状。+1c 期为高 FSH 水平和低雌二醇水平的稳定阶段，估计持续 3~6 年。绝经后晚期（+2 期）：指绝经后早期终止到生命停止，随着寿命延长，这个阶段变得非常漫长。在这个阶段生殖内分泌变化很小，但躯体老化明显。绝经多年后，FSH 水平可能逐步降低。

第八章

绝经的概念和判定

40 什么是绝经？

绝经（menopause）指女性一生中的最后一次月经，是一个回顾性概念，由于没有明确的指标来预测最后一次月经，所以一般需要在最后一次月经 12 个月之后才能回顾性地确认。绝经的字面意思是指月经断绝，也就是说再没有月经来潮，但绝经的真正含义并非指月经的有无，而是指卵巢中的卵泡完全或接近完全耗竭，卵巢功能完全衰退。

41 闭经和绝经是一回事吗？

闭经和绝经是两个完全不同的概念。

闭经不是疾病诊断，而是妇产科临床中一种常见症状，通俗地讲，就是指不来月经。根据以前是否有过月经，可以分为原发性闭经和继发性闭经。原发性闭经指年龄超过 16 岁、第二性征已发育、但无月经来潮者，或年龄超过 14 岁、第二性征尚未发育、且无月经来潮者。而继发性闭经就是指那些以前曾有过月经，但后来因某种原因而月经停止 6 个月以上，或者原来月经稀发者按自身原来月经周期计算停经 3 个周期以上者。闭经的原因复杂多样，除了青春期前、妊娠期、哺乳期、绝经后等生理性的闭经外，其他多为病理性闭经。闭经的原因可能是卵巢性、也可能是子宫、垂体、下丘脑等其他器官病变引起。

而绝经是指月经永久不再来潮，其本质是卵巢功能的衰退、生殖功能的终止。可以说，绝经是一种特殊性的卵巢性闭经，通常发生在 50

岁左右。

42 切除子宫是人工绝经吗？

从前面的描述我们已经知道，绝经是指因卵巢中的卵泡耗竭、卵巢功能衰竭而造成的月经不再来潮，其核心是卵巢功能衰退。人工绝经是指女性没有到绝经年龄，因为手术切除双侧卵巢，或者是因为放疗、化疗造成卵巢功能丧失后的月经终止，其核心是人为造成的卵巢功能丧失。因此单纯切除子宫，保留至少一侧卵巢者，虽然不再来月经（因为没有子宫内膜），但由于仍然有卵巢功能，所以不是人工绝经。对在自然绝经前切除子宫的人，若要判断其卵巢功能是否已经停止，须根据血中促卵泡素 FSH、黄体生成素（LH）和雌二醇水平确定。

43 如何判断绝经？

对于有子宫的妇女来说，需要在最后一次月经 12 个月之后方能确认，对于无子宫的妇女须根据血中 FSH、LH 和雌二醇水平确定卵巢功能是否已经衰竭，通常以 FSH>40 U/L 作为判读标准。通常绝经一般发生在 50 岁左右。

第二篇

更年期和绝经对女性健康的影响

第一章

更年期女性的生理变化对健康的影响

第一节　更年期的基本概念

44 什么是更年期？

更年期是女性一生中必然经过的一段时间，女性一生经历了新生儿期、婴儿期、儿童期、青春期、生育期、更年期和老年期。而更年期是一段很重要的时期，是指女性从有生育能力向无生育能力逐渐衰退到老年的一段过渡时期，也就是从女性卵巢功能开始衰退到完全停止的阶段，这个时期卵巢功能变化较大，主要是卵巢的内分泌功能变化，雌、孕激素分泌紊乱，就容易出现与卵巢功能变化相关的一些疾病。对此，女性自身必须重视。更年期从 40 岁以后开始，这个过程是逐渐发展的，在 1994 年由世界卫生组织（WHO）命名为“绝经过渡期”，也就是我们常说的更年期，一般持续 5~10 年，是因为卵巢的内分泌功能不是一下子就衰退停止的，而是一个逐渐衰退的生理过程，并且存在个体差异，很难准确确定更年期起始与结束的具体时间点，一般将女性年龄 40~60 岁定为更年期，也就是现在所说的绝经过渡期。“更年期”这个名词由来已久，并且家喻户晓，目前在实际应用中尚未完全废除。更年期大概持续 5~10 年，是女性生理和生活的一个重要转折阶段，对女性的身心健康有重要影响。

45 更年期与绝经有什么关系？

更年期与绝经关系密切，更年期是卵巢功能逐渐衰退的一个阶段，包含了绝经，而绝经则标志着卵巢功能就此衰退了，子宫内膜萎缩，不出现增生与脱落的周期性变化，月经停止，出现了人们常说的闭经，也就是绝经。这是每个女性必然经过的生理过程。更年期的本质是绝经引起的，绝经是卵巢功能衰退过程中的重要标志，不仅出现性激素水平降低和紊乱，同时还会影响其他中枢神经递质的分泌，引起绝经后女性一系列生理和心理的不适。绝经症状是女性绝经前后出现的与性激素水平降低和波动相关的一系列躯体及心理不适表现，具体可表现为潮热、出汗、注意力不集中、失眠、早醒、关节不适、尿频等。这些绝经症状多数人平均持续 3~5 年，个别人持续时间可达 10 年或更长时间，最短的也要持续 1 年左右。症状出现的时间和程度有所不同，主要与个体差异有关。总之，50%~75%的女性会出现绝经带来的明显不适，以及绝经后好发的各种疾病，严重影响更年期女性的身心健康，重视更年期和绝经后女性相关症状出现的时间和严重程度，并进行相应管理，可使更年期女性健康愉快地度过这个时期。

46 更年期是从什么时候开始的？

更年期不是一个时间点，而是一个阶段，更年期的开始和结束，长短如何并没有一个固定的时间点。卵巢功能开始减退并带来相应症状就是更年期的开始信号，一般将 40 岁以后开始出现月经规律的改变，10 个月之内有 2 次规律性改变（月经周期长度变异≥7 天）定为更年期的开始。更年期症状一般可持续 10~20 年。更年期的到来于每个女性是不同的，主要取决于卵巢功能何时衰退，也就是卵巢中卵泡减少的速度，卵泡不发育了或发育不良，就出现了卵巢功能的减退，并引起一系列的更年期症状。首先表现为月经的改变，如周期缩短，经期延长，经量时多时少，但在这个时期可能不会出现其他的不适症状，人们就不会去注意，认为更年期月经紊乱不必去看医生。随着时间的延长，就可能会出现潮热、出汗、睡眠不好、心悸、关节痛等症状，影响你的工作和生活了，才可能意识是更年期到来了，才想去医院进行检查和治疗。必须强调，更年期也是许多疾病包括肿瘤好发的时期，首先要到医院进行正规的检查，排除一些器质性疾病，不能把更年期女性出现的所有病症都简单地归属于更年期症状，一定要进行相关的检查后才能判断。女性过了 40 岁以后，都有一个进入更年期的问题，要正确认识更年期是每个女性必然经过的一段生理变化期，要在更年期出现时就要关注，及时检查和治疗症状，预防更年期带来的对身体和心理的危害。

47 为什么说更年期是女人的重要阶段？

更年期这个名词被反复提出是人们对更年期认识逐渐加深的必然结果。女性自更年期开始会出现许多不适，慢性疾病增加，再加上现在人的寿命较前明显延长了，更年期带来的健康影响就越发明显了。目前，中国女性平均期望寿命接近 80 岁，但女性卵巢功能衰退的时间点却没有改变，绝经年龄依旧是在 50 岁左右，这就意味着女性的生命要有1/3或更长的时间是在更年期及绝经后度过的，更年期卵巢功能衰退会引起一系列健康问题。卵巢的功能不仅仅是维持女性特征那么简单，卵巢分泌的雌激素，也不仅仅是一种生殖激素，它与多种组织器官功能的维持关系密切。因此，卵巢功能的衰退不仅仅是生育能力的丧失，而与之关系密切的心血管系统、神经内分泌系统、骨骼系统、泌尿生殖系统等都有不同程度的改变，而雌激素分泌的减少则加速了这些器官衰老的进程和慢性疾病的增加。所以，更年期是每个女性必须重视的。应积极进行必要的生活方式、饮食和营养调整，同时可以在医生指导下采取包括激素补充治疗在内的一系列医疗健康措施。从更年期开始，积极预防卵巢功能衰退引起的疾病，以及相关的慢性老年性疾病，如骨质疏松、糖尿病、心血管疾病、老年痴呆等，这是提高老年女性的健康质量和生活质量的重要基础。对减轻社会医疗负担，促进家庭和社会的和睦也非常重要。

48 更年期女性有什么生理变化？

更年期是女性的一个特殊时期，大概从 40 岁后开始，更年期女性的生理变化主要是卵巢功能的变化，以及由此带来的全身各系统功能的变化。卵巢是女性非常重要的一个内分泌腺体，主要有两个功能，一个是生殖功能，就是产生卵子；另一个是内分泌功能，即分泌雌、孕激素来维持女性的生理功能。这两个功能相互关联。女性在完成生育后，卵巢主要是保持良好的内分泌功能，卵巢分泌的雌、孕激素对女人的生长、生殖和各系统功能的维护都是很重要的，但卵巢是一个有周期性变化的器官，卵巢分泌的雌、孕激素不足或者失调，可引起一系列生理和心理的不适，出现与之相关联的各种临床症状，最常见的是月经不调和紊乱，月经周期缩短或延长，经期延长，月经量忽多忽少，淋漓不断。随之还会出现一些俗称更年期的症状，75%的女性到更年期都会出现潮热、出汗、睡眠不好等神经精神症状，对女性的生活和工作有影响，有的还会出现心悸、抑郁、全身乏力、关节痛、尿痛、阴道炎、性生活困难等。最重要的是更年期后引发的远期健康问题如骨质疏松和心血管疾病、卒中、脑梗死、心肌梗死等疾病，严重影响老年女性的生命和生活质量，所以要重视更年期阶段的疾病预防。

49 对更年期的症状可以评估吗？

更年期由于卵巢功能的逐渐衰退，生殖系统及其他各系统都会发生相应的生理和病理变化，首先是月经的改变，包括月经周期和经量的变化。随之出现潮热、出汗、心悸、血压波动、心律不齐、假性心绞痛、失眠、皮肤感觉异常、易激动、烦躁、抑郁、关节疼痛、骨质疏松等。这些症状的出现有一定的个体差异，不是所有的症状都在同一个人身上出现，每个人出现的症状都是不同的，症状的轻重也不相同，那么怎样来判断更年期女性症状的严重程度呢？医学专家们把年龄、月经以及各种症状分门别类采用表格形式来判断，形成了较为客观的评判标准。判断更年期症状的轻重主要有以下评分系统，如改良的 Kupperman 评分、

Greene 评分、MRS 评分系统，以及绝经后骨质疏松的评估，Zung 抑郁量表，绝经后泌尿生殖系统疾病的评估等。目前，我们最常用的是改良的 Kupperman 评分。这些评分系统都能相对客观地评价更年期症状的轻重，指导医生采用什么样的药物及治疗方式，治疗后再进行评估，以判断治疗的效果。

50 更年期的迟早可以预测吗？

更年期是每个女性都必须经过的一段时间，发生的迟早可以通过一些临床症状来判断，也可以通过一些医学指标预测。更年期的起点是由卵巢的功能和寿命来决定的。女性的年龄是最重要的指标，其他还有用于预测的一些客观指标，如抑制素 B、雌激素、抗苗勒管激素（AMH）、卵泡刺激素（FSH）水平等。抑制素 B 是真实地反映卵巢储备功能的一个敏感指标，它的分泌减少标志着卵巢功能已经衰退；雌激素水平在这一阶段变化较大，但早卵泡期会有波动性升高，因此基础雌二醇水平升高；AMH 逐渐降低；FSH 水平升高。此外，超声检查也有一定的预测作用，如卵巢形态和卵泡数量的改变，卵巢体积的缩小，窦卵泡数量减少，甚至没有卵泡的发育，这些都提示卵巢功能衰退的到来。子宫切除的女性，由于卵巢血液供应减少的影响，卵巢功能的衰退要相对更早。预测更年期到来的迟早，主要可帮助医生在早期就进行治疗干预，国际和国内的专家共识为，更年期的激素补充治疗，在窗口期应用效果更好，且用药风险很小，总体上是利大于弊。绝经超过 10 年或者年龄大于 60 岁，再启动激素补充治疗，风险明显增加，因此不提倡。

51 与更年期相关的常用医学名词有哪些？

（1）自然绝经：表现为自然停经，是指卵巢内卵泡用尽，或剩余的卵泡也丧失了能力，逐渐不再分泌雌激素，不能再刺激子宫内膜生长，表现为停经，月经将永久不能来潮。

（2）围绝经期：是从月经开始改变至最后一次月经前的阶段，具体指40岁以后任何时期开始出现的接近绝经的内分泌学、生物学与临床特征时起至绝经后12个月内的一段时间，又分为绝经前期、绝经期和绝经后期3个阶段。绝经前期是指卵巢功能开始衰退到绝经前的一段时间；绝经期是指停经至停经已达12个月者、最后一次月经期的时间；绝经后期指绝经后至卵巢内分泌功能完全消失的时期，即进入老年期之前的一段时间。绝经年龄因人而异，中国女性平均为49.5岁左右。

（3）卵巢早衰：是指女性40岁以前绝经，是一种病理状态，要进行系统的内分泌检查才能判断。

这些名词反映了女性所处的生殖衰老不同时期，需要根据所处的时期进行必要的干预，包括以绝经激素治疗为主，涵盖饮食、锻炼、戒烟、限酒等科学生活方式在内的健康策略。

第二节　更年期女性的生理状态改变

52 什么情况下可以判断自己可能进入了更年期？

又是新的一天，可她却再次从不安稳的睡梦中醒来。镜中的面庞上已有色斑悄然浮现，还有失眠留下的黑眼圈、深眼袋。走出家门，赶公交、挤地铁，阵阵潮热、流汗让她紧张、难堪。因为关节疼痛，她不停地变换着身体的重心。到了单位，工作已不像从前那样自信、自如，不知从什么时候开始，她必须将所有的事务记在本子上来避免忘却。她总是感到疲惫、焦虑、甚至难以控制的恼怒，但有时却又会莫名其妙地哭泣。休息去卫生间，无奈，月经再次不按规律，说来就来。终于下班回到家，一天的忙碌让她头痛不已，倒在沙发上，想到无法控制老去的容颜、诸多的不顺，她陷入久久的哀伤……

“她”的经历，是否使您或多或少产生了共鸣？如果您的生活也发生了与她相似的变化，可能就要或已经步入更年期了。其实，更年期的表现存在个体差异，有的人症状明显，有的人却能平安度过。随着卵巢功能的衰退，最常见的表现是激素水平变化引起月经的紊乱，这个变化会持续到绝经。更年期并没有明确的界定标准，需要通过临床症状、体征、激素水平等来综合了解卵巢的衰退情况，进而初步判断自己是否步入了更年期。

53 更年期的乱经是正常的吗？

人们一旦进入更年期，就会伴随着各种不适的症状，而这种不适的症状有很多种，又有轻重之分，像更年期乱经即月经不调是较常见的女性更年期症状。虽然更年期乱经很常见，但却是不正常的月经，需要及时治疗。更年期乱经的表现如下。

（1）稀发月经：月经周期间隔时间长，由正常的21~35天变为2~3个月或更长的时间行经一次。经量可正常或较前减少，间隔时间逐渐延长到4~5个月或半年才行经一次，以后则完全停止。

（2）月经周期紊乱：从规律的月经周期变为不定期的阴道出血，有时经期延长或变为持续性阴道出血，淋漓不断达1~2个月不止；也可发生大量阴道出血，患者可发生贫血、面色萎黄、全身乏力、心慌、气短。严重者血红蛋白可明显降低。有的反复出血，一般经过1~2年，月经即完全停止。此时需要到医院进行详细检查，首先除外肿瘤引起的出血，对年龄在40岁以上的女性，应进行全面检查，（必要时）进行子宫内膜活检。除外肿瘤后，再按更年期乱经治疗。

（3）突然绝经：少数女性过去月经周期及经期一直正常，突然绝经；也有的周期正常，仅有几次月经量逐渐减少，以后月经突然停止。

另一部分患者表现为停经一段时间后，发生子宫出血，持续2~4周，血量多少、持续时间长短与雌激素作用持续时间及撤退速度有关。

绝经前乱经是更年期最常见的症状，但不是正常的，出现乱经时一定要进行规范的检查及治疗。

54 年轻时忙事业，40 岁后开始要孩子，怎么屡试不中呢？

大龄妈妈人数不断增加，而原本正常的怀孕对于她们来说也似乎变得困难重重。40 岁以上想要孩子的女性尤其被这个问题所困扰。为什么怀孕变得这么难?

如果把精子和卵子比作种子，子宫内膜就是种子生根发芽的土壤(图 2-1)。当富有生命力的种子遇到肥沃的土壤，便自然而然地孕育出

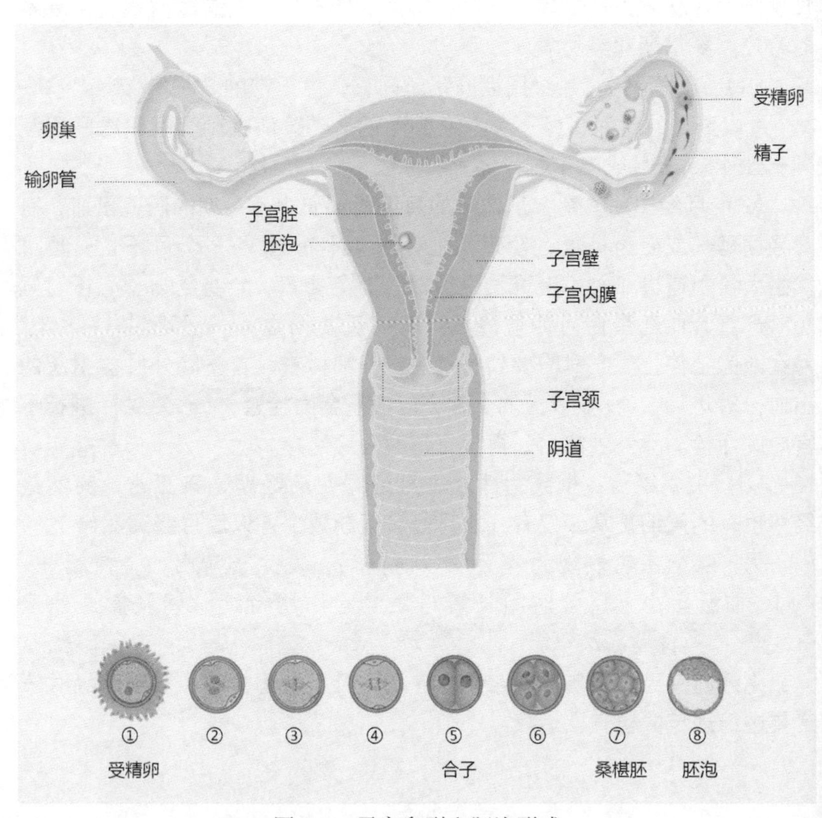

图 2-1　子宫卵裂和胚泡形成

了新的生命。种子和土壤这两个因素是缺一不可的。而女性创造种子，也就是卵子的部位是哪里呢？答案是我们的卵巢。卵巢在每个月经周期释放一枚卵子，也就创造了一个孕育生命的机会。

目前学术界认为，女性的卵子总数在未出生时便已确定，最高时达600万~700万个，随年龄的增长，卵泡一批批死亡（闭锁），每个月经周期都会闭锁一批卵细胞，故随着年龄的增长，女性生殖能力逐渐下降，35岁与25岁比，其生殖能力下降了50%，到了40岁生殖能力下降更多，更迅速，有发育成熟能力的卵子数目越来越少，月经周期也开始变得不规律。而男性的种子——精子的活动能力、数目也会随年龄增长而不断缩水，造成精卵相遇更加困难。同时，随着女性年龄逐渐接近绝经期，卵巢产生的雌激素和孕激素水平也在不断下降，随之而来的便是子宫内膜——土壤变薄，不利于受精卵的植入。身体机能的老化和某些疾病，如心脑血管疾病和高血压等慢性病也会对生殖能力造成一定的影响。因此，40岁以上的女性更需要做好孕前检查，在医生的指导下调理身体来备孕。女性的最佳生育年龄在25~30岁，还是适时要孩子好。

55 为什么绝经后总感觉乏力，腰、腿、关节痛？

绝经后女性出现乏力，腰、腿、关节痛，最常见的原因便是骨量的减少甚至是骨质疏松。骨质疏松是指骨骼因骨量减少、密度降低、骨组织微结构破坏而变得疏松、脆性增加、容易骨折，就像岩石受到风化形成密集的小孔洞，大大破坏了岩石的坚硬度。骨骼疏松后，骨骼的承受力远远不如以前，当活动时，肌肉、韧带的牵拉会造成疏松的骨质进一步破坏而引发疼痛，尤其是在受力较大的腰腿、关节处。在脊柱，如果椎骨发生了骨质疏松、承受力下降，很容易受重力压迫而变形，从而挤压椎间盘，有可能增加椎间盘突出的发病风险。

为何会发生骨质疏松呢？骨质疏松与遗传、营养、生活习惯、年龄及激素水平等因素有关。其中，遗传、钙摄入量和运动量会影响骨的储备；年龄的增长与雌激素水平的降低，都会加重骨的丢失。骨储备与骨流失，就像给水池一边灌水一边放水，当绝经女性的年龄增长、雌激素水平下降，骨流失“突飞猛进”时，没有进行足够的钙摄入与运动，很容易发生骨质疏松。那么为何雌激素水平的降低会引起骨质疏松呢？因为骨骼细胞上有雌激素受体（就像靶），雌激素（就像箭）会定向与受体结合，启动对骨骼代谢的保护作用；所以绝经后雌激素水平明显降低，对骨骼的保护作用降低，将会大大加重骨质的流失，女性出现乏力，腰腿、关节痛就不足为奇了。

56 绝经后为什么乳房慢慢下垂和松弛了？

爱美是女人的天性，而女性的象征之一是乳房，这个性感而充满女性美的部位尤其为广大女同胞所重视。无论 A 罩杯还是 D 罩杯，乳房都是女性美和母性的象征。但是很多年龄较大的女性却经常被这个问题所困扰：为什么绝经之后，胸部就变得越来越松弛和下垂？

为了了解这个问题，我们首先需要了解一下乳房的结构。乳房由皮肤、腺体导管系统及间质结构组成，整个乳房仿佛一棵倒生的树一般，而树根就是乳头，树枝和树冠为逐级分支的乳腺小叶。间质中的胶原间质和脂肪在导管腺体系统中数量丰富且分布均匀，保持了乳房的柔韧度。而女性乳房下垂的程度取决于胸部皮肤的弹性、乳房大小及脂肪腺体组织的平衡。那么绝经和乳房的形态究竟有何关系呢？

绝经是女性生命进程的重要事件，除了不再来月经之外，伴随着卵巢功能的衰竭，意味着卵巢只能产生极少量的雌激素。而雌激素对乳房又有着极为重要的作用。研究已经证实，雌激素水平的降低可导致皮肤胶原蛋白的流失，而乳房部位皮肤弹力的下降自然会降低承托乳房的能力。随着岁月的增长，致密结缔组织也开始变得松弛，同时，乳腺小叶由于缺乏雌激素而退化，胶原纤维被脂肪组织所取代，脂肪组织所占比例增加，胶原纤维所占比例缩小，造成乳房下垂。除了这些主要原因之外，吸烟、过度剧烈的运动和减肥也会影响乳房的挺拔度。绝经后如果在医生的指导下排除禁忌证后合理补充激素，也可以减缓乳房的萎缩和下垂。

57 更年期为什么爱唠叨？

一向母亲都是无私无声，含蓄静默而不张扬，包容我们所有的缺点，对儿女细心呵护，充满深情厚爱却从不计回报。可是当青春在我们的脸上绽放，你突然发现母亲霜染的两鬓、眼角的皱纹，还有整日的唠叨、古怪的脾气、多疑的性格…… 母亲这是怎么了?

如果您也有类似的症状出现，可能就要或者已经步入更年期了。在更年期所出现的情绪变化可能有各种原因，除了面临孩子离家、夫妻关系改变、父母病逝，女性角色可能会出现变化外，中年女性任何“不可理喻”的表现，好像都能拿“更年期”这个词来解释。

更年期是卵巢功能从旺盛到衰退直至最后完全衰竭的一个过渡时期，从 40 岁左右开始，卵巢中卵泡数量逐渐减少，最终自然耗竭。即使还有剩余卵泡，也对垂体促性腺激素反应迟钝。卵巢功能逐渐衰退，卵巢激素合成减少，垂体促性腺激素释放增加。在这个特殊的过渡时期，女性常会出现一系列生理和心理方面的变化：唠叨、烦躁、苛刻……，并被这些症状所困扰。

而这一切都是雌激素惹的祸，不是女人的错。都说女人是水做的，这水，其实就是激素。进入更年期，激素水平明显变化，尤其是雌激素水平明显降低，这些激素水平的变动可以影响调节情绪的中枢神经递质。应对更年期，除了保持良好的心态之外，建议出现类似症状的中年女性可在医生的指导下，适当补充雌激素。

58 更年期为什么嗓子变粗了？

卵巢对于女性弥足珍贵，除了延续种族这一最根本的功能外，还具有分泌功能，即在促性腺激素的作用下，分泌雌激素、孕激素、雄激素和细胞因子等，以维持女性机体各器官的青春与活力。因此，女性才会在青春期后出现音调变高、乳房隆起、胸肩部皮下脂肪增多，展现女性特有的体态。然而到绝经过渡期后，与卵巢内卵泡的减少和不成熟发育相对应，雌二醇水平急剧下降，直至绝经1年，以后再缓慢下降至绝经后4年，此后维持在很低水平。绝经后雄烯二醇（雄激素）在血中的含量仅为育龄妇女的一半，主要来自肾上腺（85%），来自卵巢的只有15%。睾酮在绝经后略有下降。

女性进入更年期后，常因雌激素水平下降较雄激素水平下降更多，使得雄激素作用相对明显而会出现雄性化特征，包括音调变低类似男声、男性型双侧颞部脱发和下颌及上唇长出胡须、头发脱落和稀疏开始出现。同时，更年期女性常有顽固性咽炎，同时由于雌激素水平降低，声带弹性组织萎缩，脂肪沉着和声门肌组织的退行性变，使更年期女性的声音发生变化。

第三节　更年期女性的内分泌变化

59 哪些激素可以反映卵巢功能的兴衰？

女性生殖系统受下丘脑-垂体-卵巢轴（性腺轴）调控，测定卵巢分泌的性激素和垂体产生的促性腺激素水平不仅可以反映性腺轴的功能，也可反映卵巢的功能状态。

（1）基础卵泡刺激素（FSH）、黄体生成素（LH）：临床上常于月经周期第2~3天查血清FSH、LH水平，以了解卵巢储备功能：FSH/LH>2.0~3.5提示卵巢储备功能不良，表示患者对促排卵治疗反应欠佳；FSH>15 U/L提示卵巢储备及受孕能力下降；FSH>40 U/L提示卵巢功能衰竭。

（2）基础雌二醇（bE_2）水平：在卵巢功能下降早期，基础E_2水平为183~293 pmol/L（50~80 pg/ml），此时妊娠率降低。当基础E_2>366 pmol/L（100 pg/ml）时，卵巢反应性差，这可能是比FSH更早反映卵巢功能下降的指标。但是雌激素水平易受卵巢囊肿、药物、月经周期等因素影响，其预测卵巢功能的准确性有待进一步研究。

（3）抑制素：抑制素包括抑制素A和抑制素B两种。抑制素A主要由成熟卵泡和黄体分泌，随月经周期而改变，在绝经过渡期晚期，其表达水平下降。抑制素 B 由非优势小窦状卵泡分泌，反映卵泡池规模，与卵巢内基础小窦状卵泡数量呈正相关，其血清水平反映卵泡数量和质量。卵巢储备功能减退的女性，月经第 2~4 天抑制素 B 下降先于 FSH 的升高。因此，抑制素 B 较基础 FSH 和基础 E_2 水平更能反映卵巢储备功能。

(4) 抗苗勒管激素（AMH）：由窦前卵泡和小窦卵泡的颗粒细胞分泌，抑制卵泡生长，防止卵泡过快、过早消耗，保存卵巢储备。卵泡早期血清 AMH 与最终成熟的卵泡数呈正相关，血清 AMH 可反映始基卵泡库的大小，且 AMH 独立于下丘脑-垂体-卵巢轴，比其他预测指标更有优势。

60 更年期女性体内性激素的变化方程式

女性更年期最明显的变化是卵巢功能衰退，出现激素分泌变化，涉及雌激素、黄体酮（孕酮）、雄激素、促性腺激素、促性腺激素释放激素、抑制素等。

(1) 雌激素：更年期早期雌激素水平波动很大，甚至高于正常卵泡期水平。这是因为黄体晚期 FSH 提早升高，刺激多个卵泡发育，引起 E_2 过多分泌所致。更年期雌激素水平呈现波动性下降，当卵泡消耗尽了，雌激素急速下降至很低的水平。绝经后卵巢不再分泌雌激素，但循环中仍有低水平雌激素，主要是由来自肾上腺皮质和卵巢的雄激素经周围组织中芳香化酶作用转化而来的雌酮。绝经期女性血液循环中雌酮水平高于 E_2 水平。

(2) 孕酮：进入更年期后，最早缺乏的是孕酮，常常发生无排卵月经或无排卵性异常子宫出血。绝经后卵巢功能停止，更无孕酮分泌。

(3) 雄激素：绝经后雄激素来源于卵巢间质细胞及肾上腺，总体雄激素水平下降。雄烯二酮主要来源于肾上腺，量约为绝经前的一半。卵巢主要产生睾酮，由于升高的 LH 对卵巢间质细胞的刺激增加，使睾酮水平较绝经前增高。

（4）促性腺激素：绝经过渡期开始，FSH 和 LH 可以是正常水平，随着卵巢功能进一步衰退，解除了对下丘脑-垂体的负反馈，下丘脑释放的促性腺激素释放激素增加，刺激垂体释放 FSH 和 LH 增加，其中 FSH 升高较 LH 更显著，FSH/LH>1。雌激素和抑制素水平降低以及 FSH 水平升高，是绝经的主要信号。

（5）促性腺激素释放激素：绝经后下丘脑促性腺激素释放激素分泌增加，促进了 FSH、LH 的合成与分泌。

（6）抑制素：绝经后女性抑制素水平下降，较 E_2 下降早且明显，可能成为反映卵巢功能衰退更敏感的指标。

61 谁是引起更年期女性月经紊乱的罪魁祸首？

更年期月经紊乱的罪魁祸首是卵巢功能减退。更年期女性的卵巢功能从旺盛状态逐渐衰退至完全消失，卵泡不能成熟及排卵，雌激素水平下降，出现月经异常。女性 35~40 岁后，既往月经规则者，如果月经失去规律，出现周期长度变化≥7 天，但<2 个月，提示绝经过渡期早期开始；当停经 2~11 个月，提示进入绝经过渡期晚期。围绝经期指绝经前后的一段时期，可出现血管舒缩功能紊乱、精神神经系统症状、肌肉关节、泌尿生殖及性功能等各方面的功能障碍。一般始于 40 岁以后，历时短则 1~2 年，长至 10 余年。

更年期激素补充治疗，不仅可以缓解绝经症状，预防骨质疏松，还可以带来心血管系统的长期益处。但最佳的激素补充治疗有一个窗口时期，更年期女性在这一时期用药，能获得最大的收益，较小的风险。从开始出现绝经相关症状到绝经后 10 年内或 60 岁以内，是激素补充治疗的“窗口期”。

62 是什么原因导致女性在更年期变化无常的脾气？

更年期女性，经常会出现心烦意乱，易激动、紧张、发怒的情况，时而长吁短叹，时而对着窗外簌簌地落泪，有时又因为一点小事对人大发脾气，情绪就像坐过山车，高高低低，忽上忽下，常常让孩子和丈夫都摸不到头脑，都只好战战兢兢地退避三舍。严重者会产生抑郁，茶饭不思，甚至想要了结自己的生命。更年期中不稳定的情绪，不仅扰乱了家庭的和睦，邻里关系的和谐，也为女性的身心健康蒙上了一层阴影。

究竟是什么导致了更年期女性情绪不稳定呢？随着年龄的增长，人的各种机能都会慢慢地退化，到了更年期脑垂体与卵巢间内分泌平衡失调，神经系统出现不稳定现象，使得更年期女性常有情绪不稳定的表现。国内有研究显示，雌激素水平与围绝经期抑郁症的发生呈负相关，提示更年期心绪烦乱的出现可能与性激素水平下降有关；也有研究认为是雌激素水平的剧烈波动引发这些神经系统症状。另外，更年期还有其他躯体症状，如失眠、潮热、月经不规则等，导致女性睡眠质量差，精力难以恢复，易激惹，一点小事就发脾气，难以自控，影响与家人的关系，形成恶性循环。更年期女性，精力不如从前，但仍要面对来自家庭、事业的多方面压力，心有余而力不足易形成悲观情绪。

保证充足的睡眠，保持乐观的心态及适当的运动有利于更年期女性的情绪稳定，同时家人也应当给予理解，并尽量减轻更年期女性工作上和思想上的负担。如果情绪问题严重，已经影响到身体健康、家庭及社会生活时，应及时向医生寻求更专业细致的帮助。

63 更年期女性体内性激素水平的变化是否加快了骨骼衰老的步伐？

更年期女性体内雌激素水平下降使骨骼衰老的步伐加快。通常情况下，在儿童和青春期骨量处于逐渐增加阶段，30 岁左右骨量达到峰值，40 岁左右开始出现与年龄相关的骨量持续性丢失。而女性在绝经早期骨量丢失的速度会更快，丢失的速度明显高于同年龄男性，此现象与雌激素缺乏是相关的。雌激素通过多种途径保护骨骼，具体机制并不十分明确。雌激素可能直接通过与细胞受体结合途径发挥作用，抑制骨的转换，防止骨的丢失。同时可能还通过促进降钙素分泌、增加活性维生素 D 的产生、抑制甲状旁腺激素分泌、抑制破骨细胞刺激因子的产生等途径抑制和降低骨吸收。而绝经后雌激素缺乏会增加破骨细胞的产生，导致骨质疏松的发生。延缓骨骼衰老有以下办法。

（1）调整生活方式：建议保持富含钙、低盐和适量蛋白质的均衡膳食；适当的运动可增加和保持骨量，增强应变能力，降低骨折风险；采取防止跌倒的各种措施，适当接受阳光照射。

（2）骨健康基本补充剂：适当补充钙剂和维生素 D，但应注意个体差异和安全性，酌情调整剂量，高钙血症者禁用。

（3）药物治疗：在医生指导下使用包括激素补充、选择性雌激素受体调节剂、双膦酸盐类、降钙素、甲状旁腺激素、锶盐、维生素 K、中医药等治疗。

64 雄激素不是男人的专利

女性体内也有一定量的雄激素，主要来源于肾上腺和卵巢。虽然成年女性外周循环中雄性激素水平仅为男性的 1/20~1/10，但却起着重要作用。它既是合成雌激素的前体物质，也是维持女性生殖功能的重要激素。表现在以下方面：①生殖系统：促进阴毛、腋毛的生长，促使阴蒂、阴唇和阴阜的发育。雄激素是性欲的驱动力，调节着对性刺激的反应。②代谢：雄激素可促进蛋白合成，促进肌肉生长；影响脂肪代谢；促进骨髓造血；性成熟期促使长骨生长和钙的保留，性成熟以后可导致骨骺关闭，生长停止。③神经系统：雄激素也影响着女性的大脑，能减少焦虑、抑郁，提高幸福感。

在围绝经期，雄激素分泌总量减少，可造成一系列临床表现，如性功能下降，焦虑、抑郁感增加，骨质疏松、容易骨折等。而适当补充一定量的雄激素可以改善性功能及性满意度，根据临床表现和患者意愿，可在医生指导下应用具有雄激素活性的相关药物进行治疗。

65 更年期女性有哪些性腺轴以外的内分泌变化？

更年期女性除性腺轴以外还有多种内分泌变化。

(1) 卵巢分泌的雌激素在维持正常胰岛β细胞（分泌胰岛素的细胞）功能上起重要作用，雌激素水平的降低会减少胰岛素分泌并促进胰岛素抵抗的发生，破坏绝经后女性体内的血糖稳态，发生血糖异常。

(2) 更年期女性甲状腺功能变化远小于性腺轴。随着年龄的增长，甲状腺会出现纤维化、细胞浸润、滤泡变和结节形成，导致甲状腺质量减轻，但血清三碘甲状腺原氨酸（T3）、甲状腺素（T4）浓度变化甚微，仅有轻度下降，故正常人的甲状腺功能可以很好地维持。

(3) 促肾上腺皮质激素分泌升高，这是由于卵巢雌激素反馈作用的削弱，在垂体促性腺激素分泌升高的同时，促肾上腺皮质激素分泌也相应升高。

第四节　更年期生育与避孕

66 与育龄期相比，更年期女性的生育力有哪些变化？

随着女性进入更年期到绝经，这一时期女性会经历月经周期缩短、月经不规律、不孕并最终绝经的过程。更年期女性卵巢功能逐渐下降，卵巢中卵母细胞（卵子）储备急剧减少，卵子的质量也明显下降，染色体非整倍体的发生率增加，卵子的受精能力下降，故更年期女性生育力迅速减退，即使进行辅助生育技术，成功率也明显降低。此外，高龄女性除了不孕，怀孕后自发性流产、妊娠并发症的发生率均增高。高龄女性卵子染色体不分裂现象增加，胚胎发育异常和胎儿畸形发生率也明显增加。

67 更年期女性还需要避孕吗？

更年期女性仍然需要避孕。女性进入围绝经期（俗称“更年期”）后，虽然生育能力下降，卵巢功能逐渐衰退，月经周期变得不规则，但卵巢里的卵泡并未完全消失，所以仍有排卵可能，甚至在绝经后还可能残存几个卵泡，存在受孕的可能，更年期女性意外怀孕后多需进行终止妊娠的手术，会给身体带来较大伤害，给家庭生活造成不必要干扰。故这一时期女性仍需采取有效的避孕措施，如男用避孕套等，并且避孕需持续至绝经后 12 个月，绝经一年后才可停止避孕。

68 更年期女性可采用哪些避孕方法？

常用的避孕方法有药物、工具。药物主要有口服避孕药、避孕针、外用避孕药物等。女用避孕药是通过改变体内正常激素水平而影响排卵和受孕过程，而达到避孕的目的。但是避孕药不适宜长期服用，因为避孕药抑制排卵可能造成内分泌紊乱。因此，进入围绝经期更不适宜长期使用避孕药，不宜使用药物避孕的女性可应用避孕套或宫内节育器。宫内节育器一般不适宜应用于盆腔炎、月经过多、月经紊乱、子宫畸形、子宫肌瘤等患者。不同类型的宫内节育器，放置年限是不同的。对于可长期放置的宫内节育器，应定期检查，一般应于停经 6~12 个月取出。

69 更年期女性如有生育需求，可采用哪些方式助孕？

更年期的女性有时因为家庭变故或子女发生意外，需要再生育。对于更年期女性的促生育治疗，主要是通过珍惜时间、调整卵巢功能、尽早使用促生育的各种方法增强生育力，女性可以通过促排卵或者试管婴儿治疗来改善其受孕概率并缩短受孕的时间。40 岁以上的女性促排卵治疗后的妊娠率和活产率都很低，建议高龄女性在接受 1~2 个周期的超促排卵治疗后仍未怀孕者，应当尽快接受试管婴儿治疗。此外，卵巢衰竭者还可采用捐卵进行试管婴儿治疗。

70 月经乱了就该取环吗？取环需要注意什么？

当女性进入更年期后，由于卵巢功能的逐渐衰退，排卵减少，出现无排卵性月经，同时雌激素的水平也出现波动，这些变化将直接影响到月经。对于生育期已带环（宫内节育器）的女性，在更年期月经紊乱时常来医院要求取环。那么更年期女性什么时候取环为好呢？如果月经基本规律，可以暂时不取环，避免意外妊娠。如果月经紊乱，不能排除是节育环的原因，可以先取环以观察调整月经。如果月经已经停止半年未来，可以取环。如果已经绝经一年以上仍未取环，可能因子宫缩小、宫口紧，取环有困难，可以在取环前适当使用软化子宫颈的药物，避免因强力取环造成子宫损伤。

第五节　更年期月经异常

71 步入更年期，女性的月经周期会出现怎样的变化？

众所周知，月经的出现是卵巢功能成熟的标志，而规律的月经是卵巢功能稳定的体现。对于女性朋友来说，随着年龄的增长，卵巢的功能会随之衰退，月经也会出现相应的改变。我们说正常的月经通常表现为周期为 21~35 天，平均 28 天，经期 2~8 天，平均 3~5 天，一次月经的总失血量 5~80 ml，经血暗红色，不易凝固，所以月经的改变主要包括月经的规律性、周期、行经天数、经量等。事实上，这种月经紊乱就是女性进入更年期的最常见、最突出的早期症状。由于行经天数、经量、经血颜色等受多种因素影响，并不能确切体现卵巢功能衰退的变化。下面主要就月经周期的改变谈一下更年期女性常见的月经紊乱。

学者们发现，大多数女性从 40 岁左右开始，月经周期长度缩短为 26 天，进入绝经过渡期，月经周期天数继续缩短但仍有规律，随着绝经期的临近，月经周期逐渐延长并变得不规律，主要是由于卵巢功能减退而出现的卵泡发育不良所致的卵泡期延长，进而导致有排卵的月经周期延长或无排卵月经的出现。因此，卵巢功能减退或衰退的早期表现是月经周期的缩短，随之月经周期的不规律，而后是月经周期逐渐延长，停经直到最后闭经 12 个月到达绝经。

出现在绝经过渡期的不规则出血可以忽略不计吗？

大多数女性都有这样的想法，认为月经紊乱是绝经前必然出现的生理现象，特别是在绝经前 1~2 年。在她们的意识中月经规律与怀孕有密切关系，如果年龄大了也没有生育要求了，就可以顺其自然了。事实上这隐藏着隐患，如果不予以重视，就可能会给自己带来伤害。除了妇科的器质性病变之外，这里不得不提的是更年期异常子宫出血这一常见的月经病。

更年期异常子宫出血有很多原因，有子宫内膜息肉、肌瘤等器质性病变，也有不排卵、内膜周期变化异常等非器质性病变。其中不排卵造成的更年期异常子宫出血就是过去常说的更年期功血（功能失调性子宫出血），主要是下丘脑-垂体-卵巢轴的功能紊乱，而非器质性病变导致的异常子宫出血，需要进行常规的妇科检查以除外妊娠、肿瘤、炎症、外伤和血液系统疾病等，还要确定子宫内有无节育器。女性进入更年期后，卵巢功能逐渐衰退，卵泡不能发育成熟并排出，卵巢也不能正常、周期性地分泌雌、孕激素，子宫内膜腺体长期在单一雌激素的作用下，呈持续性增生反应，当体内雌激素水平发生较大波动时，就会导致子宫内膜的不规律脱落，由此形成的无排卵性月经，表现为不规律的子宫出血。这种月经紊乱的症状可以表现为经期出血量多，持续时间长；或者也可以表现为停经一段时间后，又突然子宫大量出血。

上述症状不管是哪一种，都可能因为长期月经过多或者不规则出血，导致失血性贫血，出现头晕、乏力、心慌、气急等现象，影响正常的工作与生活，甚至还有可能产生慢性炎症等其他的不良后果。更年期功血的治疗尤为复杂，应将内分泌干预、全身支持疗法与情绪调控有机结合起来，以止血、调理周期、减少经量、防止子宫内膜病变为治疗原则。所以一旦出现月经改变的症状时，一定要及时去医院就诊，查明原因，对症治疗。

73 更年期时经常 2~3 个月不来月经，需要看医生吗？

正常情况下，女性的月经周期是稳定的，每月 1 次，但是进入更年期，随着年龄的增长卵巢功能呈现逐渐减退直至衰退的一个过程。随着体内性激素水平的变化，月经的改变已经在悄悄进行当中，月经周期就变得不规律了。

但是，单纯从年龄上就主观臆断，不来月经的原因就是卵巢功能的衰退也是不准确的。首先，有一些内分泌疾病会影响女性生殖内分泌功能，最常见的如高泌乳素血症、甲状腺和肾上腺疾病等，都可能使月经发生紊乱。由于这些疾病可对身体健康产生不同程度的影响，所以不来月经时首先应排除上述疾病的存在。其次，子宫内膜在不稳定的雌激素作用下易出现增生变化，黄体功能不全导致内膜转化不完全，长此以往内膜的改变也在悄然进行中，我们要适时就诊，及早发现隐匿性病变。此外不容忽视的是，绝经过渡期的女性要警惕意外怀孕的发生。绝经过渡期卵巢仍会有排卵，适逢排卵期前后有性生活仍是有机会怀孕的，更年期女性应采取有效的避孕措施。可能会有人说："如果真是怀孕我就高兴了，老来得子也是很幸福的嘛！"可是我们要告诫各位：大量的研究和临床资料显示，40 岁以上女性与年轻女性相比，月经中期即使有排卵，但卵子的质量通常较差，使得高龄孕妇的孕早期流产、胚胎停育、妊娠期高血压疾病、妊娠期糖尿病、产后大出血、巨大儿发生率及围产儿死亡率明显升高，因此对妈妈和孩子健康都影响极大。所以，更年期不来月经不是小事一桩，为了减少不必要的麻烦，我们要提高健康认识，及时就医以得到正确诊断与合理的治疗。

74 出现月经紊乱的常见原因有哪些？

月经是子宫内膜随着卵巢激素的变化周期性脱落形成的，并经阴道排出体外。卵巢激素的周期性改变是受上一级中枢调控的，这个"上级"是脑子里面的垂体，它周期性分泌卵泡刺激素（FSH）和黄体生成素（LH）。同样，垂体也受其上级管理。它的上级是下丘脑，下丘脑是大脑中枢，思维、精神因素都可能成为影响下丘脑功能的因素。了解了下丘脑-垂体-卵巢-子宫内膜这一个关系轴，就可以知道正常的月经是怎么来的。由于月经受大脑中枢内分泌轴的控制，任何外界因素或者女性体内因素都会对月经产生影响。引起月经紊乱的原因有两大类：一是神经内分泌功能失调，主要是下丘脑-垂体-卵巢轴的不稳定或功能缺陷；二是器质性病变或药物引起。下面就介绍几种较为常见的影响因素。

(1) 全身因素：包括精神创伤，应激刺激，营养不良，血液病和全身慢性疾病（如高血压，肝病）等。

(2) 外界因素：工作条件、生活环境、天气、情绪、饮食、肥胖、药物等。

(3) 疾病因素：子宫和卵巢的器质性病变（如子宫内膜炎、子宫内膜癌）以及身体其他疾病（如甲状腺和肾上腺功能异常、糖尿病等）造成的对下丘脑-垂体-卵巢功能轴的影响。

对于月经紊乱，一定要仔细查找原因，排除外界影响因素的干扰，及时处理器质性病变，治疗全身疾病，调整机体状态，必要时请妇科内分泌医生进行药物治疗，调整月经，恢复其规律性。

75 已经出现月经紊乱需不需要外界干预？

更年期是女性一生重要的、必经的阶段，在这一特殊时期，女性生理、心理都发生了较大的变化，很大一部分女性往往因缺乏对更年期足够的了解而出现不必要的恐慌，所以在这个阶段给予正确的心理疏导，增强女性自我保健的积极性，提高女性对自身健康程度的重视，做好疾病的预防能够达到事半功倍的效果。对于出现月经紊乱的情况，大部分人认为是生理现象，所以都任其发展，直到有一天影响到正常工作和生活时才意识到问题的严重性，才来就诊。如上所述，随着更年期卵巢功能的衰退，卵巢分泌的雌、孕激素水平异常，导致子宫内膜受到雌激素长期刺激，子宫内膜可能会发生增生过长甚至异常增生等，如果不予干预和治疗，可能会进展出现子宫内膜的恶变。

对于更年期月经紊乱的治疗，现在常用的激素补充疗法有很好的疗效，但是人们对激素的认知有误区，害怕潜在的危险性，在很大程度上限制了它的应用。所以，正确接受更年期健康教育，提倡更年期健康生活方式以及包括激素补充治疗在内的健康策略，对于广大更年期女性非常有必要。当然，调整月经紊乱的具体用药应在更年期专科医生指导下施行。

76 原来就有子宫肌瘤，现在月经乱了，会影响肌瘤吗，该怎样治疗？

子宫肌瘤是女性生殖器官最常见的一种良性肿瘤，主要由不成熟的子宫平滑肌细胞增生所致，故又称为子宫平滑肌瘤。子宫肌瘤的手术，是有指征的。如果肌瘤较小，无症状，也无并发症及肌瘤变性者，一般不需要治疗。妇女进入更年期以后，体内性激素水平下降，子宫肌瘤生长的速度不会像年轻时那么快；尤其是接近绝经年龄者，因绝经后雌激素水平低落，肌瘤多可自然萎缩或几近消失，只需定期（3~6 个月）复查即可。

如复查发现肌瘤不但不萎缩，反而变大，应怀疑有恶变，须尽快就医，必要时进行手术治疗。特殊部位的肌瘤虽然不大，也可以影响生活，如黏膜下肌瘤，可表现为月经过多或淋漓不尽的异常子宫出血；大的子宫肌瘤可压迫邻近器官（膀胱和直肠）影响排尿或排便，也应及时手术，避免对身体健康带来更多不良影响。

77 对于影响月经的器质性病变，该怎样确定治疗方案？

引起月经紊乱的器质性病变，医生主要依靠病史和辅助检查来进行诊断。可引起月经异常的生殖系统病变如下。

（1）子宫因素：子宫内膜息肉、黏膜下子宫肌瘤、子宫腺肌病、子宫内膜癌前病变和子宫内膜癌。

（2）卵巢因素：卵巢良恶性肿瘤、卵巢子宫内膜异位症（巧克力囊肿)。

影响月经的子宫和卵巢器质性病变目前的治疗手段主要是手术，切除物进行病理检查，诊断为恶性疾病者，术后还需要辅以放疗或化疗。对于长期出现的更年期不规则出血，诊断性刮宫是必要的检查手段，用以排除子宫内膜病变，同时达到止血的目的。如果病理结果显示为良性病变，可以行宫腔镜下子宫内膜电切术。对于单纯子宫内膜增生的更年期女性也可以考虑放置具有治疗作用的宫内孕激素释放系统节育器（曼月乐)，这样避免了手术和口服药物带来的困扰，还能起到治疗及避孕的作用。除此之外，在诊断月经紊乱的时候，要注意排除全身疾病可能带来的引起月经紊乱的病因。

第六节　更年期对女性健康的影响

78 为什么还没绝经就有潮热、出汗？

绝经是女性一生中最后一次来月经，但只有持续无月经一年以后才能确定。众所周知，在绝经前多数女性会出现月经的改变，如月经的稀发、紊乱和闭经等。此时，卵巢的激素分泌出现紊乱，首先是雌激素的波动，绝经后才是雌激素的真正低下。潮热及出汗症状多在月经发生紊乱时即出现，且呈逐渐加重趋势，绝经后渐缓解，持续一段时间后自行消失。以上症状的出现也预示着更年期的来临。潮热发生的确切机制不清楚。目前较为公认的发生潮热的基础是雌激素波动性下降。可能的机制是因雌激素水平的剧烈变化而使神经递质分泌及功能失调，下丘脑体温调节中枢功能失常，由此出现潮热和出汗症状。流行病学研究发现，年轻的低雌激素性闭经女性，如 Turner 综合征、神经性厌食、原发闭经患者等，血清雌激素水平很低，但并无潮热、出汗症状出现，若以上患者行激素治疗，停药后反而会出现潮热、出汗。通过以上研究证实，潮热常常发生在内源性雌激素水平突然降低或外源性雌激素撤退时，单纯雌激素低下似乎并不足以引发潮热，与雌激素缺乏相比，潮热、出汗症状与雌激素撤退相关性更明显。如女性在绝经前手术切除双侧卵巢、化学放射治疗或应用卵巢功能抑制药物（促性腺激素释放激素类似物、三苯氧胺等）导致卵巢功能衰竭，则常在术后 1 周左右出现潮热、出汗症状，其发生率可高达 90%，且症状较自然绝经者更加迅猛而程度严重。故在未绝经前就出现了潮热，反而绝经后潮热症状会渐渐消失了。

79 更年期的潮热、出汗会自然消失吗？

潮热、出汗症状多在更年期开始时即出现，呈逐渐加重趋势，绝经后逐渐缓解，持续一段时间后自行消失。大部分更年期女性潮热、出汗症状持续 1~5 年，平均 4 年，但 7%~20%的女性症状可持续 10 年以上。有研究报告，50%~75%的女性症状持续时间大于 1 年，25%~50%的女性症状持续时间达 5 年，10%~15%的女性症状持续时间可达 10~15 年。女性健康倡导计划（WHI）研究和心脏与雌/孕激素替代治疗 HERS 研究提示，其研究人群 60~70 岁组中 23%~39%的女性存在潮热，70 岁以上的女性中 11%~20%仍有潮热。长久以来，传统的中国女性认为潮热、出汗是更年期的表现，是一过性的，是可以自然消失的，并认为潮热的症状消失了，更年期就过去了，忍忍就好，不必要就医，更不需要药物的治疗。对于更年期后由于雌激素水平低下导致的更为严重的危害如心脑血管疾病、骨质疏松症和泌尿生殖道的萎缩没有足够的认识，从而失去了最佳的预防治疗时机。

80 有些更年期女性为何会有不自主的面部阵阵发红？

由于体内雌激素水平下降引起自主神经功能紊乱，血管舒缩功能障碍，包括潮热、出汗和潮红。更年期女性常可感到自胸部向颈项及面部扩散的阵阵热浪，同时上述部位皮肤有弥散性或片状发红，并伴有出汗，出汗后热量由皮肤蒸发而散出后，又有畏寒感。有时只有热感而无潮红及出汗，因此称为潮热。一般潮红与潮热常同时出现。我们大脑内下丘脑前部视前区部位是体温调节中枢所在，体温调节中枢类似恒温器，存在热、冷阈值，两点之间的范围称为体温调节带，体温若超过热阈值，表现为出汗使体温降至正常水平；当体温低于冷阈值，表现寒战使体温升高。否则体温调节中枢则不发出体温调节信号。总之，潮热可能是雌激素低下导致的多种神经介质（5-羟色胺、β-内啡肽、去甲肾上腺素、多巴胺及促性腺激素释放激素等）代谢异常，同时也是下丘脑体温调节带范围变窄，体温调节功能紊乱等多因素、多环节共同作用的结果。

81 哪些因素可以影响潮热、出汗的发生？

针对潮热出汗的症状在国外有较多的研究和观察，认为潮热出汗是女性更年期出现最早、最典型且发生率最高的症状，以至于一直以来都认为，更年期的典型症状即是潮热、出汗，由此得出相关的诊治及疗效评价指标。近年来，随着对绝经相关问题的不断深入研究发现，不同地域、种族、文化背景的女性更年期症状的发生率是不同的。2008 年，北京市 8 个城区进行了横断面调查，随机抽取 45~59 岁的妇女 1 278 例，发生率最高的前 3 位更年期症状是骨关节肌肉痛、疲乏和失眠，潮热及出汗占第 4 位；同年中国南方调查的 9 939 例绝经女性结果显示，前 3 位的绝经症状是失眠、骨关节肌肉痛和头晕，其中潮热的发生率并不高。2000 年，一项横断面研究调查了 41~60 岁中国农村与城市职业女性 806 例，潮热的发生率城市为 47%，高于农村的 28%。2003 年，对中国香港 40~60 岁女性更年期症状发生情况的调查显示，骨关节肌肉痛占 56.6%，潮热出汗分别为 23.3%和 15.4%。2009 年，西班牙 45~65 岁的10 514例绝经妇女的调查结果显示，潮热的发生率占首位，为 51.4%，其次为失眠占 45.7%和情绪异常激动占 42.2%。总之，不同地域、种族、文化背景的个体潮热发生率存在很大差异。潮热症状在绝经的不同时期发生率也不尽相同，更年期的发生率最高，绝经后次之，绝经前发生率最低。体质指数（BMI）≥27 kg/m^2、吸烟、缺乏运动和社会经济条件差可以增加潮热发生的相对风险，环境温度也可影响潮热的发生。生活方式和社会因素也影响潮热、出汗的发生。另外，有些疾病如甲状腺功能亢进（甲亢）、结核病等也会出现潮热、出汗症状，应及时就诊寻求专业医生的鉴别和帮助。

82 为什么有血管舒缩症状？

血管舒缩症状是更年期女性的典型症状。包括潮热、潮红和出汗。潮热的典型表现是突然发生的上半身发热，在上述部位皮肤呈现弥散性或片状发红，伴有汗出，汗蒸发后由于带走了皮肤热量，又感到湿冷、畏寒、甚至寒战，偶尔颤抖。此表现忽来忽去，如潮水般，故称潮热，也有人称“轰热”。潮热的特点为突然发作、时间短促，严重者频繁发作，每天发作几十次，持续十几分钟。潮热发作的持续时间一般一次发作可持续数秒至数分钟，持续时间长短不等。潮热发作的程度也不相同，可以是稍感微热，微有汗出，也可以是燥热难耐，大汗淋漓。潮热在夜间或黄昏发作较多，夜间发作被称为盗汗，也可在睡梦中发作被惊醒，导致睡眠中断，以致次日注意力不集中，记忆力下降。以上症状的出现也预示着更年期的来临。潮热及出汗症状多在更年期开始即出现，呈逐渐加重趋势，绝经后逐渐缓解，持续一段时间后自行消失。潮热发生时通常伴发心悸、烦躁、焦虑等。

83 多喝豆浆、多休息是否可以减少更年期潮热、出汗？

众所周知，更年期潮热、出汗的基础是雌激素水平的低下，就病因治疗而言，激素治疗应该是最有效的。除此之外，良好的生活方式是缓解潮热、出汗的有效方法，戒烟也非常重要，除能缓解潮热之外，还能得到许多其他的益处。平衡而清淡的饮食，有助于平稳血压，减少高脂血症的发病风险。有些食物如豆制品，因含有大豆异黄酮对潮热、出汗也有一定的改善作用，但大豆异黄酮的雌激素活性很低，有效性及安全性有待进一步证实。另外，还有一些中草药也有一定的临床疗效。英国皇家妇产科医师学会、北美更年期协会指出，有氧运动、规律锻炼是缓解轻中度潮热的有效方法。体育锻炼改善更年期症状的可能机制在于稳定体温调节中枢，使外周血管收缩舒张功能稳定、协调骨骼肌。保持居室通风、凉爽，穿着易于穿脱、多层棉质的衣服，既可以吸汗，又可以及时散热。性激素治疗至今仍是最有效缓解潮热、出汗症状的药物治疗方法，已有大量循证医学证据证实，并可以使身体全面获益，提高女性晚年生活质量。

第七节　精神神经系统症状

84 更年期女性发生精神神经系统变化时有哪些表现？

更年期女性精神神经系统变化的表现分为三大类。

（1）情绪障碍：分两种类型。一种是抑郁型，主要表现为情绪低落，思维联想缓慢，精神运动迟缓，自我评价降低，食欲不振，严重者对外界冷淡，丧失情绪反应，甚至发展成严重的抑郁性神经症。另外一种是兴奋型，表现为情绪烦躁、易激动、失眠、注意力不集中、多言多语、大声哭闹等神经样症状。

（2）睡眠障碍：主要表现为入眠困难、失眠、夜间频繁觉醒（包括噩梦、夜惊）、晨间早醒、醒后无法再入睡、嗜睡及打鼾等。长期的睡眠障碍会导致人们的生理、心理健康受损，增加中老年女性冠心病周期性发作的危险，加重与年龄有关的慢性疾病的严重程度。

（3）认知障碍：绝经后女性有不同程度上的认知功能改变，如记忆力不集中、记忆力减退等，不同个体表现差异很大。轻度认知功能障碍是指有记忆障碍和（或）其他认知功能障碍，但个体的日常生活和工作不受影响，是介于正常老化和痴呆之间的一种临床状态。阿尔茨海默病就是我们俗称的早老性痴呆，以记忆障碍、失语、失用、失认和执行等认知功能障碍为特征，同时伴有精神行为异常和明显的社会生活功能减退。

85 为什么更年期女性是烦躁、焦虑、抑郁的好发人群？

随着人类社会的进步，生活节奏的加快，工作强度的增加以及社会竞争的日益激烈，人们的精神压力越来越大，焦虑、抑郁等精神神经系统的发病率逐年增加。由于围绝经期性激素分泌水平的变化可能会引起情绪紊乱，有 15%~50%围绝经期和绝经后女性会出现焦虑、抑郁等精神神经系统症状。

尽管目前对绝经期女性焦虑、抑郁等精神神经系统症状风险增加的机制尚不清楚，但有学者报道，可能和这一时期特有的激素水平波动有关。绝经过渡期是指卵巢功能从正常走向衰退的过程。在绝经过渡期早期，卵巢抑制素分泌减少，使垂体促性腺激素分泌增加，雌激素分泌正常或代偿性升高；在绝经过渡期晚期，卵泡耗竭，体内雌激素降低，月经周期延长直至绝经。雌激素可影响神经元生长、突触形成以及神经生长因子的作用，调节多巴胺、5-羟色胺等许多神经传导系统，从而影响大脑功能。因此，雌激素的撤退有可能是更年期女性产生精神神经系统症状的主要原因。

血管舒缩症状（潮热、出汗）是更年期的主要症状之一，也是发生精神神经系统症状的主要危险因素。除了激素水平改变和更年期症状的困扰外，围绝经期女性还面临着其他一些社会和家庭的问题，如环境的改变（退休）和工作压力加大（担任单位的负责人等）、生活的压力（上有老人需要照顾、下有子女需要关心）、“空巢”现象（子女成年后离开家庭）、健康问题、婚姻的变化、亲人的丧失等一系列问题都有可能影响情绪，产生一系列相关的精神神经系统症状。综上所述，绝经女性是焦虑、抑郁的高发人群，更年期症状常常伴有精神神经系统症状。

86 更年期女性如何判断自己有无抑郁情况？

在焦虑、抑郁等精神神经系统症状中，抑郁是一种临床常见的心理障碍。抑郁以情绪低落为主要特征，表现为闷闷不乐或悲痛欲绝且持续至少 2 周，另外还需伴有以下症状中的 4 项：

（1）对日常生活丧失兴趣，无愉快感。

（2）精力明显减退，无原因的持续疲乏感。

（3）精神运动性迟滞。

（4）自我评价过低，或自责或有内疚感。

（5）联想困难，自觉思考能力下降。

（6）反复出现想死念头，自杀。

（7）失眠、早醒或睡眠过多。

（8）食欲不振，体重明显减轻。

（9）性欲明显减退。

如果具有以上症状中的 4 项并持续 2 周以上，即可基于症状诊断抑郁障碍。但我们需特别注意的是，患者有无抑郁障碍的核心症状，即情绪低落、精力疲乏和持续性疲乏。

87 更年期女性焦虑症有哪些表现？

经常可以看到一些更年期女性会因为某件事而表现得心烦意乱、坐卧不安，有的女性甚至为某些小事提心吊胆、恐惧不安。心理学上将这种现象称为“焦虑症”。生活中，每个人都会有焦虑的情绪，但是焦虑持续的时间却不一样。患有焦虑症的人会长时间陷入失眠、多梦、情绪低落的状态中。如果焦虑症患者的这种现象长期持续，就有可能会危及身心健康。更年期女性的焦虑症状主要体现在以下方面。

（1）性格情感改变：表现为敏感、猜疑、对自己健康关注过多、自私、急躁易怒、唠叨、消极厌世或封闭自己。

（2）睡眠障碍：表现为对睡眠质量不满意、入睡困难、睡眠时间少、多梦易惊醒或早醒。

（3）消化道症状：表现为嗳气或呃逆、腹胀腹泻、便秘、胸骨后疼痛及灼热感。

（4）呼吸循环系统症状：心悸、气短、呼吸困难、过度换气、胸闷、窒息感及压榨感。

（5）泌尿系统症状：尿频、尿急、尿痛或少尿、多尿。

（6）精神神经症状：时有肢体震颤或麻木、头痛眩晕、心烦意乱、焦虑、担心失控或有濒死恐怖。

另外，有的患者伴有人格解体、现实解体，其症状表现为发作突然、无先兆、数分钟达到高峰，持续时间短，其间无意识障碍，事后能清楚回忆发作经过。其发生与遗传因素、生化因素、神经解剖及社会心理因素有关。

88 哪类更年期患者需高度警惕有焦虑、抑郁等精神神经系统症状？

围绝经期及绝经后处于激素水平波动阶段，更年期症状常常伴有精神神经系统症状，其中焦虑和抑郁较为多见。然而医生和患者双方往往都缺乏对焦虑、抑郁等症状的认识，可能影响对这些症状的及时发现与治疗。

那么更年期女性哪些表现可能与焦虑、抑郁有关呢？首先是经常感到全身不适，但又说不清具体哪一部位，或者不适部位总在不断变化，还有多系统症状同时出现的女性。例如：神经系统有失眠、多梦、头痛；心血管系统有胸闷、胸痛、心慌等；消化系统出现食欲差、腹胀、腹泻、便秘、吞咽梗阻感等，反复进行各种临床检查，均没有发现器质性病变却仍然不厌其烦地要求反复检查，过分关心自己的病情，并曾经使用过各种常规治疗药物，但效果均不明显。其次是那些经常抱怨躯体各种慢性疼痛或工作压力大，或生活中有不良事件出现的女性，如婚姻破裂、亲人去世、退休下岗等；另外，患有慢性疾病者，如脑卒中、心血管疾病、恶性肿瘤、糖尿病等或以前有焦虑、抑郁发作史的女性。

89 为什么更年期女性容易出现睡眠障碍？

更年期女性的睡眠障碍相当常见，其原因主要有以下几个方面。

（1）雌激素水平降低：女性进入围绝经期后雌激素水平表现为波动式的下降，直到绝经后期呈持续低水平状态。雌激素对睡眠相关脑区的神经递质均有调节作用。当雌激素水平降低时，昼夜节律发生变化，即可能出现失眠和睡眠中断。

（2）血管舒缩变化：围绝经期由于雌激素水平降低，可引起血管舒缩症状，出血、潮热和盗汗。潮热和盗汗可引起入睡困难、容易早醒等，是中年女性失眠的主要因素。

（3）情绪障碍：抑郁、焦虑情绪可致失眠或早醒等睡眠障碍，而睡眠障碍本身也是抑郁症和焦虑症患者常见的躯体症状。90%以上的抑郁症患者均存在睡眠障碍。严重的失眠使患者就寝时过分担心，紧张、焦虑更加明显，因而常常陷入一种恶性循环。

（4）骨质疏松症状：围绝经期女性由于骨量丢失加快，可出现骨质疏松症状，夜晚常由于腰椎、颈椎、四肢骨关节及肌肉疼痛等而影响睡眠。

（5）社会心理因素：围绝经期女性虽然在各方面已趋于成熟稳定，但不良生活事件也可能相应增多。如父母亲高龄体弱、患病或相继去世；子女长大成人，面临就学、就业、婚姻等；退休或失业，离别同事、好友的困扰等。这些问题将增加围绝经期女性的精神和心理负担，影响入睡和睡眠质量。

（6）遗传：一些严重的睡眠疾病可能有家族遗传因素。

90 如何识别老年痴呆症的早期症状？

轻度老年痴呆症的主要表现是记忆障碍。首先出现的是近事记忆减退；随着病情的发展，可出现远期记忆减退，还会出现人格方面的障碍。可以分为早、中、晚期。

早期表现一般是忘性大，通常也能进行正常的社会交往，所以经常不被患者和家属注意。此时老人突出的症状是记忆（尤其是近期记忆）障碍，患者总爱忘记刚发生过的事情，而对以前陈芝麻烂谷子的事却记得颇清楚。家属有时还会误认为患者记忆力不错。具体表现有：

（1）忘记熟人的名字。走在街上，明明是老熟人却叫不出对方的名字。

(2) 词不达意，唠里唠叨。本来想表达一种意思，说出来却是另外一种意思，对一件事总是反复不停地说。

(3) 随做随忘，丢三落四。做菜时已放过盐了，却不知道放过没有；明明锁了门出去，半路上却又觉得门没锁；上街去买菜，忘了拿篮子或钱；本来去接孙子另顺带买瓶醋，孙子接回来了醋却没有买。

(4) 多疑猜忌。自己东西找不到了，总怀疑被别人偷了。

(5) 计算力下降。上街买菜，挺简单的账算起来很费力，甚至根本不会算了。

(6) 情感冷漠。对什么事都不感兴趣，甚至对过去很感兴趣的事情也觉得索然寡味。

中期老年性痴呆患者，远期记忆和近期记忆都明显受损，如忘记用了多年的电话号码，记不住自己哪年结婚。有些老人表现出明显的性格和行为改变，如以前脾气温和、为人宽厚，现在变得脾气暴躁、心胸狭小；以前脾气很坏，现在却特别听话。多数患者表现为对周围的事情不感兴趣，缺乏热情，不能完成已经习惯了的工作。有些患者表现为不安，如无目的地在室内走来走去，或半夜起床到处乱摸，开门关门搬东西等。有些患者走得稍远一点就有可能迷路，有的甚至在很熟悉的环境中迷路。

到晚期，患者不认识周围环境，不知年月和季节，算 10 以内的加减法都有困难，日常生活需要照顾，最多只能记起自己或配偶等一两个人的名字。

第八节　肌肉关节症状

91 绝经后关节症状有哪些及其影响因素？

绝经后关节症状主要表现为肩，膝，腰骶关节和手指等部位的疼痛，有研究报道，绝经后女性 50%的人有关节问题，是绝经后女性最常见的症状之一。绝经后关节症状的常见原因是骨关节炎，在 50 岁以前男性患病明显高于女性，50 岁以后女性的患病明显增加，髋关节炎患病率明显高于男性。骨关节炎不同于风湿和细菌引起的炎症，是一种进行性发展的、不可逆的、关节软骨退行性变引起的慢性关节疾患，主要病变是关节软骨的退行性变和继发性骨质增生，主要表现为关节的疼痛和关节畸形，又称退行性关节炎、增生性关节炎、肥大性关节炎。发生于更年期者称为更年期骨关节炎。骨关节炎原发病损为关节软骨的退行性变，表现为软骨软化，糜烂，骨端暴露，关节面边缘形成唇样增生，形成骨刺或骨赘，最后引起滑膜、关节囊及肌肉改变，使关节的功能受到影响。关节炎起病缓慢，常累及负重大的关节，易受累的关节为髋关节、膝关节、腕关节和椎关节。主要症状是关节酸痛及休息痛，多发生在晨起或久坐之后，活动后疼痛减轻，但活动过多时因关节的摩擦又会再次出现疼痛。关节疼痛还与气候有关，在寒冷及潮湿气候时病情可加重；另外一组症状是关节僵硬，肿胀或活动不便，关节活动时可有摩擦等各种响声。这些关节症状不会置人于死地，但使人疼痛难忍，行动不便，严重者活动受限，关节畸形，功能障碍，劳动和生活能力下降，甚至肢体残废。这些症状可影响和威胁绝经后女性的生活质量，心身健康和工作。

92 如何防治更年期骨关节炎？

更年期骨关节炎的表现既可能是持续的，也可能是间断的，疾病的进展也不完全一致，多数情况下退行性关节病在临床上是隐匿性的，症状的出现取决于受累关节的数量、疾病持续的时间、疾病的严重程度及患者的耐受程度等。处在更年期的女性，当出现关节系列症状时，应想到更年期骨关节炎，及时到医院进行全面的检查，以明确诊断及疾病所处的阶段，并采取不同的治疗方法。骨关节炎的自然病程一般是不可逆转的，也无治疗的特效药物，但可通过恰当的治疗来解除疼痛，改善关节功能，增加关节的稳定性，防止或减轻病变的进一步发展。根据职业特点，改变不合理的劳动姿势，减轻笨重的体力劳动，同时注意天气变化。常用的治疗方法包括全身综合治疗、药物治疗、关节局部治疗、预防畸形和外科手术。首先是注意适当的休息和关节活动，最好的运动方式是游泳，水的浮力可以减少体重对关节的压力。关节局部治疗包括局部休息，减少站立和行走的时间及距离，应用拐杖、夹板及支撑带等；按摩及热敷也有助于减轻症状，防止肌肉的萎缩。临床上常用的药物包括以阿司匹林为代表的解热镇痛药或非甾体消炎药及活血化瘀的中药，可减轻疼痛并有助于功能的恢复。对症状较轻者也可使用透明质酸钠关节腔内注射或服用硫酸软骨素来改善软骨状况。经上述方法治疗后，多数患者的症状可减轻，阻止病变的进一步发展和加重。当关节持续疼痛或出现畸形时，可采用手术治疗，手术的目的在于减轻关节的疼痛、矫正畸形，保留功能和关节的稳定性，恢复病情严重者的关节功能。

93 绝经后肌肉发生哪些变化？常见症状及预防？

绝经后肌肉症状主要表现为肩、颈、腰背部肌肉和肌腱疼痛，也可表现为肌肉痉挛。有研究报道，63%的绝经后女性出现或曾经出现不同部位的肌肉痉挛，多发生在小腿、足底部、腹部、肋缘部等。绝经后随着卵巢分泌的性激素水平的下降和缺乏，全身肌肉和脂肪成分可发生改变，大约 15%的骨骼肌肉量随着年龄丢失，导致肌肉的力量下降。在绝经后 1~3 年大腿肌肉力量快速下降，下肢力量下降比上肢更明显。这种绝经后肌肉和脂肪成分的改变多与肌肉的表现有一定的相关性，并可能影响骨的强度。骨强度与肌肉有明显相关性，绝经后骨骼、肌肉强度的减弱使骨骼受力和骨的应变力降低引起骨量丢失。肌肉减少的原因还与不运动、蛋白质摄入不足和消耗失衡有关。维生素 D 在维持肌肉功能方面起到一定的作用。因此，适当运动，补充足够蛋白质、维生素 D 和钙，以及必要的激素补充治疗，对肌肉症状的改善及相关疾病预防也有一定的益处。

第九节　泌尿生殖系统症状

94 什么是绝经后的泌尿生殖系统萎缩症状？

王老师今年 56 岁了，绝经已经 5 年，3 年前开始感觉外阴阴道干燥、疼痛不适，近一年症状加重甚至常有严重的阴部烧灼样疼痛，在行走和较长时间骑车时更加明显，同时伴有排尿不畅、尿频、尿急、尿不净等感觉，严重时发展到不能行走。到医院看病，大夫说她是得了“萎缩性阴道炎”。

萎缩性阴道炎又称老年性阴道炎，主要发生于绝经后的中老年妇女，据国外的临床研究报道，60 岁以上的妇女中，萎缩性阴道炎的发病率为 48%，性交痛的发生率为 38%，萎缩性尿道炎的发病率为 29.2%，反复尿路感染发病率为 13%，其临床表现为尿频、尿急、夜尿多等。以上临床症状都严重地影响妇女的生活质量。患者常主诉白带多，外阴不适、瘙痒或烧灼样痛，性交困难及性交痛，或伴有尿频、尿急等泌尿系统感染症状。妇科检查时常见有阴道充血或点片状出血，白带量多、稀薄脓性或血性白带；白带在显微镜下检查可见大量白细胞及底层细胞。也有些中老年妇女除了有性交痛外没有明显的不适，自觉阴道分泌物很少，内裤很干净，对于体检时诊断出的老年性阴道炎很不理解，认为自己很注意卫生，哪有阴道炎呢?

其实，萎缩性阴道炎（老年性阴道炎）得病的原因是绝经后体内雌激素水平下降造成的“泌尿生殖道萎缩症状”。阴道萎缩的症状包括阴道干涩、不适等。妇科检查、性交后都可能由于阴道黏膜变的菲薄而造成阴道局部的擦伤，同时由于阴道菌落的变化，阴道偏碱性，致病菌容易生长而造成了阴道感染的易感性增加。尿道黏膜的萎缩又会使到达膀胱的有害细菌增多，泌尿道感染的易感性增加，出现如排尿困难、尿急、尿痛、尿频、夜尿增多和尿频等症状。尿道黏膜、尿道周围结缔组织、周围血管和平滑肌细胞是维持尿道近端压力的重要因素，由于雌激素的缺乏而引起的这些部位的萎缩，将形成压力性尿失禁。膀胱黏膜的萎缩也会引起急迫性尿失禁。年纪越长、绝经越久，泌尿生殖道萎缩症状越明显。

95 为什么老年人的阴道炎经常发作？

老年人的阴道炎常被称为萎缩性阴道炎或老年性阴道炎，绝经在人体内引起最显著的生理改变就是卵巢萎缩导致的体内雌激素水平的显著低落。雌激素水平的不断低落，使阴道上皮内的糖原含量减少，影响阴道内正常寄居的乳酸杆菌对上皮内糖原的利用，引起阴道酸碱度（pH值）改变，使阴道内环境由弱酸性转变为中性或弱碱性，这种变化后的环境有利于条件致病菌的生长繁殖，引起阴道炎症。雌激素水平低落，还可使阴道黏膜出现萎缩、变薄等退行性改变，削弱了阴道的抗病能力，也为致病菌的入侵和繁殖提供了有利条件，从而容易发生萎缩性阴道炎。绝经时间较长久者，还会引起阴道黏膜下组织发生纤维化改变，组织纤维化的后果是阴道壁的弹性减退，甚至消失，进而导致阴道狭窄、阴道口缩小。阴道萎缩及炎症刺激，就会引起性交疼痛等不适。有的患者还可伴有尿频、尿痛、尿急等泌尿道症状。

萎缩性阴道炎不同于中青年女性的阴道炎。对萎缩性阴道炎单纯给予纠正阴道酸碱度和抗感染药物的治疗，在治疗阶段有一定效果，疗程结束后又会复发，这是由于雌激素水平低下这一最根本的发病因素没有得到纠正，所以，治疗期间症状的缓解、好转只能是暂时性的。要想从根本上解决问题，出路在于改变雌激素低下的状况，临床实践证明，只有补充适量的雌激素，才可获得较满意的治疗效果。

96 萎缩性阴道炎有什么特点？

萎缩性阴道炎的主要特点：第一，阴道分泌物增多、稀薄水状、呈淡黄色，如未及时治疗，可演变为局部组织坏死，严重者呈脓血性白带，有臭味。其次，外阴瘙痒或灼热感，萎缩性阴道炎早期时会出现外阴发痒，如果没有及时治疗会逐渐感到灼热感，触痛，因瘙痒抓破外阴而形成损伤，进而引起一些其他的感染。萎缩性阴道炎的患者通常会有阴道灼热下坠感、小腹不适。第三，阴道黏膜萎缩，可伴有性交痛。原因依然是雌激素水平下降，使阴道黏膜萎缩，阴道内弹性组织减少，性生活时有可能损伤阴道黏膜及黏膜内血管，出现性交痛，同时在性生活时让细菌乘机侵入。炎症常可波及阴道前庭及尿道口周围黏膜，引起尿频、尿痛及尿失禁症状。感染还可侵犯尿道而出现尿频、尿急、尿痛等泌尿系统的刺激症状，可伴尿失禁。第四是妇科检查可见阴道黏膜呈萎缩性改变，皱襞消失，上皮菲薄而平滑，阴道黏膜充血，有小出血点，有时有表浅溃疡，溃疡面可与对侧粘连，检查时粘连可因分开而引起出血。粘连严重时造成阴道狭窄甚至闭锁，炎性分泌物引流不畅时可形成阴道积脓或宫腔积脓。

97 年纪大了，没有白带了，阴道很干涩咋回事？

白带是女性从阴道里流出来的一种带有黏性的白色液体，它是由前庭大腺、子宫颈腺体、子宫内膜的分泌物和阴道黏膜的渗出液、脱落的阴道上皮细胞混合而成。白带的产生多与激素分泌有关，如雌激素及孕激素等，绝经前女性由于激素的周期性分泌，白带呈现不同形态，白带中含有乳酸杆菌、溶菌酶和抗体，故有抑制细菌生长的作用。性行为过程中，白带会增多，对阴道有润滑作用，便于进行性生活。由于骨盆底肌肉的作用，女性阴道口闭合，前后壁紧贴。白带中的水分使女性的阴道处于湿润状态，这种湿润环境能减少阴道前后壁之间的摩擦，保护阴道壁不受损伤。同时，这种湿润状态使女性的阴道润滑并富有弹性，有利于提高性生活的质量。而绝经后的老年妇女由于卵巢功能衰退，激素分泌急剧降低，阴道出现老年性改变，上皮萎缩，皱襞消失，上皮变平滑。老年性阴道炎患者阴道黏膜萎缩，白带分泌减少甚至没有白带分泌，所以引起阴道干涩，甚至性交痛。

98 为什么绝经后的妇女易患泌尿道感染？

泌尿道（尿路）感染最常见的症状是尿频、尿急、尿痛、尿不适，不同的人严重程度不同，其发病率随年龄增长而增加。老年女性尿路感染症状多不典型，相当一部分患者仅是以腰骶部、下腹部不适、血尿及发热来就诊，这与老年女性反应迟钝和并存多种疾病有关。

老年女性容易发生尿路感染与其生理特点有关。女性体内雌激素对维持膀胱和尿道黏膜完整性、保持阴道内正常 pH 值具有重要的影响。绝经前的妇女由于有雌激素的作用，阴道呈酸性，对致病菌形成天然屏障称之为阴道自净作用。绝经后雌激素水平低落，阴道上皮萎缩，自净作用减弱，潜在的病原体在阴道及围尿道地区集中，使尿道易受到感染。而且，雌激素水平下降后，尿道和膀胱黏膜下组织萎缩、硬化、血管减少，使局部分泌的 IgA 减少，保护机制减弱，防止肛周细菌侵入的天然屏障已不复存在；病原体更易附于膀胱上，以致形成复发性泌尿道感染，导致绝经后妇女反复下腹坠痛、尿急、尿频和尿痛等症状，即使经常服用消炎药治疗也无法控制泌尿道感染。

此外，老年患者由于自身综合能力下降，又易合并有心脑血管疾病、糖尿病、营养不良等基础疾病，免疫系统老化，防御功能下降，器官功能减退易出现排尿不畅，都有利于细菌的生长繁殖，容易导致感染。对于反复发作的尿路感染，需注意一些易感因素的存在，如妇科疾病、细菌的耐药性、尿路梗阻及机体的免疫功能低下等。长期慢性尿路感染者，可使膀胱颈部、尿道周围慢性增生，又加重排尿困难。临床上膀胱内残余尿量过多的老年女性再发尿路感染的可能性更大。老年女性泌尿系统反复感染者，采用雌激素阴道局部给药可明显减少尿路感染的发作次数，口服雌激素补充治疗也可改善膀胱功能。

第十节　性功能

99 更年期后为什么开始讨厌过夫妻生活了？

更年期妇女由于绝经和年龄增大，性生活质量比年轻人有所下降。国内调查显示，更年期妇女中性欲下降或无性欲者约占41.3%左右。农村更年期妇女性欲下降或无性欲者占61.1%。国外的数据显示，65岁以上的男性和女性在性活动的频率上都有减少，但是并不像大家想象的那么少，国外的数据显示，60岁以上的人中，50%~80%都有至少每月1次的性活动。更年期妇女出现性生活不适的主要原因有生理和心理原因。生理原因是雌激素水平下降导致泌尿生殖道萎缩，包括子宫和阴道萎缩，阴道壁变薄、弹性变差；同时阴道分泌物减少、阴道干涩和弹性变差，阴道的润滑和血管收缩作用减弱，性活动时乳房和外阴的敏感性下降，性活动时的舒适度下降，甚至出现性交痛。心理因素是指更年期后的情绪改变，由于绝经后不但雌激素水平下降，其他的一些神经兴奋物质，如β内啡肽等分泌也减少，绝经后女性雄激素如睾酮水平的下降也会导致性欲减退、性反应下降，导致这些女性易于出现精神疲惫、情绪抑郁、性欲减退和疲乏，性活动频率下降。更年期妇女由于大小阴唇体积萎缩，血管分布减少，性激发及唤醒较慢，同时阴道润滑液稀少，也容易在性生活时，使配偶无性兴趣而中断，因为阴道变僵、狭窄和干燥，性生活给自己带来的只是疼痛和痛苦。此外，社会文化氛围对性行为有重要作用，“性”仅属于年轻人的概念，仍影响着许多中老年妇女，使他们因为有性的欲望而感到不好意思。性交痛的原因是阴道萎缩和干涩，所以绝经后妇女可以在医生指导下使用雌激素，以增加阴道上皮的厚度和弹性，增加阴道分泌物的分泌，减轻或消除性交痛。而绝经后性生活不适是多因素引起的综合征，光靠补充雌激素来治疗只能缓解生理病因，而不能完全改善心理病因。研究表明，绝经妇女保持规律、健康的性生活，对身体健康、精神愉快、家庭和睦以及预防泌尿生殖道萎缩都具有重要意义。

100 老年人还会有性高潮吗？

绝经后妇女常常会有性交困难和性交痛，但很多女性却羞于就诊。绝经后妇女由于雌激素水平下降，常发生阴道口狭窄，阴道萎缩，阴道黏膜上皮萎缩，阴道分泌物减少，所以会出现性交困难，性交痛，阴道干涩及没有性高潮。

对于男性来说，中年并没有一个像女性绝经一样会影响生理过程的事件，但是随着年龄的增长，睾酮水平会逐渐降低（每年下降 1%～2%），男性也会体验到身体功能的重要改变。勃起更困难、持续时间变短，需要更多的刺激来维持，而男性的不应期也会从数小时延长至数日。除去自然生理原因，患有糖尿病、神经病变、外周神经病变、行动不便、心肺功能下降等均可能会导致性活动的不适；服用药物如降压药、抗抑郁药物等都可能会导致性欲减退、性活动受影响。对于自身形象的信心也会影响性欲，如手术瘢痕、造瘘袋，以及恐惧性交过程中可能发生的尿失禁。

绝经后性生活障碍是多因素引起的，单纯依靠补充雌激素来治疗只能缓解患者的生理病因，而不能使她们的心理病因得到改善。老年男性可能会以为勃起功能障碍是性功能障碍，女性可能会误以为阴道干涩是自己并不想要性活动的表现。对相关知识的了解需要夫妻双方共同努力。绝经前保持规律性生活的女性，绝经后仍可保持良好的性适应，甚至 60 岁以后仍然如此。这说明绝经期的到来不是性生活的终结。同时可以在医生指导下使用性激素。性交痛的原因是阴道萎缩和干涩，所以绝经后妇女可以在医生指导下使用雌激素，以增加阴道上皮的厚度和弹性，增加阴道分泌物。减轻或消除性交痛。在西方国家，医生推荐性欲低下的绝经后女性选用有雄激素活性的性激素类药物——替勃龙来改善性欲。

了解这些生理和心理必然的改变，能有效减少对绝经后和老年性活动的恐惧，以更好地适应。例如，与其对于绝经后的变化过于恐惧，不如坦然接受，而且更有不再考虑避孕问题的轻松，也不再担心意外妊娠。对于男性来说，与其单纯注重性交活动的时间和过程，不如将注意力放在性活动的前戏如愉悦的亲密接触上。情感交流到位的夫妇可以调节性活动，性生活的质量甚至可比从前更好。

101 是否老年女性不再适合过性生活了？

很多女性在步入中年后，性欲明显下降，阴道分泌物减少。尤其是绝经后更觉得自己的精力大不如以前了，对什么事情都打不起精神，每当老公要与自己亲热时，都有一种发自内心的冷淡和反感。虽然丈夫百般体贴，仍然提不起精神，而且由于阴道变得僵硬、狭窄、干燥，使得性生活非常困难和痛苦。看到丈夫们失望的眼光，再回忆以前夫妻之间的美好时光，很多女性朋友都非常困惑，想想孩子们都长大了，能有更多的时间关照自己，照顾丈夫，但为什么自己会出现这种情况？是不是妇女进入更年期后就不该有性生活了？

国外生活报告指出，70 岁以上的欧洲妇女中，半数多的人仍然对性生活感兴趣，而且研究显示，绝经后妇女保持规律、健康的性生活对身体健康、精神愉快、家庭和睦以及预防泌尿生殖道萎缩都有重要的意义。而妇女由于生殖器官的退化所引起的性生活障碍，完全可以用药物治疗来改善。所以绝经后妇女并不是不适合过性生活。少数妇女还会出现性欲增强，称“第二次蜜月”。

102 如何缓解性交痛？

性交痛的原因是阴道的萎缩和干涩，所以绝经后女性可以在医生的推荐下全身或阴道局部使用雌激素，以增加阴道上皮的厚度和弹性，同时可以增加阴道分泌物，减轻或消除性交痛。女性的性欲还和体内的雄激素水平有关，在西方国家，医生为性欲低下的绝经后妇女推荐在使用雌激素的同时使用低剂量的雄激素，可以很好地增强性欲，而选择有雄激素活性的药物——替勃龙对性欲的改善要优于单纯的雌激素治疗。

绝经后妇女可使用润滑剂缓解阴道干燥吗？答案是肯定的，用于阴道萎缩症状的润滑剂大致为水溶性基质，主要用于性交时缓解阴道干燥症状，可以在药店买到。

第十一节　心血管系统

103 更年期女性心血管系统会出现哪些症状？

更年期女性会出现的心血管系统症状主要有血管舒缩症状、假性心绞痛、高血压等。

（1）血管舒缩症状：潮热、盗汗是女性进入更年期后最常出现的症状。自然绝经者潮热的发生率一般在50%以上，持续时间因人而异，大多数持续1~2年，25%的女性将持续4~5年或更长。潮热发生的严重程度和频率在白天或晚上也会有不同，一般白天表现为潮热，夜间多为盗汗。很多女性会因为夜间频发盗汗而影响睡眠，造成睡眠障碍。这类血管舒缩症状是由于雌激素水平波动性下降引起的，被认为与神经内分泌系统功能失调相关。

（2）假性心绞痛：女性进入更年期后，常常会出现类似于心血管系统的症状，如心悸、胸闷、心前区不适等。有些人感觉剧烈胸痛，并伴随胸闷、呼吸不畅、心跳加快，常常需要大口喘气才感觉舒服些；有些人发作时心悸症状非常明显，即突然出现在胸前区的心跳重而快的感觉，症状酷似冠心病心绞痛，临床上称之为“更年期假性心绞痛”。这是由于内分泌的改变使心脏自主神经系统活跃，心血管调节功能发生紊乱所致。

（3）高血压：高血压也是更年期常见的一种症状。更年期女性内分泌失调，自主神经功能紊乱，导致情绪不稳定、睡眠不好、烦躁不安等，从而引发血压波动，称为“更年期高血压”。更年期高血压的症状一般是收缩压上升，舒张压改变较少或没有改变，血压波动明显，但眼底、心脏和肾脏没有受损表现。症状常有多变性，有时可伴有眩晕、头痛、耳鸣、眼花、四肢水肿等症状。

104 如何区分更年期假性心绞痛和冠心病心绞痛？

更年期假性心绞痛的发生，是由于卵巢功能衰退、体内雌激素水平下降，自主神经功能紊乱，使血管运动神经功能失调所致；而冠心病心绞痛是冠状动脉供血不足，心肌暂时缺血、缺氧引起的发作性心前区疼痛。前者主要为心血管系统的功能性改变，后者则是心脏的器质性病变。

更年期女性假性心绞痛的主要特点为：①发生在更年期，以往无心脏病史，多在绝经期前就出现症状，绝经后1~2年是症状的高峰期，表现严重，其后可逐渐减轻。②症状发作常与情绪、精神有关，与体力活动及暴饮暴食无关，患者主观感觉多，症状多，但客观检查阳性体征少。③发作时患者常有心前区闷压感，疼痛较局限且表浅，有时疼痛部位不固定，呈针刺样痛或持续隐痛，历时1~2秒或持续几小时、几天，甚至连续疼痛数周，做深长叹气样呼吸后可稍微缓解，含服硝酸甘油常无法缓解。心率正常而有心悸感，心电图检查正常，有时可有ST段压低现象。④常常伴更年期的其他症状，如潮热多汗、失眠多梦、烦躁不安、疲乏无力、头痛头晕、情绪波动等。⑤无论从病史及各种检查都找不出器质性心脏病的证据，且使用性激素（包括雌、孕激素）补充治疗后，可于1周内见效。由于这一类的心血管系统症状和体征多由神经及内分泌系统功能失调所致，是生理性的、可逆的，随着绝经时间的延长，各种症状和体征大多数逐渐消失。

冠心病心绞痛的典型发作常在体力劳累、情绪激动、受寒、饱食、吸烟时发生，表现为突然发作的压榨性或窒息性疼痛，位于胸骨后部，可放射至左肩、左上肢内侧，达无名指与小指，往往迫使患者立即停止活动，疼痛持续3~5分钟，休息或含用硝酸甘油后1~2分钟内消失。心绞痛发作时心电图检查，可出现特征性改变，行冠状动脉造影可以确诊。

105 如何应对更年期心血管系统的不适症状？

雌、孕激素补充治疗是缓解更年期血管舒缩症状最有效的方法，并能明显改善胸闷、心悸等因自主神经功能紊乱导致的心血管系统不适症状。有研究认为，更年期潮热、出汗症状越严重，将来出现冠心病等心血管疾病的风险就越大，雌激素在改善绝经症状的同时可调节血脂代谢，利于预防心血管疾病，所以及时治疗绝经症状对减少将来心血管疾病的发病风险有好处。处于更年期的女性要有良好的心态，精神上不要过于紧张，症状严重时需在医生的指导下进行必要的治疗，症状会很快得到缓解。除了给予必要的性激素治疗、心理治疗之外，还应注意日常的合理营养和平衡膳食。应补充优质蛋白、合理补充维生素、微量元素和纤维素，戒烟限酒，清淡饮食，维持理想体重。

106 发生心血管疾病的主要危险因素有哪些？

心血管疾病的危险因素分为不可改变和可改变两大类。不可改变的心血管疾病发病危险因素是年龄、性别和家族史。可改变的因素包括：高血压、高血脂、糖尿病或糖耐量减低、肥胖、吸烟、久坐少动等。

（1）年龄和性别：女性始发心血管疾病的年龄大约比男性晚 10 年。虽然心血管疾病在绝经前女性中很罕见，但在 45~54 岁（即绝经年龄）后发生率显著升高。心血管疾病发病风险具有这种性别和年龄的差异现象，因此，绝经被认为是女性患心血管疾病的一个突出危险因素。

（2）家族史：家族史是高血压发病的独立危险因素。有家族史的患者发病年龄早，血压水平较高。

（3）高血压：高血压是最重要、最常见、可纠正的危险因素，女性高血压的发病率随年龄的增长而明显增加：绝经前女性高血压的发生率明显低于同龄男性，但在绝经后明显升高。若同时伴有血脂异常、吸烟、肥胖、糖尿病等，则更增加发生高血压的危险性。

（4）高血脂：绝经将导致女性血脂谱发生变化：三酰甘油、胆固醇、低密度脂蛋白、a-脂蛋白升高，高密度脂蛋白下降。高胆固醇是心肌梗死显著的危险因素，并随年龄而增加。血清高密度脂蛋白水平则与心血管疾病的发生率呈负相关，女性高密度脂蛋白的降低使冠心病的发病率升高。

(5) 糖尿病或糖耐量减低：无论男女，糖尿病的发生率均随年龄的增加而急剧上升，并极大地增加了心血管疾病的发病危险。糖尿病对女性的危险性更大，因为女性糖尿病患者比男性更可能增加心肌梗死的死亡率。需要注意的是，如果只是餐后血糖升高，血糖在 10~11 mmol/L 的个体心血管疾病死亡的危险也与糖尿病患者相仿，因此，糖耐量减低者也需要引起警惕。

(6) 肥胖：肥胖是发生心血管疾病的高风险因素，并随体质指数的增加而增加。绝经后女性在绝经的第 1 年容易增加体重，体内脂肪倾向于向心性分布，即腰腹部的脂肪堆积明显。腰围>88 cm 的女性更容易患心血管疾病。体重增加、胰岛素抵抗和高血压是相互关联的。

(7) 吸烟：吸烟被确认为心血管疾病的一项重要的危险因素。即使每天只吸几支烟，这种危险仍然存在。吸烟加重心脑血管的动脉粥样硬化程度，与非吸烟者相比，吸烟者发生急性非致死性心肌梗死的风险增加 3 倍，并与吸烟量的多少成正比。而且，被动吸烟也会明显增加心血管疾病的发生风险，被动吸烟者发生心血管疾病的风险比不吸烟者增加 30%。

(8) 久坐少动：静坐少动的生活方式在中年女性中常见，而体力活动少是被公认的心血管疾病的致病因素，增加体育锻炼能有效降低心血管疾病以及卒中的相对危险度。

107 绝经会增加女性心血管疾病的发生率吗？

人类冠心病的发病风险有着明显的性别差异。与同年龄的男性相比，绝经前女性冠心病的发病危险性远低于男性，但是这种性别优势随着年龄的增加，尤其是绝经的发生而逐渐消失。在 10~30 岁，男性患冠心病的危险性是女性的 2~3 倍，并一直维持至 40~50 岁；女性在距离其平均绝经年龄 50 岁以后的 10 年，即 60 岁时，冠心病的发病率迅速上升，70 岁时与男性相近，80 岁时更高于男性。冠心病发病的这种性别和年龄差异现象，提示在年轻女性中可能存在心血管系统的保护因子，由于女性多在 50 岁左右绝经，绝经后雌激素水平显著下降，因而在女性这一因素可能就是雌激素。绝经被认为是女性患心血管疾病的一个突出危险因素，绝经后女性心血管疾病的发病风险显著增加。

108 绝经后的激素补充治疗能预防心血管疾病的发生吗?

雌激素是女性生理功能的保护伞。除作用于生殖器官和乳腺外，雌激素还作用于骨骼、肌肉、心脑血管系统等，几乎全身所有组织都有雌激素受体，雌激素对全身各器官都有生理作用。对于心血管系统，雌激素可以通过对脂代谢的良性作用改善心血管功能并抑制动脉粥样硬化。因此，在围绝经期和绝经早期，激素治疗具有保护心血管的作用，能有效降低心血管疾病的发病率。

绝经后的激素补充治疗具有和绝经年龄相关的“窗口期”效应。在绝经早期，当心血管病变还处于初始阶段的时候，如果及时使用雌激素治疗，则可以有效地延缓甚至逆转心血管病变的进展，预防附壁血栓的形成，达到预防疾病，改善生活质量的目的；而当女性进入绝经期晚期，血管的病变已经进入到较为严重的程度，已经发生动脉粥样硬化斑块，形成附壁血栓，有病变的动脉则已无益可获，补充雌激素将不能逆转这种病理改变，并且在使用激素治疗后，由于血管扩张，炎性反应，以及血管壁的软化等作用，反而可能造成动脉粥样硬化斑块的脱落，引发栓塞，增加心血管疾病死亡的危险性。

因此，绝经后的激素补充治疗对降低女性心血管疾病发生风险的益处与使用的年龄密切相关。就大多数女性而言，如果在激素治疗的窗口期即围绝经期和绝经期早期开始使用，则对心血管具有保护作用，潜在的益处多，风险小。

第二章

更年期对女性疾病谱的影响

第一节　脂代谢

109 为什么女人更年期后往往腰就粗了？

保持理想的体重和苗条的身材是每个女人追求的目标，为此，很多女性朋友拼命节食减肥，但是，随着年龄的增长，无论怎么努力，体重还是在逐渐增加，体型从“梨形”向“苹果形”发展。体型的改变其实和女性体内的雌激素含量有很大关系。影响女性体重和体型的重要因素是脂肪细胞的数量和体积以及皮下脂肪的厚薄。青春期和育龄期是女性雌激素分泌旺盛的时期，高水平的雌激素对脂肪细胞的数量和体积有明显调节作用，同时使得皮下脂肪主要分布在臀部和大腿，从而使年轻女性能拥有“梨形”的完美身材。而随着更年期的到来，女性卵巢功能逐渐衰退，体内雌激素水平降低，使得体内脂肪含量增加，脂肪细胞体积增大，同时皮下脂肪分布发生改变，脂肪逐渐向上半身移行，在腹部堆积，臀部脂肪逐渐减少，使得女人的腰渐渐变粗，呈现中年发福的“苹果形”身材。

110 怎样读懂更年期女性查体的血脂报告？

目前，临床上常用的血脂化验项目主要指标有：总胆固醇（TC）、三酰甘油（TG）、高密度脂蛋白胆固醇（HDL-C）、低密度脂蛋白胆固醇（LDL-C）等。女性进入更年期后，血脂谱会发生一些变化。比如，血浆 TC、LDL-C、TG 升高，HDL-C 降低等。

（1）TC：指血液中所有脂蛋白所含胆固醇的总和。TC 升高可见于高脂血症、动脉粥样硬化、糖尿病、肾病综合征、甲状腺功能减退、胆总管阻塞等疾病，TC 降低可见于各种低脂蛋白血症、贫血、甲状腺功能亢进、肝脏疾病、严重感染、恶性肿瘤晚期、营养吸收不良等。

（2）TG：指血浆中脂蛋白所含三酰甘油的总和。TG 是人体的脂肪部分，皮下脂肪就是由三酰甘油所蓄积而成的。TG 升高容易引起动脉粥样硬化、糖尿病、肥胖症、高脂血症等，是心血管疾病的危险因素之一。TG 过低可见于营养不良、慢性阻塞性肺疾病、脑梗死等。

（3）HDL-C：HDL-C 是对人体有益的"好胆固醇"，它可以运载周围组织中的胆固醇，再转化为胆汁酸或直接通过胆汁从肠道排出，所以是一种抗动脉硬化的血浆脂蛋白，HDL-C 升高被认为是冠心病的保护因子之一，能延缓动脉粥样硬化的发展。HDL-C 偏低，大多由不良的生活习惯所致，因此，患者要从调整生活习惯入手，做到健康合理的饮食，坚持运动，戒烟限酒，必要时在医师指导下使用药物治疗。

（4）LDL-C：LDL-C 过量时，它携带的胆固醇可以积聚在动脉壁上，引起动脉硬化，因此被认为是"坏胆固醇"。LDC-C 升高是动脉粥样硬化的主要脂质危险因素，可以作为评估冠心病及动脉粥样硬化危险性的指标。LDL-C 的高低与日常饮食及生活习惯有很大关系，饮食不合理、运动少、肥胖，或者压力过大、心情郁闷者往往会发生 LDL-C 升高，反之，摄入脂肪过低，过度减肥者可能造成 LDL-C 的值降低。

111 绝经后血脂代谢改变会影响身体健康吗？

女性绝经后，随着雌激素水平的降低，血脂谱会逐渐发生变化。如，血浆总胆固醇（TC）、低密度脂蛋白胆固醇（LDL-C）、三酰甘油（TG）升高，高密度脂蛋白胆固醇（HDL-C）降低等，这些均是心血管疾病的重要危险因素。

（1）TC 和 LDL-C：绝经前女性血浆 TC 和 LDL-C 浓度均低于男性，

随着年龄的增长其浓度逐渐增加，绝经后迅速升高。绝经后女性 60 岁时，血液中引起动脉粥样硬化的脂质浓度明显高于男性。随着机体的老化，体重、血压、血糖的改变尽管重要，但是并不认为与 TC 升高速度一样重要。女性血浆 TC 浓度与心血管疾病的发生密切相关，这是女性和男性之间实质性差异之所在。

（2）TG：绝经后女性与绝经前相比，血清 TG 明显升高。当 TG 为 5. 2~10. 4 mmol/L（200~400 mg/dl）时被认为是临界性升高，当 TG 浓度≥10. 4 mmol/L（400 mg/dl）和 HDL-C≤1. 3 mmol/L（50 mg/dl）时，心脏病发生率明显增加。

（3）HDL-C：这是公认的抗动脉粥样硬化的血浆脂蛋白。成年期女性 HDL-C 平均浓度为 1. 43~1. 56 mmol/L（55~60 mg/dl），约高于男性 0. 26 mmol/L（10 mg/dl），绝经后逐渐下降。研究认为，HDL-C 每降低 0. 26 mmol/L（10 mg/dl），发生冠心病的危险性增加 40%~50%。

112 补充雌激素可以治疗大妈们的肥胖吗？

更年期和绝经后女性卵巢功能减退、体重增加及“苹果型”肥胖是不争的事实，但是保持正常的体重对于保持健康体质非常重要，也非常必要。如何解决这一矛盾，这也是目前全世界关注的问题。国内外大量研究证实，绝经后适量补充雌激素可以改善脂质代谢紊乱的状态，通过促进蛋白质的合成，降低血中三酰甘油、胆固醇以及低密度脂蛋白水平，增加高密度脂蛋白含量，调节脂肪的代谢和分布，消除和减轻腹型肥胖，同时增加糖的代谢率，减轻体重，有助于大妈们摆脱“苹果形”身材的困扰，努力恢复“梨形”身材。同时，雌激素也可以通过改善脂代谢紊乱来保持动脉血管壁的韧性和管腔的通畅，发挥心血管保护功能。研究表明，绝经后女性补充雌激素，心脑血管意外的发生风险可以减少一半。

但是，事物总是一分为二的。补充雌激素对于更年期和绝经后女性有很多益处，但它不是灵丹妙药，也不是留住青春的通行证，盲目服用也会带来不良反应。因此，必须在医师指导下规范使用，才可以使激素补充的益处最大化，风险最小化。同时，女性在更年期和绝经后应当养成健康的生活方式，平衡饮食，积极锻炼，控制体重，以积极乐观的情绪面对绝经与衰老，享受幸福更年期，健康人生。

第二节　糖代谢

113 更年期女性体内血糖水平会有变化吗？

在更年期女性情绪化、易怒、焦虑等表面现象的背后，体内还会有什么其他变化吗？事实上，人体情绪的改变确实会引起血糖的波动。而对于糖尿病患者来说，情绪的变化更容易导致血糖控制不理想，当病情控制不好或者出现并发症时，又会反过来影响情绪，从而使更年期症状更进一步加重。

更年期是女性的特殊时期，其引起血糖变化的原因主要有两方面：一方面是绝经前后由于体内激素分泌紊乱引起的自主神经功能紊乱，激素水平和神经功能对血糖水平都会有一定的影响，某些激素比如肾上腺素就有升高血糖的作用；而交感神经兴奋时会抑制胰岛素的分泌使血糖升高；迷走神经也可以直接刺激胰岛素分泌。当这些激素、神经功能紊乱时，会造成更年期女性的血糖忽高忽低。而这种内分泌变化对于糖尿病患者的血糖影响更加明显，不但波动大，而且调控效果差。另一方面，更年期女性的情绪对血糖水平也有很大影响。此阶段很多女性会变得容易焦虑、疲劳、睡眠紊乱等。有些人甚至由于心理问题严重而导致食欲紊乱，难以控制食物的种类和数量等，这样就会使血糖更加容易出现问题。如果正值退休时期，对刚清闲下来的生活无所适从，心情异常低落、沮丧，这些负面情绪都会对血糖水平造成影响，时而高血糖、时而低血糖等问题都会主动找上门来。

114 如何应对更年期相关因素引起的血糖波动呢？

更年期女性在应对更年期相关血糖波动时，首先要先学会控制自己的情绪，在急躁欲发怒之时，要先深呼吸，让自己冷静，想到不良情绪对自己身体伤害大，应该努力控制，稳定自我；同时争取得到家人和朋友的体谅，这一点也很重要，多与家人和朋友沟通，倾诉自己的内心感受，这是情绪不安时最好的宣泄。更年期女性要保持平和的心态，不要跟自己和他人较劲，不计较生活琐事，这样既有利于控制情绪，又会使生活变得更加和谐。只要心态平和了，体内激素水平、神经状态对血糖的影响就会减小了。更年期女性还可以参加一些公益或社会活动，比如医院、社区举办的健康讲座，糖尿病一日教育活动等。另外，购物、散步、太极拳、气功、骑车、跳舞、慢跑、游泳等，都是更年期女性适合的运动，加上适当、合理的饮食调节，将更有利于血糖的稳定。

总之，更年期作为女性特殊的生理阶段，由于生理变化带来的内分泌紊乱以及社会角色的转变都会引起情绪的变化使得血糖的波动较大。但是合理的生活安排、适当的运动加上家人和朋友的帮助，一定能使波动的血糖平稳下来。如果血糖控制不理想，不要忘记及早咨询糖尿病医生，调整降糖药物。

115 糖尿病患者绝经后病情会有何变化？

糖尿病是一组以糖代谢紊乱为主要表现的临床综合征，临床以慢性高血糖为主要特征，医学上糖尿病的诊断是遵照美国糖尿病协会的标准来诊断的。即空腹血糖（FPG）≥7.0 mmol/L，或口服糖耐量试验（OGTT）2 小时血糖≥11.1 mmol/L。这里空腹的定义是至少 8 小时无热量摄入。

糖尿病患者到了围绝经期随着激素水平的变化，病情会有哪些变化？绝经后病情是否会进一步加重呢？

糖尿病的女性在更年期控制血糖更加困难，首先，可以由于情绪的变化导致血糖控制不理想；其次，激素水平、神经功能紊乱，代谢功能失调都会造成血糖忽高忽低。这些变化导致糖尿病患者的血糖波动更加明显，调控效果较差。

有研究表明，绝经后随着卵巢功能的丧失，雌激素水平下降，引起胰岛素抵抗的风险增加，同时内脏脂肪的堆积，使得代谢性综合征的风险增加，在绝经后 5 年内，中心性肥胖和血糖升高的危险最高，直到绝经后 14 年才会平稳。多项研究证实，雌激素水平下降有导致糖耐量异常的倾向。事实上我们也观察到，女性绝经后，2 型糖尿病的发病率及其并发症的发生率均明显增加。

糖尿病与性腺功能之间是相互影响的，一方面糖代谢异常会影响下丘脑-垂体-性腺轴功能，导致患者性激素分泌紊乱，另一方面激素分泌异常会导致糖尿病发病风险增加。更年期女性卵巢功能衰退，分泌雌激素减少，缺乏了雌激素的负反馈，使得下丘脑和垂体的分泌活跃，必然导致肾上腺和卵巢分泌出更多的雄激素。实验证明，超过生理水平的雄激素可促进胰岛素抵抗从而引起高胰岛素血症，而高胰岛素血症又可刺激卵巢分泌雄激素，后者直接作用于外周组织，促进了胰岛素抵抗，以至于形成了胰岛素抵抗和雄激素增多的恶性循环，进而促进了糖尿病的发生与发展；绝经后，由于卵巢萎缩，体内雌激素水平显著降低。在女性，雌激素是胰岛素的刺激物，低水平的雌激素导致胰岛素分泌减少，同时，低水平的雌激素也减少了对雄激素的拮抗作用，从而间接地表现为高睾酮血症，加重胰岛素抵抗，故此，也促进了糖尿病的发生与发展。

由此可见，绝经期女性由于其生理性雌激素水平降低以及性腺轴反馈引起的一系列变化，不但明显增加了糖尿病的发生率，而且又导致了糖尿病患者的血糖难以控制。因此，绝经期糖尿病患者更需要及早咨询妇科医生，以便避免围绝经期出现血糖控制的失调以及同时伴发有严重的更年期症状，两者叠加严重降低了女性的生活质量。

116 服用降糖药可否同时进行激素补充治疗？

中国糖尿病及代谢综合征流行病学调查结果显示，当女性进入围绝经期后，由于激素水平变化，糖尿病患病率明显提高。绝经期女性一旦遭遇糖尿病，既要面对潮热、出汗、失眠，烦躁、易怒、情绪波动等更年期症状，又要面对骨质疏松、冠心病及老年性痴呆发病率增加的危险，当需要补充雌激素时，作为一个患有糖尿病的更年期女性必然会考虑到自己能够进行激素补充治疗吗？如果应用激素补充治疗是否会影响血糖控制？二者之间有冲突吗？

我们的意见是，对于绝经后女性实行激素补充治疗对缓解更年期症状、预防冠心病、防治骨质疏松等方面都有显著的作用。以往一直把糖尿病列为激素补充治疗的相对禁忌证。但随着对更年期激素补充治疗的深入研究发现，生理剂量的雌激素是可以提高绝经后女性胰岛素敏感性的，从而降低胰岛素抵抗，有利于血糖的控制。而当雌激素水平异常升高或过度降低时，就会促进胰岛素抵抗的发生，进而促进糖尿病的发生与发展。

研究证实，补充雌激素不是糖尿病的禁忌证。在需要应用雌激素补充治疗时，糖尿病女性与正常女性没有区别。更年期女性适当补充雌激素对更年期综合征、骨质疏松症、心血管病防治均有一定好处。新近又发现，补充雌激素还有助于糖尿病的预防和治疗。美国一项对 418 名女性的研究表明，未接受过雌激素补充治疗的老年女性患 2 型糖尿病人数比接受雌激素补充者高 5 倍。另一项对 14 600 例 2 型糖尿病患者的对照研究发现，补充雌激素组女性的血糖水平低于未补充雌激素组。研究结果认为，雌激素可减轻胰岛素抵抗，改善人体处理葡萄糖的能力，从而降低血糖。另外，在绝经早期 60 岁以前的女性雌激素补充治疗能降低女性患心血管疾病的风险。糖尿病患者的一个严重而常见的并发症就是发生心脏病。因此，专家认为，糖尿病患者比同龄女性更需要补充雌激素以保护心脏。

研究证实，更年期糖尿病女性应用激素补充治疗能显著改善血糖，维持治疗 6 个月后，空腹血糖和糖化血红蛋白均明显下降，其原因在于雌、孕激素的补充抑制了脑垂体促性腺激素的分泌，对胰岛素的分泌起到了一定的反馈作用，从而使胰岛素分泌增加，并使组织对胰岛素的效应增强；另外，更年期雌孕激素的补充增加了肝脏、肌肉和脂肪组织对葡萄糖的清除，提高了胰岛素的敏感性。

糖尿病患者长期口服磺脲类降糖药物易继发磺脲类药物失效，如果雌激素缺乏，血糖控制不佳，往往药物失效更明显。研究显示，对于 2 型糖尿病的绝经女性，加以小剂量雌激素补充治疗，使其降低空腹血糖和餐后 2 小时血糖的作用更加明显。补充小剂量雌激素后，女性体内性激素达到或接近正常生理水平，提高了胰岛素的敏感性，对血脂产生良性影响，同时还可以减轻绝经女性阴道干燥、颜面潮红等更年期症状、预防心脏病、防治骨质疏松等。

当然，如果有雌激素补充治疗的愿望，一定要在应用药物前咨询妇科医生，排除禁忌证，并由专科医生来判断是否适合应用。

第三节　骨代谢

117 什么是绝经后骨质疏松症？

人体的骨骼系统是由 206 块骨骼组成。这些骨骼以其不同的功能，按一定方式和力学结构，由关节、肌腱、韧带或骨缝相互连接成骨架，具有支持、保护、运动、造血功能。骨骼由有机物（主要为胶原蛋白）和无机物（主要是钙和磷）组成，因此骨骼也是人体内钙和磷的储存库，参与机体的钙磷代谢与调节。组成人体的骨骼有皮质骨和松质骨两种结构，皮质骨（密质骨）是四肢长骨的主要组成部分；松质骨分布于长骨的干骺端与脊椎。骨骼与其他器官一样不断进行新陈代谢，不断进行由破骨细胞的骨吸收和成骨细胞形成新骨的代谢，维持着骨骼与机体的平衡。幼年时的骨形成速度大于骨吸收，骨量不断增加，成年后的骨形成与骨吸收平衡，在 30~35 岁达到骨量峰值，之后随着年龄增长骨代谢失衡，骨吸收大于形成，骨量开始逐渐丢失。骨质疏松症是指骨量减少，骨质微结构退化，骨强度减低，骨的脆性增加，骨折危险度增加为特征的全身性骨骼疾病。骨质疏松症分为原发性和继发性，原发性骨质疏松与机体退化有关，又分为绝经后骨质疏松和老年性骨质疏松，是老年人尤其是绝经后女性的常见病和多发病。骨质疏松达到一定程度就会出现全身骨痛甚至骨折。骨质疏松性骨折预后差，复发的风险极大，严重威胁中老年人的心身健康和生活质量，并给社会和家庭带来巨大的经济和心理负担。继发性骨质疏松与一些疾病或药物的使用有关，包括代谢和内分泌疾病、血液疾病、结缔组织疾病、成骨不全、红斑狼疮、类风湿关节炎等，营养因素包括维生素缺乏、蛋白质缺乏、微量元素缺乏、胃肠功能下降、肝胆疾病等；药物因素包括糖皮质激素、肝素、抗惊厥药、抗癫痫药、免疫抑制药等；失用性因素包括长期卧床、瘫痪、骨折后制动等。

118 绝经后骨质疏松有哪些表现及危害？

骨质疏松在早期可能无特殊症状和表现，往往不引起人们的关注与重视，如不检查骨量就不易发现骨质疏松，最终结果是骨折，一旦发生骨折，预后很差。骨质疏松常见症状如下。

（1）疼痛：表现为下肢负重关节疼痛，以膝关节最常见，还可以表现为腰背部或全身性骨疼痛。约有 60%的骨质疏松患者存在不同程度的骨痛，这种疼痛一般由轻度到重度，间歇性加重，加重的疼痛可持续几天或几周。在活动时如走路、站立、咳嗽等，可使疼痛加重。

（2）身高变矮，驼背畸形：女性在 65 岁时可比自身最大的身高缩短 4 cm 以上，75 岁时可缩短 9 cm 以上。驼背的特点是呈弧形，从侧面看像背后凸起的大“C”形，这多与脊柱压缩性骨折有关，这种驼背可进行性加重。

（3）骨折：骨折在骨质疏松患者中的发生率为 20%。随着年龄的增加，除骨量减少外，平衡、协调功能减退，听觉，视觉功能衰退，对外界的反应能力降低，肌肉骨骼系统对躯体的保护功能下降，使受伤概率明显升高。骨质疏松性骨折预后差，约有 1/4 的患者丧失生活能力，髋骨骨折后 1 年内的死亡大于 20%，终身残疾为 50%。这给患者、家庭、社会带来沉重的负担和压力。骨折的常见部位为胸腰部，其次是持重用力的部位，如下肢和骨盆。

119 为什么女性绝经后更易患骨质疏松症？

人的一生中骨量不断变化，30 岁左右达到峰值骨量，与年龄相关的生理性骨丢失开始于 35 岁，平均每年的骨丢失为全身骨量的 0. 3%～0. 5%。女性绝经后由于卵巢功能衰退，雌激素水平下降，骨量丢失加速，以松质骨更明显。在绝经 5 年内，每年骨量的丢失为全身骨量的 4%～8%，皮质骨每年丢失 2%～3%，这个时期称为快失骨期。5～10 年后骨量丢失速度减慢，恢复到绝经前的速度。女性一生中皮质骨丢失 35%～40%，松质骨丢失 55%～60%。而男性的峰值骨量明显高于女性，快失骨期不明显，其一生的骨量丢失仅为女性的 2/3，因此，女性骨质疏松症的发病率明显高于男性。此外，中老年女性户外活动减少，日照时间减少，体内维生素 D 生成减少，肠道钙吸收下降，尿钙的排泄增加，这些不利因素是女性绝经后骨质疏松及骨折的发生明显较绝经前增加的原因。

绝经后雌激素水平下降是如何引起骨质疏松的病因及机制尚不完全清楚，已经确定的是雌激素是通过多种途径发挥作用的，雌激素具有促进降钙素的分泌，抑制破骨细胞的作用，并对抗甲状旁腺素的骨吸收作用。当雌激素缺乏时破骨细胞相对活跃，骨的吸收大于骨的形成，加之甲状旁腺素和维生素 D 生成下降，对钙的吸收下降，钙的排除增加，使体内的钙呈负平衡，骨量丢失增加；雌激素还影响骨代谢的一些细胞因子，在骨细胞上发现有雌激素和雄激素受体的表达，这表明雌激素也可能直接作用骨的代谢，因此，雌激素的补充治疗对绝经后骨质疏松的预防及治疗是有效的。

120 如何预防绝经后骨质疏松？

绝经后骨质疏松是由多种原因引起的综合结果，防治措施也应采取综合性措施，治疗的关键是预防。预防应从青少年期开始，注意合理搭配膳食，补充钙和维生素 D，适当的运动，尽量使骨峰值达到最大值。

(1) 改变不良的生活方式：避免吸烟、酗酒、长期饮用咖啡因饮料，采用合理平衡膳食是预防骨质疏松不可缺少的环节。过度地吸烟和酗酒影响饮食入量，影响钙的吸收。奶制品入量少也是不平衡饮食的表现。适当增加饮食中钙的摄入，减少饮食中草酸的含量对于骨质疏松的预防有一定的作用。

(2) 合理的运动：适当的体育运动可增加肌肉对骨组织的应力，可使骨量增加，持续的应力对骨组织的重建有一定的作用。因此，在骨质疏松的综合治疗中运动是一个重要的方法。运动的强度、种类、频率以及持续的时间应根据个人的工作性质、爱好而定。运动强度以患者能够耐受、不出现疲劳为准。时间一般每周 3~4 次，每次 30~40 分钟；种类包括散步、游泳、骑车等。对于长期卧床的患者，要预防失用性骨质疏松的发生，应采用被动运动的方式增加肌肉对骨骼的张力。

(3) 定期检查，防患于未然：人到中年，尤其是女性绝经后，应每年进行一次骨密度检查。骨质疏松的高危人群及高危因素包括：骨质疏松症家族史；体型瘦小；膳食结构不合理；人工绝经和卵巢功能早衰，长期用一些影响骨代谢的药物如免疫抑制剂、糖皮质激素等；工作性质相对静止，运动少等应重点预防，并早期发现问题及时治疗。

(4) 骨质疏松的药物治疗包括：①足量钙与维生素 D 的补充是基础治疗，绝经后女性和老年人每日钙摄入推荐量为 1 000 mg，主要来自食物和钙制剂，膳食调查显示，我国老年人平均每日从食物中获钙约 400 mg，每日应补充元素钙为 500~600 mg；②维生素 D 具有防止钙流失和促进骨形成的作用，可增加肌力，改善神经肌肉的协调性，有效降低老年人的跌倒，每天的推荐量为 400~800 IU。③抑制骨吸收的药物有：雌激素、双膦酸盐类、降钙素、选择性雌激素受体调节剂等。④促进骨形成药物有：甲状旁腺激素。同时抑制骨吸收并促进骨形成的药物有：锶盐，活性维生素 D 及其类似物，维生素 K。具体的治疗药物及方案应在医生的指导下应用。

第四节　盆底功能障碍疾病

121 尿失禁是怎么一回事？

随着年龄的增长，很多女性朋友都出现了“难言之隐”——漏尿。坐着工作的时候不敢猛地站起身，开怀时不敢大笑，出门的时候总要先找好卫生间，更有甚者，每天都需要垫卫生巾才能出门。虽然漏尿对健康的直接影响不重，但是也足够闹心了，严重地影响了工作、生活、感情和性生活，有“社交癌”的称呼。根据美国医疗质量与医疗研究中心的调查，有 1 300 万以上的美国人患有漏尿的毛病，其中 85%是女性。女性的尿失禁究竟是怎么一回事呢？首先我们得从排尿的机制说起。

膀胱收集来自肾脏的尿液，是尿液的“仓库”。当膀胱中储存了足够多的尿液，就会使大脑产生尿意，人就知道该去卫生间了。等到准备好排尿的时候，尿道的肌肉松弛，尿道舒张，在膀胱肌肉的收缩作用下，尿液被“挤”出尿道。尿道的肌肉就是门卫，起到了控制排尿的功能。当膀胱内的压力过大，或是门卫不给力的时候，就会出现尿失禁了。大多数情况下，漏出的尿液只会有几滴，不会造成太大的影响；如果漏出的量大，就会成为很大的困扰了，也应该引起注意了。

短期的尿失禁可能只是由于泌尿系统感染，药物的不良反应或者是心理压力所造成的，稍微调整就可以痊愈。顽固性的尿失禁主要包括两类，压力性尿失禁和急迫性尿失禁。压力性尿失禁的典型症状是咳嗽、大笑时，尿液不自主地流出，是漏尿最常见的原因。在咳嗽时，腹部的肌肉用力，导致膀胱内的压力骤然增加，人体通过条件反射，自然而然地收缩尿道的肌肉，阻挡喷涌而出的尿液。当女性的年龄增加，承托膀胱和尿道的肌肉逐渐失去了力量，导致膀胱和尿道离开了它们应在的位置，致使它们对尿液的控制大打折扣。这时尿道的肌肉无法阻挡尿液，就导致了压力性尿失禁。急迫性尿失禁的患者，会突然出现强烈的上厕所的冲动，结果在冲到厕所之前就尿了出来。这样的患者通常伴有尿频，经常起夜，每次去卫生间，也只能排出不多的尿液。很多的女性朋友常常合并两种尿失禁，严重影响了生活。那么，我们应该如何对付尿失禁呢?

对于症状轻微的患者，生活习惯的调整就能收到良好的效果，主要包括：①饮水习惯的改变：不要一次性喝大量的水，可以尝试少量分次饮水。少喝可乐、浓茶、咖啡。保持一个健康的体重，肥胖会增加尿失禁的发生。控制情绪，不要忘乎所以的大笑，在感冒或是过敏时，垫好卫生巾。②进行膀胱练习：尽量增加自己“憋”尿的时间，控制自己的情绪，深呼吸，放慢呼吸的速度。③记录饮水排尿日记：每天记录饮水、排尿的时间和量，并标记有无尿急或是漏尿的情况，这对医生的准确诊治很有帮助。如果漏尿已经严重影响您的生活，及时去医院的妇科就诊，医生会根据您的情况给您合适的治疗。

122 何为压力性尿失禁?

压力性尿失禁表现为咳嗽、行走、一般体力劳动时，或大笑、打喷嚏、跑步、搬重物时，或从坐姿、卧姿站起来时，就会有尿液的不自主漏出的状况。而急迫性尿失禁表现为当你有强烈的尿意，还未到达厕所前，即有尿液不自主流出；或当你听到流水声时，或即使喝少量的液体，也会导致尿液的不自主漏出。

尿失禁给患者生活造成了极大的不便。经常漏尿会使内裤有一种洗不去的难闻气味，更严重的有可能导致泌尿生殖系统感染。除此以外，由于外出不便，影响了社交和工作，长此以往对身体和心理是一种很大的伤害。夫妻关系也可能受到影响。据统计，大约每 5 位妇女中就有 1 位患有不同程度的压力性尿失禁，而且随年龄的增加，患病率也增加，在 60 岁以上人群中可达 50%~70%。但大多数患者因羞于启齿，或将其视为自然现象而没有寻求医疗帮助。

为什么女性容易发生尿失禁? 因为女性尿道较男性尿道短；女性骨盆宽大，肌肉支持力弱；妊娠和分娩对盆底肌肉的损伤；中年以后雌激素水平下降，尿道周围结缔组织及肌肉都出现萎缩，这些因素都会导致妇女尿失禁的发生。

压力性尿失禁的诊断主要依靠详细的病史询问和全面的体格检查，这包括腹部检查和女性盆腔检查外，医生可能还需要你接受某些特别的检查，以帮助诊断。例如：残余尿量测定、尿常规与尿培养检查、尿道压力测试、尿动力学检查等等。

压力性尿失禁的治疗按病情程度（轻重）而不同，一般治疗原则如下：轻中度压力性尿失禁首选盆底肌肉锻炼；重度压力性尿失禁在盆底肌肉锻炼治疗无效的情况下，可考虑手术治疗；药物治疗一般为短期治疗。

123 为什么绝经后女性容易发生压力性尿失禁？

张女士，51 岁，10 年前咳嗽、打喷嚏时有尿液的不自主流出，近 2 年症状明显加重，发展到走路快时、抬举上臂等活动时就有尿液流出，这使得性格活泼开朗的张女士非常痛苦，她不敢大笑，每天外出都需要使用卫生巾，还常常担心身上有异味，为此张女士情绪低落。

一般来讲，正常人是能够控制排尿的，如有尿液不自主的排除，就为尿失禁。尿失禁在老年女性中非常普遍，通常和老年化过程有关。尿道黏膜、尿道周围结缔组织、周围血管和平滑肌细胞是维持尿道压力的重要因素，由于雌激素的缺乏而引起这些部位的萎缩变化，将容易出现压力性尿失禁症状。

124 为什么会一着急就尿裤子

张奶奶今年 62 岁，近 2 周常有尿频、尿急等不适，常为了上厕所不得不中断家务，最让她尴尬的是，常常想解尿时还没有跑到洗手间，就会因憋不住尿了裤子。张奶奶还经常夜不安寐，每天晚上至少需起来排尿 3~4 次，严重影响睡眠。根据她的临床表现，医生们考虑她患有膀胱过度活动症。

膀胱过度活动症（overactive bladder，OAB）是排尿功能障碍常见的临床表现之一。2001 年 9 月，国际尿控协会（International

Continence Society，ICS）将 OAB 定义为尿急、尿频和急迫性尿失禁等临床症状构成的症候群。中华医学会泌尿外科学分会尿控学组制定的《膀胱过度活动症临床诊治指南》定义 OAB 是一种以尿急症状为特征的症候群，常伴有尿频和夜尿症状，可伴或不伴有急迫性尿失禁。而尿急是指一种突发、强烈的排尿欲望，且很难被主观抑制而延迟排尿。尿频指患者自觉每天排尿次数过于频繁。在主观感觉上，成人排尿次数达到白天≥8 次，夜间≥2 次，每次尿量<200 ml 时考虑为尿频。急迫性尿失禁是指与尿急相伴随或尿急后立即出现的尿失禁现象。OAB 发生率随年龄增加而升高，在 65 岁以上的女性更常见。

125 急迫性尿失禁如何治疗？

急迫性尿失禁是膀胱过度活动症（OAB）的症状之一，治疗原则主要包括行为和药物联合治疗，联合治疗的疗效要优于单一治疗。如果保守治疗失败，可考虑采用神经调节包括骶神经和手术治疗。

行为治疗又称为膀胱锻炼、习惯锻炼、膀胱训练和膀胱再教育。方法是白天多饮水，尽量忍尿，延长排尿间隔时间。入夜后不再饮水，勿饮用刺激性、兴奋性饮料，夜间可适量服用镇静、安眠药物，使能安静入睡。在行为治疗项目中，患者应填写排尿日记并参照上周的日记预设闹钟间隔时间，由铃声界定排尿时间。

感觉性尿急患者行为治疗的目的在于脱敏，逐渐地、有目标地增加排尿间隔，直到患者仅在正常膀胱充盈容量时才感觉膀胱的胀满，方案要求患者每日记排尿日记，并维持设定的排尿间隔，每周需延长间隔时间。在行为治疗同时辅助盆底肌锻炼也可降低逼尿肌的敏感性，敏感性降低后反过来又降低了常并存的协调失常。有文献报道，单纯的膀胱训练可使 60%的感觉性尿急患者治愈，同时坚持盆底肌锻炼，则有效性可增加至 88%。

其他治疗包括盆底肌锻炼，生物反馈治疗，功能性电刺激治疗。

药物治疗是 OAB 最重要和最基本的治疗手段。一线用药主要包括非选择性 M 受体拮抗剂——托特罗定和奥昔布宁，以及选择性 M_3受体拮抗剂——索利那新等。而对于老年妇女急迫性尿失禁和/或膀胱过度活动症的治疗还应联合局部雌激素应用。

126 为什么人老了容易发生子宫脱垂？

子宫脱垂是子宫从正常位置沿阴道下降，宫颈外口达坐骨棘水平以下，甚至子宫全部脱出于阴道口以外。子宫脱垂常伴有阴道前壁和后壁脱垂。因阴道前壁与尿道、膀胱，后壁与直肠相邻，故子宫脱垂常可伴膀胱、尿道和直肠膨出。

从病因学的角度来讲，子宫脱垂主要见于六类人群。

第一类是妊娠后女性，尤其伴分娩损伤时。一般情况下，骨盆底的肌肉和韧带等结构和组织能支撑和固定盆腔内脏器，使之处于正常位置。女性正常分娩时，胎儿从产道娩出，就好像一辆汽车从一个不宽敞的门驶出。由于肌肉和组织的协调，门的大小在一定范围内可以控制，并使汽车得以顺利通过。尽管有时候汽车已经顺利通过，胎儿已经正常娩出，但对于盆底组织的牵拉会造成盆底组织的损伤，在腹内压力升高时，子宫脱垂成为可能。尤其当遇到难产、滞产、经阴道手术助产或第二产程延长、多胎妊娠、多次分娩等均会增加子宫脱垂的风险。而在分娩后未恢复好，即过早下地活动，尤其从事重体力劳动者，也会增加子宫脱垂的风险。

第二类是绝经期后妇女。由于绝经后卵巢功能衰退，雌激素分泌不足，使筋膜等支撑结构发生退行性改变，变得薄弱、松弛、甚至萎缩，加之年岁已高，组织出现衰老性改变，可使盆底结构也就是大门变得薄弱，使（盆腔器官）如子宫等较易发生脱垂。

第三类是存在先天发育异常的人群。这就好比大门在一开始建造时就是豆腐渣工程，关不紧，里面的东西自然就容易脱出。这类患者往往并未生育就出现子宫脱垂的症状，常常由于不能耐受一般体力劳动或抵抗腹内压力升高（咳嗽、排便、搬运重物等）而出现子宫脱垂。

第四类是从事体力劳动，长期站立或负重，长期慢性咳嗽、便秘或排便费力，或长期蹲位劳动及使用腹带等高腹内压人群。高腹内压与其说是病因，不如说是一种诱发因素。当大门已经出现一些问题的时候，要是有人再给一脚，可能门异常敞开的情况就更容易出现了，腹内压增高就是这临门一脚。

第五类是营养缺乏人群。营养缺乏时，由于体力衰弱、肌肉松弛及盆腔内筋膜萎缩，也就是大门没有正常时那么结实，出现脱垂的概率也会随之提高。

第六类主要与患有腹腔内局部病变相关，如腹水挤压或巨大子宫肌瘤等。

总的来说，子宫脱垂是由于多种原因共同作用下产生的临床症状，与先天发育、生活习惯、工作性质、妊娠状态等因素相关，不能仅依靠其中任一个环节进行孤立评判。但当患者有以上高危因素时，我们就要对子宫脱垂的风险加以评估，并及早预防和治疗，改善和提高患者的生活质量。

127 子宫脱垂有什么症状?

我们首先来看子宫脱垂患者有哪些临床表现，即有哪些可以影响生活质量的症状。子宫脱垂的患者临床表现有以下几个方面。

首先患者会觉得有肿块自阴道脱出，初起于腹内压增加时脱出，休息卧床后能自动回缩，脱垂严重时脱垂的子宫及阴道前后壁完全脱出在阴道口外。患者可能出现腰骶部疼痛或下坠感，走路、负重、久蹲后症状加重，休息后可减轻。由于子宫及膀胱脱出，导致排尿困难，尿潴留，经常有残余尿，并有反复发作的尿路感染或压力性尿失禁，严重的脱垂患者由于膀胱长期不能排空，膀胱残余尿量多又导致尿液反流，输尿管积水，以及肾功能不全。除了排尿困难外，超过50%的患者会有尿频、尿急、尿急后漏尿。脱出的组织淤血、水肿、肥大，甚至无法还纳，长期暴露于阴道口外，糜烂、溃疡、感染、渗出脓性分泌物。还有患者会出现排便困难、便秘。由于排便困难和排尿困难，长期使用腹压，又加重了脱垂程度。

128 如何使用子宫托治疗子宫脱垂?

子宫脱垂患者的基本治疗包括增强体质、注意休息、保持排便通畅、避免增加腹压的体力劳动及治疗慢性咳嗽、腹泻、便秘等。非手术的子宫脱垂保守治疗主要是使用子宫托。

子宫托治疗子宫脱垂或阴道前后壁膨出是利用子宫托的支撑作用，使脱垂的子宫及阴道壁上升至阴道内，从而改善盆底组织血液循环，达到病情缓解。目前，国内常用的有硬塑料质的环型、喇叭花型、马鞍型子宫托及硅胶质的蘑菇头型子宫托。国外子宫托的材质大都是硅胶的，且种类繁多，各具特点。

(1) 适合使用子宫托的患者：要求保留生育功能，年老体弱不愿或不宜施行手术者，等待手术者尤其是合并有宫颈溃疡者。

(2) 不能使用子宫托的患者：对子宫托材料过敏；阴道溃疡，急性阴道和生殖道感染；不能定期到医院随访；阴道口过度萎缩，或阴道口松弛、阴道穹隆变浅或消失，因而不能卡住子宫托者；子宫颈过长或疑有癌变者；尿瘘、粪瘘者。

(3) 使用子宫托的注意事项：上托者须经体格检查和选配适当类型、大小合适的子宫托见图 2-2，不可随意到药店或医院购买。每天早晨放入，晚间取出，洗净。不方便取出者、老年人不能做到每天放取者，可酌情 2~4 周放取

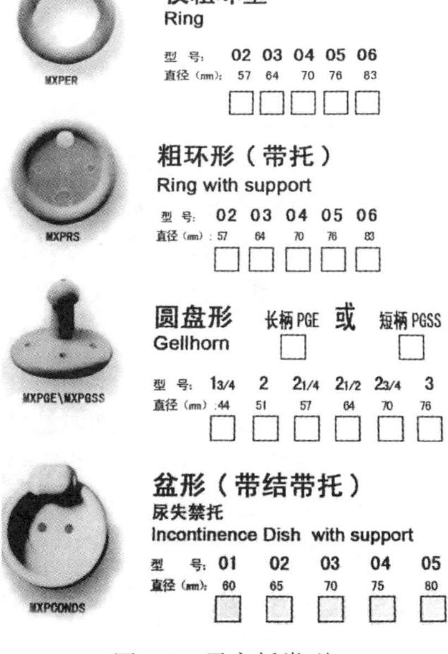

图 2-2　子宫托类型

1 次。初放者应每隔 1、3、6 个月复查 1 次，如无异常，每年复查 1 次。如病情有改善，宜更换小一号子宫托使用。放托前宜先排空膀胱，患者取蹲位或半坐卧位，具体方法应由医护人员指导，老年人常需要由医务人员或家属代为执行。白带多或有炎症时应予治疗后再放。消毒处理：一般用肥皂、清水洗净，1∶5 000 的高锰酸钾溶液浸泡 10 分钟。放托过久，未能及时取出而引起嵌顿者，应请医生协助取出。对绝经后患者，建议阴道局部使用雌激素软膏，防止阴道擦伤和溃疡形成。

129 切除子宫后为何还会有肿物脱出？

女性盆底是由封闭骨盆出口的多层肌肉和筋膜组成，有尿道、阴道和直肠贯穿其中。盆底肌肉群、筋膜、韧带及其神经构成了复杂的盆底支持系统，其互相作用和支持，承托并保持子宫、膀胱和直肠等盆腔脏器在正常位置。

盆腔内容物并不止子宫一个，毗邻阴道口的还有阴道壁、直肠、膀胱等，当盆底正常结构发生改变后，就有可能出现盆腔内容物移位，即正常器官出现在异常的位置。

盆底支持结构受损主要与几个因素相关。首先是先天因素，部分女性先天盆底结构薄弱，在腹内压异常增高的情况下，有正常脏器向薄弱区突出的可能；其次，经阴道分娩的女性会有盆底结构损伤的可能；最后，盆腔手术或创伤也会造成盆底结构异常、支持组织薄弱等情况，从而导致器官脱垂。

子宫切除术后女性会发生不同程度的阴道顶端脱垂、有时伴有膀胱和直肠膨出。大多数女性分娩时盆底组织和神经损伤会造成盆底支持组织的缺损，子宫切除术会进一步破坏阴道的支持组织，改变阴道的正常位置，而且术后雌激素水平降低也会导致盆底组织松弛，从而形成不同程度的阴道脱垂。表现为阴道肿物脱出、下腹坠胀感、尿失禁、排尿困难、便秘、性交困难、阴道糜烂出血等。

针对子宫脱垂的患者来说，在切除脱垂的子宫后，阴道仍会有脱出的可能。临床上对于子宫切除手术后轻度的阴道前后壁、膀胱、直肠等膨出，无症状者可随访观察，对于有症状甚至影响生活质量者可以再次通过盆底修复手术进行治疗。

130 盆底松弛者怎样进行盆底肌锻炼？

盆底肌锻炼法也称 Kegel 锻炼法，于 1948 年首次由美国妇科医生 Kegel 描述，是以锻炼耻骨-尾骨肌为主的一种盆底康复方法。患者通过自主的、反复的盆底肌肉群的收缩和舒张，增强支持尿道、膀胱、子宫和直肠的盆底肌张力，增加尿道阻力，恢复松弛的盆底肌功能，从而达到预防和治疗女性尿失禁和生殖器官脱垂的目的。正确的方法首先识别所要进行锻炼的盆底肌群，指导患者将食指和中指放置于阴道内，收缩肛门时，手指周围感觉到有压力包绕，即为正确的肌群收缩。也可在排尿时收缩盆底，使尿流终止，放松时继续排出，亦表示为正确的肌群收缩。在收缩盆底肌群的同时要尽量避免大腿、背部和腹部肌肉的收缩。方法为收缩肛门，每次 3~6 秒，然后放松，持续做 15~30 分钟，每日 3 遍，坚持 8 周为 1 个疗程。盆底肌锻炼方法简单，患者容易掌握，但效果有赖于动作是否正确和是否能长期坚持锻炼。有报道显示，该方法的有效率可达 77%。

131 有哪些医疗技术可以帮助松弛的盆底肌肉康复？

可供选择的帮助盆底肌肉松弛康复的医疗技术包括非手术技术和手术。

（1）生物反馈技术：假如患者不能正确完成盆底肌锻炼法，生物反馈技术能帮助患者识别相应的肌肉群，从而完成盆底肌锻炼。该技术是一种正性加强方法，治疗时将传感器放于患者腹部和阴道内，以监测盆底肌肉的收缩，传感器会辨认哪块肌肉在收缩，哪块肌肉在休息。指导患者进行自主的盆底肌肉训练以形成条件反射。

（2）电刺激治疗：电刺激治疗采用低压电流对盆底肌肉进行刺激，从而使相应的肌群收缩。电刺激治疗可在医院或家中进行，治疗一般持续 20 分钟，1~4 天重复 1 次。

（3）手术治疗：尿失禁手术治疗的方法包括各种尿道中段悬吊术、后尿道注射硬化剂、人工尿道括约肌置入术以及尿道延长或折叠术等。特别值得一提的是，目前使用的微创方法治疗压力性尿失禁手术，即经阴道无张力性尿道中段悬吊术（TVT 手术），该手术仅在患者下腹部切 2 个1 cm的切口，从阴道内置入合成的悬吊带即可。该手术简单易行，对患者创伤小，恢复快，疗效好。盆底器官脱垂的手术治疗包括了腹腔镜手术和阴式手术，有时还需要使用合成材料。

第三篇

更年期和绝经后女性健康建议

第一章

科学的生活方式

132 更年期发福只能吃素吗？

更年期女性经常有容易发胖的烦恼，多与新陈代新障碍，热量需要减少；饮食不节制，营养过剩；遗传性肥胖等因素有关。若要保持身体健康，维持身材，需合理营养和平衡膳食，这是延缓衰老、预防慢性非传染性疾病以及减少并发症的主要措施。控制饮食主要是指均衡营养。人体所需的营养物质包括糖、蛋白质、脂肪、维生素、微量元素等，单一的素食很难满足这种需要，而且还会破坏体内饮食结构的均衡。老年人在控制热能、减肥时，每日每公斤体重应至少供给 1 g 蛋白质，尤其要供给充分的优质蛋白质，如可多吃肝、瘦肉、鸡蛋、牛奶等。锌、钙、铁等营养物质的主要来源是荤食，乳类含钙最丰富，80%的铁来自肉类和蛋类，锌和锰的主要来源也是肉类食物，若摄入不足就会引起相应的疾病。素食中缺乏脂肪，会影响脂溶性维生素 A、D、E、K 的吸收，如维生素 D 主要以肉食摄入为主（如动物肝脏等），维生素 D 缺乏又会直接影响肠道对钙的吸收，加之素食含较多的植酸和草酸成分，会影响钙的吸收，易导致骨质疏松。故更年期发福的妇女饮食仍应注意荤素结合，而不是简单地摒弃肉食。

133 更年期饮食需要限盐吗？

更年期妇女由于内分泌的改变，水盐代谢紊乱，容易发生水钠潴留，引起浮肿，并进一步引起血压升高，吃盐太多会引起高血压病，还会增加心脏、肾脏的负担。因此，更年期妇女要尽量低盐饮食，每人每日食盐总量不宜超过 6 g，包括酱油、酱菜、酱中的食盐量。少食咸菜、咸蛋、咸鱼、红肠、火腿、板鸭等。

134 更年期饮食需要限糖吗？

更年期妇女的糖代谢、脂肪代谢也易紊乱，故易发生血糖升高，血脂升高，肥胖，以及罹患糖尿病；另外，进入更年期后体力活动减少，使糖的氧化利用率降低，也是造成糖代谢紊乱的原因。因此，更年期应该控制糖的摄取。

135 有什么饮食可以补充雌激素吗？

大豆异黄酮是存在于豆科植物中的一种成分。这类化合物具有雌二醇的羟基结构，故在人体中具有雌激素活性，可称为异黄酮植物雌激素。大豆苷原和染料木黄酮为主要的大豆异黄酮。有研究发现，大豆苷原可经肠道菌群的葡萄糖苷酶分解，并可代谢成活性更强的雌马酚。人群中能够代谢大豆苷原为雌马酚者为 30%~50%，不同人种间差异明显。雌马酚具有广泛的生物学活性，如雌激素样作用、抗氧化、调节细胞周期等，还有抗肿瘤、抗心血管疾病、预防骨质疏松、缓解更年期症状等作用。据介绍，黄豆含植物雌激素量最高，建议每人每天摄入 30~50 g 大豆或相当量的豆制品。如 1~2 份豆腐、豆奶、豆浆、豆豉、素鸡等豆制品。其他富含植物雌激素的食物有：土豆、大麦、小麦、燕麦、米、豌豆、甘薯、苹果、桃、樱桃、大小茴香、甘草等。流行病学研究发现，东方女性患乳腺癌的比率显著低于西方女性，与东方女性较多饮用豆浆，摄入豆制品有关。流行病学资料也显示，大豆食品消费量高的妇女，其患骨质疏松症的风险比典型西方饮食的妇女低，亚洲绝经后妇女髋部骨折率比白种人低。也有研究表明，更年期妇女尿中雌马酚含量越高，更年期症状越轻。上述结果与人体随机对照试验的结果不完全一致。植物雌激素代表了一组天然的、植物来源的化合物，其结构虽然与 17β-雌二醇相似，但植物雌激素却是双酚醛结构，而 17β-雌二醇为甾体类化合物。循证医学证据表明，到目前为止，还没有任何一种其他药物能像雌激素补充疗法这么迅速、这么有效地改善更年期症状。

136 更年期女性需要控制食物量吗？

根据该人群的生理特点和营养需求，结合我国居民膳食结构特点，应合理控制食物量，以达到平衡膳食、合理营养、增进健康的目的。更年期女性对碳水化合物的代谢能力降低，糖耐量下降，容易发生糖代谢异常，碳水化合物的供给量在总热量中所占比例在 55%~60%为宜。由于蛋白质分解代谢的增加而合成代谢逐渐减慢，同时对蛋白质的利用能力降低，容易发生负氮平衡。因此，为了补偿功能消耗、维持机体代谢、增强机体免疫力，中老年人的蛋白质供给量不应低于青壮年，应为总热量的 10%~20%。由于脂肪分解代谢能力下降，常伴有肥胖、高脂血症、高血压及冠心病等慢性疾病，因而，脂肪供给量不应超过总热量的 20%~30%。维生素在调节人体代谢和延缓衰老过程中起着十分重要的作用。一般推荐老年人每日维生素的摄入量可稍高于青壮年。中老年人的电解质、微量元素需要量基本上与成年人相同。平衡膳食具体需注意：①食物多样，谷类为主，粗细搭配。谷类食物摄入一般每天250~400 g 为宜。②多吃蔬菜水果和薯类。膳食指南推荐每天吃蔬菜 300~500 g，水果 200~400 g。③每天吃奶类、大豆或其制品。建议每人每天平均饮奶 300 ml，有高血脂和超重肥胖倾向者应选择低脂、脱脂奶及其制品；每人每天摄入 30~50 g 大豆或相当量的豆制品。④常吃适量的鱼、禽、蛋和瘦肉。推荐成人每日摄入量：鱼虾类 50~100 g，畜禽肉类 50~75 g，蛋类 25~50 g。⑤减少烹调油用量，吃清淡少盐膳食。每天烹调油摄入量不宜超过 25 g，食盐摄入量不超过 6 g。⑥每天足量饮水，合理选择饮料。经常适量饮茶对人体健康有益。茶叶中含有丰富的微量元素，如铁、锌、硒、铜等，以及多种对人体有益的化学成分，如茶多酚、咖啡因、茶多糖等。

137 有面部潮红、眩晕、失眠、焦虑时，饮食上应该吃些什么？

妇女进入更年期后，由于卵巢功能衰退所致的内分泌失衡和雌激素缺乏，容易发生自主神经功能紊乱，表现为面部潮红、血管痉挛疼痛、高血压、眩晕、耳鸣、眼花等症状，有的还有失眠、焦虑、压抑、神经过敏、阵发性啼哭等不良反应。遇到上述情况，除咨询医师，药物治疗，注意休息，避免不良刺激外，饮食上要多吃些含硫胺素和烟酸丰富的食物，如粗面、糙米、番薯和其他豆类食物。食物中的硫胺素对缓解精神压抑和激动有一定的作用。烟酸能使血管扩张，对于治疗血管痉挛和降低胆固醇效果较好。多食用富含维生素 B_1 的食物，比如瘦肉、小米、豆类等，对保护神经系统、减轻更年期综合征的症状有益处。忌食刺激性强、易致激动的食物，如酒、浓茶、咖啡等。可有选择地吃一些安神降压的食物，如莲子、百合、红枣、绿豆等，使中年妇女平稳地度过更年期。食用富含植物雌激素的食物也对缓解更年期症状有益。

138 经常腰酸背痛、脚爱抽筋时，饮食上应该吃些什么？

腰酸背痛、脚抽筋等都是骨质疏松的症状。骨质疏松症是一种系统性骨病，其特征是骨量下降和骨的微细结构被破坏，表现为骨的脆性增加，因而骨折的危险性大为增加，即使是轻微的创伤或无外伤的情况下也容易发生骨折。除了药物治疗外，合理饮食及钙和维生素 D、K 的补充有助于防治骨质疏松。

（1）纠正不健康的生活方式：如长期吸烟、酗酒，饮浓茶，大量饮用咖啡，高盐饮食，缺乏运动，尤其是缺少冬季户外运动，缺少阳光照射。

（2）膳食中应给予充足的钙：根据中国营养学会制定的膳食营养素参考摄入量：50 岁以上女性钙的适宜摄入量为 1 200 mg/d，最高可耐受量为 2 000 mg/d。我国居民膳食中钙的供给量低，仅为 389 mg/标准人日，尚未达到推荐摄入量的一半。牛奶中的钙质吸收利用好，是人类钙质的良好来源。液态奶钙含量约为 100 mg/100 g，1~2 杯奶含有 250~500 mg 钙，建议每人每天平均饮奶 300 ml，有高血脂和超重肥胖倾向者应选择低脂、脱脂奶及其制品。含钙高的食物还有：豆制品、虾米皮、海带、紫菜、酥鱼、牡蛎、海藻、芝麻酱等。饮食不足部分可口服钙制剂补充。

（3）注意补充维生素 D：中国营养学会制定的维生素 D 适宜摄入量为 50 岁以上者 20 μg/d（800 IU/d）。日光被称为阳光维生素，适当增加日光浴，可增强钙的吸收能力；如果日晒较少人群，应注意供给含维生素 D 丰富的食物，如沙丁鱼、鳜鱼、青鱼、牛奶、鸡蛋等，也可添加鱼肝油等含维生素 D 的制剂。

（4）注意补充维生素 K：研究证实，维生素 K 不仅可以增加骨质疏松症患者的骨密度，而且可以降低其骨折发生率，促进骨健康。根据中国 2000 年制定的维生素 K 适宜摄入量，成年人不分性别均为120 μg/d。

（5）补充充足的蛋白质：蛋白质是组成骨基质的原料，可增加钙的吸收和储存，对防止和延缓骨质疏松有利，如奶中的乳白蛋白、骨头里的骨白蛋白、核桃中的核白蛋白、蛋类的白蛋白等都含有弹性蛋白和胶原蛋白。维生素 C 对胶原合成有利，所以老年人每日应摄取充足的蛋白质与维生素 C，以起到预防和治疗老年人骨质疏松的作用。

（6）注意烹调方法：一些蔬菜如菠菜、苋菜等，含有较多的草酸，会影响钙的吸收。预先将这些菜在沸水中焯一下，滤去水再烹调，可减少部分草酸。谷类中含有植酸酶，可分解植酸盐释放出游离钙和磷，增加利用率。先将大米加适量的水浸泡后再洗，在面粉、玉米粉、豆粉中加发酵剂发酵并延长发酵时间，均可使植酸水解，使游离钙增加。

139 更年期需要经常吃保健品吗？

目前市面上关于更年期妇女的保健品种类不少，且往往宣称有很好的保健治疗作用。但是保健品的作用不确切，其发挥作用也是较缓慢的。近期不能迅速改善更年期症状，远期的作用也不明确。对于有明确更年期症状的妇女，必须要在医生的指导下应用药物治疗，而不能仅靠食用保健品。有些保健品甚至具体成分与剂量亦不明确，甚至发现有些保健品查出来含有雌激素成分，但定量不清。食用这类保健品对健康不仅无益，还可能有风险。对于一些品质、含量、成分都比较明确的保健品，则可以在医生的指导下有针对性地进行调理。根据更年期妇女症状，辨证论治的我国传统中医药物也有较好的治疗与保健的作用。

140 更年期经常便秘怎么办？

造成更年期便秘的原因十分复杂，除与更年期自主神经功能紊乱有关外，一些胃肠道疾病如直肠炎、痔疮、肠粘连等，内分泌代谢疾病如甲状腺功能减退、肠麻痹等，饮食结构的不合理与生活作息的不规律均可引起便秘。因此，更年期便秘应采取综合治疗的方法，多方面进行调理。其中，饮食调理是最基本的，也是最重要的一种方法。

（1）生活规律，餐前饮水：平时日常生活中适量多饮水，可每日晨间空腹喝淡盐水或蜂蜜水、果汁等饮料。养成每天喝酸奶的习惯，酸奶有轻度的致腹泻作用，能对抗便秘。每日食用 125~250 ml 的酸奶，可以有效补充益生菌，调整肠道菌群。此外，酸奶中的双歧因子还有清除自由基，抗癌、抗衰老的作用。另外养成定时排便的习惯，也有助于便秘的治疗。

（2）多吃果菜，润肠通便：充分的纤维素含量能使粪便排出时间加速。水果和青菜不仅含纤维素和维生素，同样还因为水分充分使排便通畅。

（3）常吃粗粮，不盲目节食：粗杂粮含有丰富的维生素 B，可增强肠道的紧张度。膳食纤维丰富，能在肠道中保持水分，软化大便，促进肠蠕动。不要盲目节食，吃得少，肠道内形成的食物残渣就少，排便的次数就会减少，肠道内水分回吸收增多致大便干燥，不易排出，产生便秘。

（4）饮食不宜太清淡：过分追求饮食清淡少油，会因为肠道中的残渣缺乏脂肪的润泽而出现排便困难。这部分妇女可适量补充一些含对血脂影响小的、富含单不饱和脂肪酸的坚果类食品，或使用茶油、橄榄油炒菜。

(5) 痉挛性便秘：对于痉挛性便秘和阻塞性便秘的妇女，膳食中应避免酒、浓茶、咖啡、辛辣的调味品及各种香料等刺激性食物；同时还要减少粗糙的植物纤维素的刺激，少吃竹笋、韭菜、芹菜，可以吃一些柔软的、温和的、少刺激的食物，如可将一些瓜菜类去皮后烹饪，蔬菜选择一些嫩的菜心等；慎用蔗糖、萝卜等易使腹部胀气的物质。

141 更年期需要戒烟吗？

所有的数据均显示，女性吸烟所造成的身体危害比男性更大。烟草是研究最广泛的改变卵巢功能的毒物。妇女吸烟可诱发过早绝经，患乳腺癌、宫颈癌及卵巢癌的危险性增加，易患中风，易发生压力性尿失禁。吸烟是老年妇女认知功能减退及骨质疏松症的重要危险因素。女性应充分认识吸烟的危害性，尽早戒烟。

142 更年期需要禁酒吗？

少量饮酒有利于预防冠心病的发生；中等量饮用红酒对认知功能具有保护作用。但多量饮酒可损害肝、脑等脏器，增加高血压发病率及增加体重指数，影响认知功能，增加骨折危险。更年期需要限酒，成年男性 1 天饮用酒的酒精量不超过 25 g，相当于啤酒 750 ml，或葡萄酒 250 ml，或 38°的白酒 67 ml，或高度白酒 50 ml；成年女性 1 天饮用酒的酒精量不超过 15 g，相当于啤酒 450 ml，或葡萄酒 150 ml，或 38°的白酒 39 ml。

143 更年期可以参加体育锻炼吗？

生命在于运动。长期进行有氧运动是绝经后女性骨质疏松干预的最积极疗法，运动干预的敏感年龄是绝经后最初几年，且运动干预的时间至少应在1年以上，所以更年期女性应尽早开始体育锻炼。体育锻炼可改善机体各器官的功能。从运动生理学的角度看："当每分输出量一定时，心输出量越大，每分钟的心率就越低"。人体在有氧状态下，进行中等强度与较长时间的运动，能够增强心肺功能，如增加肺活量和肺功能，增加回心血液和心输出量等。所以，科学地进行体育锻炼，不仅能提高更年期妇女的肺功能，也可以提高运动时的心率储备，进而降低安静时的心率，最终达到提高更年期女性呼吸系统、循环系统的功能水平，以及改善消化系统、神经系统、内分泌系统、免疫系统、运动系统功能的目的。有氧运动可使女性体内的血清雌激素、孕激素水平明显升高，雄激素水平明显降低，并使更年期综合征患者在潮热、出汗、失眠、烦躁、易怒、抑郁、性交困难、乏力、头痛、心悸等方面的不适症状得到改善。定期运动可以降低女性总的死亡率以及减少由心血管疾病引起的死亡。更年期妇女应结合自身条件制定运动方案与强度，经常参加体育锻炼。

144 更年期体育锻炼有什么需要注意的？

更年期体育锻炼的注意事项如下。

(1) 持之以恒：三天打鱼，两天晒网，不但锻炼的成果得而复失，而且会因身体不能适应突然的运动，造成意外的损伤。

(2) 循序渐进：运动强度应由较小逐渐过渡到中等程度，以中为度，不要做大强度运动。运动方式应由易到难，由简到繁，时间要逐渐增加，难度逐步提高。每次运动要由静到动，再由动到静，逐步过渡。

(3) 动静适度：无论何种运动，必须使全身各部肌肉、骨关节等都能得到锻炼，但过度的运动，对健康是不利的，容易引起疲劳，甚至造成内脏或躯体的伤害。所以，更年期女性运动时应注意适当休息。所谓动静适度，应以"轻、柔、稳"为原则，在体育锻炼初期，宁少勿多，宁慢勿快，逐渐递增。在运动时，应避免快速、旋转或低头的动作，或者有可能跌倒的动作。人过中年，不宜参加带有竞赛性或突击性的紧张活动，也不适宜长时间进行过于单调的重复劳动。

(4) 运动时间及地点：早晨空气新鲜，精神饱满，是锻炼身体的最好时间。刚吃饭后，不宜马上进行活动，以饭后 1~2 小时为好。最理想的锻炼地点，应该是空气新鲜的地方，如湖滨、公园、清洁宽敞的绿化地区。不要在马路上锻炼。

(5) 运动前后注意事项：运动前，应先做准备活动，可以防止突然剧烈活动造成的心慌、气促、晕倒等现象。运动后，应进行整理活动，使身体逐渐恢复到正常状态，以有利于全身脏器的调整，也可预防对身体不利的因素产生。运动后禁忌马上休息、马上洗澡、喝冷水及吃酸性食物（如肉、蛋、鱼等）。

(6) 要加强身体自我体察：在锻炼期间要善于自我体察，注意自己的呼吸、血压、脉搏、锻炼后的自身感觉，防止不良反应。定期体检，以便调整自己的锻炼方法，提高运动效果。感到身体不舒适或体力不支时，不能强行锻炼，需减量或暂时停止锻炼。

145 更年期女性适合参加什么样的体育锻炼？

每个人应根据自己的身体健康状况、运动负荷、使用的器材、锻炼程度、周围环境、兴趣爱好等选择不同的运动内容和方式。运动的最佳方式是中等强度的有氧运动。更年期应选择各关节、各肌肉都活动的全身性项目，如散步、慢跑、太极拳、五禽戏、八段锦、游泳、气功、保健体操等，能使头颈部、躯干、上下肢都得到全面的锻炼。一定要注意根据个人特点选择适宜的运动项目，对于工作压力大的女性，可首选步行、慢跑、有氧健身操、瑜伽等以健身、娱乐、休闲为主的运动方式；而身体肥胖的女性，若伴有高血压、糖尿病、冠心病等疾病，可选择强度小并能陶冶情操的运动方式，如轻松的慢步、简易广播体操、简易的园艺活动等，以伸展筋骨。不宜做强度过大，速度过快的剧烈运动，如冲刺、跳跃、憋气、倒立、滚翻等。

146 如何把握更年期女性体育锻炼的强度和频度？

运动强度常用心率指标和最大吸氧量来衡量。调查显示，40~55 岁的中年女性参与体育锻炼时，当心率达到 125~140 次/分，她们的主观感觉是汗流浃背；心率为 110~130 次/分时，主观感觉是出汗，感觉良好；而心率为 95~100 次/分，主观感觉是心情愉快，认为活动比安静状态好。由此可见，大多数女性采取小负荷、中低强度的锻炼方式，使运动时的心率达到 110~130 次/分或 95~100 次/分较为理想。对个体而言，运动时最大心率 = 170-实际年龄。所以，更年期女性应从小强度开始锻炼，参考上述指标，结合自身体质，找到最适宜的运动强度。曾有研究资料指出，每周 2 次的锻炼仅能保持机体的现有功能储备，而每周 3~4 次的锻炼，才能提高机体的功能储备。因此，以健身为目的时，运动频率一般可以是每周 3~4 次；持续时间每次至少 15 分钟，30~60 分钟可达最大效果。最佳运动频率最好是每天 1 次，可以由少到多、逐渐增加，贵在坚持，这样才能达到良好的效果。

147 更年期女性睡觉打鼾需要治疗吗？

绝经后女性鼾症的发生率是绝经前女性的 2.6 倍，打鼾的女性在睡眠过程中会感觉憋气，反复出现睡眠暂停及觉醒。更年期妇女鼾症增多与以下机制有关：更年期妇女雌激素减少，内分泌功能紊乱，肥胖，脂肪组织增多，且多为向心性分布，上气道周围脂肪堆积，使上呼吸道狭窄；更年期妇女神经肌肉调节功能减退，肌张力下降，组织松弛，睡眠时易塌陷，使上气道面积减小。打鼾的女性多数较为肥胖，由于打鼾，长年累月处于低血氧状态，会出现白天嗜睡、记忆力减退、乏力、心悸、憋醒、胸闷、胸痛等症状；神经精神损害者会出现反应迟钝、痴呆、精神抑郁、躁狂等；打鼾者性欲会下降，加之因打鼾致夫妻分室而居，夫妻感情可出现失和；打鼾严重者会意识模糊，甚至昏迷。打鼾是病，可引起多种危害，故应积极干预。打鼾症状较轻的女性应通过控制饮食、减轻体重、戒烟酒、多运动（如颈部操）、采取侧卧位等方式积极干预。打鼾严重，伴有呼吸暂停者应及时就医进一步检查，应采取药物、手术、无创呼吸机、各种矫治器等进一步治疗。

148 更年期睡眠健康有哪些要求？

睡眠的质量决定着生命的健康和生活的质量。睡眠是生命不可缺少的补给站，充足的睡眠、均衡的饮食和适当的运动，已成为国际社会公认的3项健康标准。科学睡眠有四要素，即睡眠的用具、睡眠的姿势、睡眠的时间、睡眠的环境。

(1) 睡眠的用具：铺的硬度宜适中，枕高一般以睡者的一肩（约10 cm）为宜，夏季枕头要经常翻晒以避免病菌进入口鼻。

(2) 睡眠的姿势：选择舒适、有助于安睡的睡姿。如有心脏疾患的人，最好以右侧卧为主，以免造成心脏受压而增加发病概率。血压高者应适当垫高枕位。四肢有疼痛处者，应避免压迫痛处等。

(3) 睡眠的时间：不同年龄段的最佳睡眠时间是不同的，30～60岁成年女性，每天睡7.5小时左右，并应保证晚上10点到凌晨5点的“优质睡眠时间”。60岁以上老年人应在每晚12点前睡觉，每天睡5.5～7.0小时，长期睡眠超过7小时或睡眠不足都会导致注意力变差，甚至出现老年痴呆，增加早亡风险。

(4) 睡眠的环境：15～24℃是最佳睡眠温度；长期关门闭窗空气不流通会使人不能安睡；在发射高频电离电磁辐射源附近居住者，最好迁居。

女性若能掌握科学睡眠的四要素，就能有效地提高睡眠质量。

149 更年期睡眠有哪些禁忌？

(1) 睡觉之前不要吃东西：临睡前吃东西会加重胃肠、肝、脾等器官的负担，大脑皮质主管消化系统的功能区也会被兴奋，在入睡后常做噩梦。睡觉前饥饿的话，可少吃一些点心或水果（如香蕉、苹果等），吃完半小时之后再睡觉。

（2）不要蒙头而睡：这样会大量吸入自己呼出的二氧化碳，缺乏必要的氧气，对身体健康不利。

（3）睡觉前不要做情绪过于激动的事：人的喜怒哀乐，都容易引起神经中枢的兴奋或紊乱，使人难以入睡甚至造成失眠，因此，睡前要尽量避免大喜大怒或忧思恼怒，要尽量使情绪平稳。

（4）睡觉前尽量不要用脑及说话：大脑处于兴奋状态，思维活跃，易形成失眠症。

（5）睡觉的适宜姿势：以向右侧卧位最好，全身骨骼、肌肉都应处于自然放松状态，容易入睡，也容易消除疲劳。

第二章

基本补充药物

150 年纪大了，需要补充维生素吗？

维生素在调节人体代谢和延缓衰老过程中起到十分重要的作用。大多数维生素无法在体内合成和储存，必须依赖外源性供给，而中老年人由于胃肠道功能逐渐衰退、进食量减少及饮食习惯改变，更易造成维生素摄入不足或利用障碍。因此，一般推荐老年人每日维生素的摄人量可稍高于年轻人。并且对绝经期妇女特别强调维生素 D 的补充，对女性发病率明显较高的骨质疏松症有治疗作用。当然，过量的维生素摄入亦可影响其他营养物质的吸收和利用。

151 如何通过食物来补充维生素？

钙是健康骨骼的主要营养元素，可通过饮食或者钙剂药品补充，达到人体的正常需要量。俗话说“药补不如食补”，人体所需的钙全部或大部分可以从食物中获得，合理的饮食是最经济安全的补钙途径。牛奶、虾皮、豆制品、坚果等都是含钙量较高的食物。

合理膳食可以补充维生素 D，动物肝脏、蛋黄、多脂肪的海鱼、鱼肝油、受紫外线照射过的蘑菇都含有一定量的维生素 D（见表 3-1）。其中，以多脂肪的野生海鱼含维生素 D 较多，但不易得到，其他食物中含维生素 D 较少，因而单靠食物补充维生素 D 是不够的。所以，如果缺乏足够的阳光照射，常常需要额外补充维生素 D 胶囊或片剂。

骨骼中有机物质的构成还需要足够的蛋白质作为保障，鸡蛋、鱼类等优质和易消化的蛋白质较适合老年人。尤其要避免一味偏执的素食。

表 3-1　常用膳食钙含量表

食物类别	食物	分量	重量／容量	含钙量（毫克）
奶类及奶制品类	牛奶	1 杯	250 毫升	250
	奶粉（全脂）	2 汤匙	30 克	203
	酸奶	1 杯	125 克	94
	奶酪	1 小杯	150 克	230
豆类及豆制品类	豆腐		100 克	164
	黄豆（生）		100 克	308
	豆腐干		100 克	308
蔬菜类	苜蓿		100 克	713
	丝瓜		100 克	191
五谷类	大米		100 克	13
鱼、肉、蛋类	牛肉		100 克	9
	猪肉		100 克	6
	鸡肉		100 克	9
	蛋	1 只	60 克	35
	鳊鱼		100 克	89
	黄鱼		100 克	53
	河虾		100 克	991
	连骨沙丁鱼罐头	1 条	48 克	200
坚果类	花生仁		100 克	39
	白果		100 克	54
	莲子干		100 克	97
	山核桃		100 克	133

152 微量元素对中老年女性健康有何帮助？

微量元素指占人体总质量0.01%以下的元素，是人体所需的七大类营养素之一，主要包括铁、锌、铜、锰、铬、硒、碘、钼、钴、氟等，它们对维持人体内正常的新陈代谢具有重要作用，微量元素与蛋白质、其他有机基团结合构成酶、激素、维生素等，发挥重要的生理生化功能。铁元素在人体中具有造血功能，参与血红蛋白、细胞色素及各种酶的合成，促进生长；铁还在血液中起运输氧和营养物质的作用。碘是甲状腺激素合成的原料；锌是胰岛素的组成成分；锰是体内许多酶的激活剂，调节重要的生命活动；硒是重要的抗氧化剂，人体摄入微量元素不足或过量或元素间比例失调，都会对机体产生不利的影响，甚至导致某些疾病的发生，加速机体衰老，如缺铁会影响到人体的健康和发育，最大的影响即是导致缺铁性贫血。缺锌导致免疫力下降，缺硒直接促进冠心病的进展。微量元素主要来源于食物，中老年妇女应均衡膳食。补充必要的微量元素是预防慢性病的有效途径。

153 如何选择防治骨质疏松症的药物？

骨质疏松症的治疗并非仅仅依靠“吃药、打针”，而是要通过健康的生活方式、合理的膳食、必要的健康补充剂、合理的治疗药物等综合措施。在这里简单介绍一下健康补充剂和治疗药物。

（1）健康补充剂：钙剂和普通维生素D被认为是健康补充剂。也就是说，它们是人体必需的营养元素，本应通过正常均衡的膳食或阳光照射获得，但是在某些情况下这些营养元素会不足，需要额外补充。健康补充剂往往作为保健品或非处方药使用，安全性较好，可以在医生的建议下自行购买服用，但是不能替代治疗药物。

（2）治疗药物：骨质疏松症的治疗药物有很多种，由专业医生针对不同的疾病情况，处方后才可服用。要注意的是，骨质疏松症的缓解和改善需要一定时间，而骨密度的提高更加缓慢，所以服用药物要有耐心、需要坚持。以下是常用的几种治疗药物。

1）活性维生素 D 类似物：如阿法骨化醇等。活性维生素 D 类似物进入人体后能够快速发挥作用，从而促进肠钙吸收和骨骼形成、提高骨密度、提高肌力和平衡能力，并且见效较快，是治疗骨质疏松症的基础药物。

老年人或者肾功能不良的患者对普通维生素 D 的活化能力减退，这时在补充生理需要量的普通维生素 D 的基础上，额外使用活性维生素 D 类似物较为合适，这样既能维持正常的维生素 D 营养状况，又补充了活性维生素 D 的不足。

2）双膦酸盐：如阿仑膦酸钠等。通过抑制骨吸收提高骨密度，与普通维生素 D 和活性维生素 D 合用时可以作用互补。双膦酸盐在体内的半衰期很长，有些药物 1 周服用一次即可。

口服双膦酸盐时需要注意食道刺激和胃肠道不良反应，有胃溃疡和反流性食管炎的患者要谨慎使用，同时肾功能异常的患者也要慎用。

3）重组人甲状旁腺激素（PTH1-34）：PTH1-34 通过促进骨形成提高骨密度，需要每天注射 1 次，适用于严重的骨质疏松症。

4）雌激素或雌激素受体调节剂：绝经后妇女，使用雌激素不仅可以预防和治疗骨质疏松症，还能缓解更年期症状。可以和其他抗骨质疏松症药物合用。

154 服用保健品能预防骨折吗？

保健品能调节人体的功能，适用于特定人群食用，但不以治疗疾病为目的，因此保健品不同于药品，对治疗疾病效果不大，仅可以用来进行辅助治疗。目前，中国市场上的保健品品种繁多，五花八门，许多保健品中肆意添加激素，宣传时常常夸大其功能，甚至有可能对服用者身体造成伤害，因此，在购买保健品时应保持理性，选择可靠的品牌，留意保健品的成分、功能，亦可到医院就诊时咨询。预防骨质疏松的基本策略，除了适度锻炼，多晒太阳，还有基础药物钙剂和维生素 D 的补充。对于绝经后女性，雌激素补充也很重要。

155 哪些因素容易诱发更年期妇女跌倒和骨折？

更年期妇女发生跌倒和骨折并不是一种意外，偶然之中有必然的“内因”存在，那就是影响更年期妇女运动、协调、平衡功能的一些情况。

（1）肌力下降：随着年龄的增长，肌肉力量逐步减退，特别是下肢力量减退后，出现动作迟缓、迈不开步、容易磕绊、不能快速调整步伐和姿势而发生跌倒。

（2）平衡能力减退：人体正常的直立和行走姿势需要平衡能力维持，训练有素的体操运动员平衡和协调能力非常好，这种功能与神经系统有关，也和肌肉力量有一定关系，平衡能力减退后容易发生摔倒。

（3）感觉功能减退：年纪大了出现的耳聋、眼花，都会影响判断力和反应力，导致易发生摔倒。

（4）影响平衡能力：卒中后遗症、低血压、帕金森病等会影响平衡能力。

（5）药物也可能成为摔跤的帮凶：安眠药和镇静药会导致头晕、视力模糊；止痛药会引起意识不清；降压药可能导致疲倦、低血压；降糖药可能引起低血糖晕倒；感冒药导致嗜睡等。

（6）心理因素：心理和情绪因素会造成注意力不集中、对外界的反应迟钝、漠然等，比如“走路还想心事”。

了解这些因素，通过采取措施或加以留心和自我提醒，就能有效地防止摔跤，做个快乐的“不倒翁”。

156 如何防止跌倒和骨折？

对照下面每一条的具体做法，对减少意外跌倒和骨折有很大帮助。

（1）买一双防滑、合脚舒适的鞋子。一双这样的鞋子可能会有点贵，但是绝对值得。尽量避免高跟鞋、拖鞋或鞋底过软的鞋子，有的鞋子鞋底沾了水会特别滑，一定要及时更换。

（2）把家里的灯光调亮。检查一下家里的照明，把昏暗的灯泡换掉，或者在每次更换灯泡的时候，使用瓦数更高的灯泡。

(3) 家里备一副安全、稳当的梯子。强烈建议老年人不要做登高取物、擦窗等“危险”动作，但是老年人又常常不好意思为这样的小事麻烦子女，那就准备一副安全、稳当的梯子，如果一定要登高，稳当的梯子比桌子、板凳好很多。

(4) 看看家里哪些地方会滑，特别是沾上水以后，铺上可靠的防滑垫。卫生间、浴室、厨房是重点，记得铺好的防滑垫一定是踩上去本身不会滑动的！

(5) 如果家里有宠物，给它系个铃铛。宠物来去有声响，避免它们突然出现惊吓到老人。

(6) 清理通道上的杂物和障碍物。家里的地面是否平整？是否可以清理掉不必要的门槛和杂物？可以防止夜间走动绊倒。

(7) 必要的地方安装扶手。卫生间、浴室、楼梯等地方，尽量安装扶手，避免站立不稳、发生跌倒。外出时别怕扶手弄脏手。

(8) 检查常用物品是否在合理的地方。物品摆放位置、高度是否合理，家具的位置、摆设尽量不要变化。

(9) 合适的背包。避免携带沉重物品，如果一定要携带，背着比拎着好，斜背比单侧背好，因为这样更省力和利于身体平衡。

(10) 辅助设施。使用合适长度、顶部面积较大的拐杖，耳背的老人要配助听器，有视力障碍的老人要去就医想办法纠正。

157 维生素 D 是什么？对骨健康有什么作用？

维生素 D 的发现是人们与佝偻病抗争的结果。早在 1824 年，有人发现鱼肝油在治疗佝偻病中起重要作用。1918 年，英国的梅兰比爵士证实佝偻病是一种营养缺乏症，但他误认为是缺乏维生素 A 所致。1930 年德国哥根廷大学温道斯教授首先确定了维生素 D 的化学结构。1930 年经过紫外线照射麦角固醇而得到的维生素 D_2 的化学特性被阐明，维生素 D_3 的化学特性一直到 1936 年才被确认。

大家对维生素 D 可能并不陌生，它和骨骼健康密切相关，没有维生素 D 就谈不上骨质疏松症的防治。

维生素 D 的作用是多方面的，除了促进肠钙吸收，还可以促进骨骼形成、提高骨密度、提高肌力和平衡能力，这些对于骨质疏松症的防治都具有重要意义。

维生素 D 与骨折愈合也有着密切的关系。研究发现，人体在维生素 D 缺乏的状态下，骨折的愈合变慢，甚至出现不愈合的情况。老年骨折患者在合理补充营养的同时，也要关注维生素 D 是否缺乏，必要时补充活性维生素 D，对骨折的愈合有一定帮助。

但应注意很关键的一点：仅有足够的维生素 D 是不够的，它可以储存在人体的脂肪等组织，但是只有经过肾脏的羟化酶进行活化，成为活性维生素 D，才对机体有用。这就像原油和汽油的关系，原油可以储存，但是必须要在炼油厂加工成汽油，才能用来让汽车开动。在机体衰老、肾脏功能不全的时候，维生素 D 的活性下降，普通维生素 D 不能有效、足量地被加工成活性维生素 D，这时就需要注意补充活性维生素 D。

158 为啥补了许多“钙”，还是骨折了？

骨骼的新陈代谢贯穿人的一生，是不间断地重复着清除旧骨、形成新骨的重建过程，当骨形成超过骨吸收时骨量增加，当骨吸收超过骨形成时骨量减少，骨量持续减少将继发骨质疏松和骨折，绝大部分人认为单纯通过补钙可以治疗骨质疏松，预防骨折，但单纯的补钙只能提高骨质的储备，无法阻止骨质的吸收，此外，各种钙源的钙吸收率均在 30% 左右，且受到身体状态（甲状旁腺功能亢进，甲状腺功能亢进，慢性肾功能不全等影响钙吸收和排泄）、饮食习惯、其他药物等因素的影响，预防骨质疏松，降低骨折风险应从多方面入手。

（1）提高骨质储备：①摄入足够的钙：服用钙剂、进食钙含量高的食物，如牛奶、虾皮等。②增加户外运动：晒太阳可增加体内维生素 D 含量，促进钙的吸收。保证充足维生素 D 摄入，可口服维生素 D 制剂，或进食维生素 D 丰富食品，如鱼肝油、蛋黄、蘑菇等。③保持良好生活习惯：戒烟酒，避免饮用咖啡及碳酸饮料。

（2）减少骨质吸收：①补充雌激素：雌激素水平降低会引起骨质流失，是绝经期女性出现骨质疏松的重要原因，激素补充治疗是预防绝经后骨质疏松的重要手段。②其他抑制骨吸收的药物，有双膦酸盐类、降钙素类及选择性雌激素受体调节剂类。

159 更年期妇女在性心理方面会有哪些特点？

更年期是走向老年的过渡时期。从生理、心理和社会功能角度而言，这一年龄阶段的人比较成熟，他们肩负着重要的社会及家庭责任，但体内性激素水平的改变以及其他生理功能的逐渐衰退和老化，导致他们在性心理方面存在一些特点。

人到更年期，事业有一定成就，但仍肩负重任，心理受到刺激和打击较多。由于子女已长大成人离开父母，而出现“空巢综合征”。但如果仍与孩子住在一起也可能因为“代沟”在生活上发生冲突，而成为新刺激的来源。随着年龄的增长，很多女性不再担任行政职务或已退休、离休，社会角色发生变化，不免增加心理上的困扰和不适应。中青年阶段忙于工作和家务（包括抚育和管教孩子），夫妻之间情爱上沟通可能不够，以至于孩子长大离开父母后，夫妻双方退休在家朝夕相处时，即显露出一些不协调或格格不入的局面。一些女性认为，绝经标志着性生活的终结，在性爱和情爱方面不如年轻时那样热烈，不情愿适应丈夫的性要求，常常导致夫妻感情生活恶化。而且由于家庭环境变化和性格改变（主观、唠叨、易激动）可引起婚姻和家庭矛盾，甚至导致夫妻感情破裂。由于绝经女性阴道黏膜萎缩，分泌物减少，自然影响夫妻的性体验和性表达。

然而，也有一些女性的性体验和性表达在绝经后卵巢功能减退时并未受到明显影响。事实证明，一个在绝经前一直保持有规律的性生活的妇女，绝经后仍可保持良好的性适应，甚至60岁以后仍如此。妇女对绝经所持有的负性情绪及悲观态度，极大地影响了她们的性适应。应明确告诉她们，绝经期的到来不是性生活的终结，帮助她们去愉快地过应和应对这一过渡期所带来的认识问题和实际问题。

160 为什么中年夫妻之间容易出现性不协调？

男性在50岁左右处于上有老下有小（指家中）和承上启下（指事业）的中坚地位，是创建事业的关键时刻。为了事业他们往往投入了极大的精力和体力，而此时身体生理功能的下降容易导致身体疲劳。由于注意力过于投向工作，加之身体的疲劳，便可能出现一定程度的性冷淡。在女性方面，随着卵巢功能衰退和心绪的变化，在性爱和情爱方面也会出现淡化现象。更年期女性由于雌激素水平降低，女性盆腔组织、神经肌肉系统、血管以及其他器官都会逐渐发生改变，阴道黏膜萎缩也增加发生局部炎症的机会。同时由于潮热、出汗、烦躁、焦虑、紧张和抑郁等更年期症状，也会增加更年期妇女性适应的困难。这些原因都可能会影响更年期夫妻的性欲和性生活的协调。

男性比妇女衰老较晚也较慢，许多50岁左右的男性事业有成、很有社交魄力和魅力，会成为很多年轻异性的崇拜目标，无形中又增加了男性的优越感。而更年期妇女常出现体形的改变，如肥胖、不灵活、苍老、失去往日的娇姿和魅力，这样就会使她们在丈夫面前有自卑心理，认为自己对丈夫已无吸引力了，导致在性生活方面出现被动应付，而不主动地唤起性欲。长期下去，势必会影响性生活的和谐，达不到性的高潮，长此以往会使丈夫发生性兴趣缺乏和性冷淡。因此，更年期对女性是一个特殊阶段，丈夫应对这些暂时性生理变化给女性带来的不适，予以谅解和容忍，对她们的痛苦予以同情和关怀，这样既有利于她们度过更年期，也有助于家庭和睦与性和谐。

161 更年期妇女的性行为有什么变化？

更年期是妇女生殖能力逐渐停止的过程。绝经则是生殖能力终止的信号，但这并不表明妇女的性要求与性反应能力终止。相反，当某些妇女意识到自己即将进入绝经期或已绝经了，由于不再担心自己怀孕的问题，还可能会出现性欲增强的现象。由于宗教信仰的原因，使有些妇女认为绝经后自己不能生育了，再有性要求和性愿望则是下流、邪恶的事情。而大部分妇女并没有因为绝经期的到来而停止性活动，也没有因为更年期综合征的出现而影响性行为。绝经前期，由于需要考虑避孕的问题，有担心怀孕的紧张情绪。有些月经过多、出血时间延长的妇女，可能会影响丈夫的性要求和性情趣。女性绝经后由于阴道缩窄及分泌物减少而出现性交痛，有些妇女会主动求治，以满足夫妻双方的性要求和性和谐，但也有部分妇女因此而拒绝男方的性要求，成为绝经期感情不和、家庭破裂的一个重要原因。由于传统观念的影响，中国妇女尤其羞于向外人谈及个人的性生活问题，即使性生活非常痛苦，也只好自己忍了。有些男性对女性的性要求和性反应缺乏了解，甚至存在大男子主义，性生活中只求满足个人的欲望，对女方不观察、不了解、不体贴。长期性抑制和不满足的性生活会使中年妇女出现了厌倦性生活的现象。亲密的婚姻关系常常建立在亲密和谐的性关系基础之上。性满足的婚姻关系对夫妻双方的意义是不言而喻的，所以提高性生活质量对稳定中老年夫妇的婚姻有重要意义。

162 如何缓解性交痛？

性交痛的原因是阴道的萎缩和干涩，所以绝经后妇女可以在医生的推荐下全身或阴道局部使用雌激素，以增加阴道上皮的厚度和弹性，同时可以增加阴道分泌物，减轻或消除性交痛。女性的性欲还和体内的雄激素水平有关，在西方国家，医生推荐性欲低下的绝经后妇女在使用雌激素的同时使用低剂量的雄激素，可以很好地增强性欲，而选择有雄激素活性的性激素受体调节剂——替勃龙对性欲改善要优于单纯的雌激素。

绝经后妇女可使用润滑剂缓解阴道干涩，减少性交时疼痛感，也减少男方的不适感。用于阴道萎缩症状的润滑剂大致为水溶性基质，可以在药店买到。

163 性激素治疗对老年妇女的泌尿生殖道健康有帮助吗?

尽管大多数60岁以上妇女都曾经或正患有泌尿生殖道局部感染，但只有一小部分进行过雌激素治疗，其中的原因恐怕与患者和医生都有关系。大部分妇女由于羞于谈这些私人问题而不去治疗，或者是因为对选择治疗缺乏认识和害怕不良反应。显而易见，本来女性患者无须忍受这些痛苦。雌激素可使阴道的酸碱度、阴道黏膜的厚度恢复正常，使上皮重新获得血液供应，并提高阴道的润滑程度。大量的临床证据显示，全身（口服或经皮使用性激素）激素补充治疗可以很好地缓解萎缩性阴道炎和尿道炎的症状，如阴道干燥、瘙痒、性交困难、尿急等，并可降低绝经后妇女反复泌尿系感染的发生率。虽然全身性雌激素补充治疗可以治疗泌尿生殖道萎缩症状，但仍有25%的患者症状缓解不理想，而且年龄超过60岁的女性，不宜启动使用全身雌激素，同时对于不能使用口服雌激素的妇女，选择阴道局部使用雌激素疗法更为合理和安全。阴道局部使用雌激素对泌尿生殖道的萎缩症状更有效，而且症状缓解更快。

第三章

社交活动和心理支持

164 如何评估更年期妇女的心理健康？

围绝经期的妇女首先要明白月经的终止只是表示卵巢功能的衰退，并不意味着全身所有的系统均已衰老，更不表示生命即将结束。因为妇女的平均绝经年龄是 50 岁，而平均寿命有 78 岁，即还有人生旅途的 1/3必须好好度过。正确对待与合理安排生活，做到老有所为，老有所乐，可使夕阳红得更艳，晚年过得更充实。更年期妇女心理健康的主要标志是：①智力正常；②心理表现符合年龄特征；③性格开朗、乐观，善于控制情绪；④充分认识自己的价值，有自信心；⑤愿意与人友好相处；⑥自尊、自爱；⑦正确对待性爱，保持心理平衡。

165 更年期情绪不稳定怎么办？

老年人的喜怒哀乐有不稳定的特点，易兴奋，激动，爱唠叨，易与人争辩，久久不能平息。一部分老人过去在工作岗位上十分忙碌，如今变成闲人，则精神萎靡不振，情绪低落。要学会保持乐观情绪。人生在世难免会遇到不如意的事情与逆境，必须懂得心理上的自我调整和适应，尽量做到愉快、乐观、遇事不怒。常言道“笑一笑，十年少；愁一愁，白了头”是有科学道理的，为了保持乐观、愉快，应控制不良情绪。一切从实际出发，“物质上知足常乐，精神上自得其乐”。对待同样的遭遇，同样的精神压力，各人应付紧张的态度和方法不同，将会产生不一样的心理反应与心灵创伤。著名导演黄佐临老人在中日友好老人健康研讨会上发表《永葆青春之诀窍》中提出的座右铭“开口便笑，笑古笑今，凡事付之一笑！大肚能容，容天容地，于人何所不容?”，以幽默与宽容解脱心灵创伤，以达到老年人心理上的自我保健。

166 更年期妇女感觉总与时代脱节怎么办？

妇女退休后与外界接触减少，生活圈子变狭窄，不太能接受新事物，跟不上新潮流，喜欢坚持自己的老经验、老观点，思想保守，易导致人际关系欠和谐。更年期女性应学会适应社会。首先行动上要顺应角色的改变，无论是在社会上还是家庭中必须做到这一点，才能心胸宽阔，免去无谓的烦恼。其次是思想上要跟上社会发展的步伐，与时俱进，不能用老眼光去观察新事物，必须不断学习，顺应潮流，更新观念与思维模式，不必自寻烦恼。必要时可以通过心理咨询指导与自己的努力，达到改善、缓和社会因素导致的心理应激反应。

167 刚过 50 岁就像个“糊涂老大妈”怎么办？

更年期妇女视敏度逐渐下降、听力减退，并随着岁月的增长而加重，甚至出现味觉不同程度减退。感知觉的减退导致反应缓慢、迟钝。认知能力减退，加上老年人记忆力下降，尤其对近期发生的事或听到的信息常瞬息即忘，导致“老糊涂”现象的出现。其实“老糊涂”不是老人的普遍现象，经常用脑琢磨思考问题的老人，记忆力衰退速度减慢，仍能保持思维的灵活性，其认知能力也没有明显减退。更年期妇女要不断用脑，学习新知识，接受新信息，增加新爱好。跟上社会发展的步伐，积极、愉快地参加家庭以外的社会生活。社会心理学家指出，开展“忘年交”活动，与青年人结为推心置腹、无话不谈的挚友，可以防止心理衰老，减慢心理年龄的衰老速度。总之（更年期妇女）必须正确对待自己，加强自我保健，在家庭与社会的热情支持与帮助下，一定能健康愉快地度过人生的晚年。

168 如何度过多事之秋的“空巢期”？

“空巢期”是指在家庭生命周期中，所有的子女都已长大离家，家庭中只剩下老年人独自生活的阶段。伴随着第一代独生子女走出家庭，以往出现在老年人群中的“空巢现象”正呈现中年化趋势，未来10年，“空巢家庭”将成为中年家庭的主要形式。随着孩子们的离开，之前被隐藏的夫妻矛盾会暴露出来，处理不当会引发家庭危机。当“更年期”撞上“空巢期”，女性会感觉生活突然失去了重心，亲子依恋性强的会变得焦虑不安、忧郁、精神寂寞、失落、悲观，严重者甚至会产生自杀行为。

中年空巢期是寂寞危机与快乐机遇并存的时期。女性应积极面对生活，学会自我调整，要重拾或发展兴趣爱好，转移注意力，提高生活情趣。要意识到孩子并不是自己生活的全部，陪伴自己一生的是丈夫而不是孩子，空巢期是夫妻感情再升华的一个良好契机，应把握机会重筑并享受二人世界的甜蜜与温馨。丈夫要在妻子遭遇空巢期时“挺身而出”，夫妻之间要加强沟通，相互理解和支持，调整双方的空余时间安排。注意培养共同爱好，以此来舒缓妻子的负面情绪。子女在自身尽快独立起来的同时，也应理解父母，多与父母沟通。了解并帮助父母解决他们所遇到的问题，鼓励父母多与他人交往，培养兴趣爱好。多与父母联系，消除父母的孤独感。但应注意的是，女性一旦在一段时间里出现了情绪上难以把持的情况，应该寻求（更年期门诊）专家和心理医生的帮助。

第四章

健康体检和疾病诊疗

169 不来月经了还需要看医生吗？

绝经是每个妇女都必然经历的生理过程，由于性激素水平变化将导致潮热、出汗、睡眠障碍、情绪波动、关节疼痛等更年期症状，症状存在个体差异，严重者影响正常工作生活，需及时就医，积极干预。其次，进入更年期后许多疾病发生率升高，如：

（1）骨质疏松：随着年龄的增长骨量逐渐降低，绝经后雌激素分泌减少，进一步加速了骨量丢失，出现腰、腿、关节疼痛，椎间盘突出，严重者出现自发性骨折。骨质疏松需要尽早干预，在补充钙剂及维生素D的基础上，激素补充治疗可以有效缓解骨质流失。

（2）心血管疾病：雌激素具有改善脂质代谢紊乱，降低低密度脂蛋白水平，增加高密度脂蛋白含量和抗氧化作用，有研究表明，女性绝经后心血管发病风险显著提高，与更年期雌激素水平下降引起的代谢变化（高血脂）和血管功能变化（动脉硬化）有关，更年期妇女应该定期检测血压、血脂等，积极防范心血管疾病的发生。

（3）恶性肿瘤：近年来，女性恶性肿瘤的发生率逐年上升，许多恶性肿瘤早期并无特殊临床表现，出现明显症状时已是晚期，定期体检对于早期发现肿瘤是必不可少的。

所以，不来月经只是卵巢停止工作的标志，而不是我们停止身体检查尤其是妇科检查的信号。

170 更年期妇女健康查体主要做哪些检查？

更年期是女性由中年向老年的转折阶段，女性在更年期存在种种健康隐患，所以需定期进行健康体检。体检项目主要有：

（1）一般体检项目：体重、腰围、脉搏、呼吸、心率、血压测量等。

（2）妇科检查：绝经后期可见外阴及阴道萎缩，阴道分泌物减少，阴道皱襞消失，宫颈、子宫可有萎缩。

（3）实验室检查：①血、尿、粪三大常规；②生化检查：了解肝功能、肾功能、血糖、血脂、尿酸等；③空腹胰岛素检查：了解胰岛素抵抗情况；④肿瘤标志物筛查；⑤免疫功能检查。

（4）性激素检查：多数患者雌二醇（E_2）<100 pmol/L，E_2水平周期性变化消失；卵泡刺激素（FSH）、黄体生成素（LH）水平升高，FSH>40 U/L，提示卵巢功能衰竭。

（5）阴道分泌物检查：有无老年性阴道炎、滴虫性阴道炎、霉菌性阴道炎等。

（6）宫颈细胞学检查：属于宫颈癌的防癌筛查。

（7）盆腔超声检查：了解子宫和附件（卵巢、输卵管）情况，测量子宫内膜厚度，注意是否有子宫肌瘤、卵巢肿物等。

（8）乳腺钼靶：了解乳腺情况，如有无增生、病变、肿块、钙化等。

（9）心电图：初步了解心脏功能。

（10）营养代谢、肌肉关节功能测定：可精确检测更年期妇女的营养状况（个体化判断饮食结构是否合理并给予指导意见）、肌肉和关节功能（判断老化情况、骨质疏松状况）等，对于指导更年期妇女生活、饮食以及保健、治疗有重要作用。

此外，更年期妇女还应学会自我查病的方法，掌握一些基本的医学知识，注意自己的主观感觉，如活动后胸闷、心悸，就要想到有无心脏病；消瘦乏力、消化不良、黑色大便，要警惕消化系统疾病等。至于一些通过眼看手摸发现的可疑体征，如乳房肿块、下肢水肿等，一经发现应立即到医院检查。

171 绝经后妇女经常有排尿不适症状，需要到泌尿科检查吗？

尿液由肾脏产生，经输尿管进入膀胱，最后经尿道排出，正常女性泌尿系统具有完整的防御机制，其中包括：①膀胱有规律的排尿，尿液不断流动可以稀释及排出进入膀胱内的少量细菌，冲洗尿道口周围，若膀胱残余尿多，时间长，发生尿路感染的可能性就越大。②膀胱黏膜有杀菌能力，膀胱黏膜还可以抵御细菌入侵，其可分泌杀菌物质，具有抗菌作用，此外，尿液内高浓度尿素及有机酸不利于细菌生长。③雌激素使外阴前庭及阴道内 pH 值保持在 4.5 左右的酸性环境，细菌不易繁殖。

绝经后妇女，因雌激素水平低下，阴道 pH 值上升，膀胱、尿道黏膜上皮变薄，防御能力减弱，易发生尿频、尿急、夜尿多、尿失禁、反复感染等泌尿系统症状。因此，激素补充治疗或者局部使用雌激素可以有效缓解尿路刺激症状。当然，有尿路症状时首先应该先去泌尿科检查，排除器质性和感染性疾病，必要时在行抗感染治疗的同时加用雌激素，有助于症状迅速改善。

172 为什么绝经后老年妇女还要检查妇科？

正常女性 50 岁左右绝经，代表卵巢功能衰竭，生育力停止，但生殖器官存在，仍会有疾病发生的可能，包括生殖道炎症、生殖系统肿瘤等都是绝经后女性的好发疾病。所以即使是绝经了，也还是要定期进行妇科检查，因为没有月经也还是女人。老年女性的妇科检查也和育龄妇女的妇科检查项目大致相同，但因为绝经后雌激素水平降低，阴道表层上皮菲薄，所以要注意保护，使用润滑剂，避免人为损伤。如果在检查中发现异常，应进一步做必要的辅助检查如影像学检查、血液化验等。

173 如何进行乳房的自我检查？

乳房的自我检查可以早期发现肿瘤，为治疗赢得宝贵时间，具体方法如下：月经后一周内是自检的黄金时间，此时体内激素水平下降，乳房的状态最放松，病变容易检出。首先，站立于镜子前，对比观察两侧乳房，注意大小、形状是否对称，表皮是否存在红肿、萎缩、凹陷等改变，乳头是否回缩，有无血性分泌物（可检查内衣上是否存在血性及浆液性分泌物的污渍），其次，平卧于床上，被检查的一侧手臂举过头部，背部垫高使乳腺外移到胸壁前面，先用右手检查左侧乳房，手指并拢，手掌和手指均平置于乳房上，轻施压力，按照外上方-外下方-内下方-内上方-乳头-腋窝的顺序逐步触摸，尤其留意乳腺外上区域，乳腺癌多发于该区域，触摸过程中注意有无触痛及包块，切忌重压或抓挠，以同法检查右侧乳房。自检并不能发现所有的早期乳腺癌，因为不是所有的乳腺癌都表现为异常的肿块，因此每年 1 次的健康体检必不可少。

174 绝经后白带内有血丝是咋回事？

绝经后阴道出血是妇科的常见症状，其病因复杂，主要原因如下。

（1）生殖系统炎症，绝经后雌激素水平低下，阴道黏膜抵抗力低下，容易受细菌感染。

（2）服用激素类药物。

（3）子宫内膜腺体萎缩，管口容易堵塞，形成腺体囊肿，腺体破裂可致小静脉栓塞或破裂出血。

（4）子宫肌瘤等良性子宫病变。

（5）子宫内膜癌等恶性肿瘤。虽然绝经后白带内有血丝绝大部分原因是子宫内膜良性病变，但超过 90%的子宫内膜癌患者都会出现围绝经期或绝经后阴道流血，是子宫恶性肿瘤的临床信号，需要提高警惕，如果绝经后出现阴道流血，不必过分紧张，应及时前往医院就诊明确病因，排除恶性肿瘤。

175 更年期妇女出现腰、腿、关节疼痛需要做哪些检查？

更年期妇女雌激素水平低下，骨质吸收大于骨质生成而致骨质疏松，骨量的快速丢失和骨关节的退行性变可导致腰、腿、关节疼痛，需要如下检查。

（1）骨密度测定：评估老化及骨质疏松状况，必要时可行腰、腿 X 线及 CT 检查，了解是否存在椎间盘突出等情况。

（2）血清钙、磷测定。

（3）血清 25（OH）D 含量测定，了解体内维生素 D 的水平，指导治疗。

（4）生化检查：肾功能、血糖，排除影响骨质代谢的慢性疾病。

（5）甲状腺及甲状旁腺功能测定，排除影响骨质代谢的慢性疾病。

176 更年期妇女患抑郁症需要哪些科医生来治病？

研究已经证实，女性雌激素与中枢神经系统的结构和功能活性有关，雌激素可以影响神经元生长，刺激大脑局部神经营养因子的表达，调节多巴胺、5-羟色胺等神经递质从而影响大脑功能，更年期雌激素水平急剧变化，容易出现潮热、出汗、睡眠障碍等更年期症状，此外，更年期妇女面临一系列社会和家庭的问题，如环境的改变，工作压力增加，婚姻的变化，亲人的丧失，子女问题等，在生理因素、心理社会因素的双重“夹击”下，更年期妇女常出现精神神经系统症状，如焦虑和抑郁，抑郁症主要表现出以紧张、忧郁为主的情绪障碍，伴有睡眠障碍，患者对一切事物均无兴趣，思维反应迟钝，甚至出现自杀行为，更年期妇女合并严重精神神经症状者应及时就医，必要时接受相应治疗。需要妇产科、精神科、心理科、中医科等配合治疗。

177 眼睛越来越看不清要注意什么？

绝经后女性出现眼睛模糊的常见原因如下。

（1）糖尿病性视网膜病变：绝经后妇女常常发生肥胖、容易罹患糖尿病。眼部病变是糖尿病最为常见的慢性并发症之一，几乎所有的眼病都可能发生在糖尿病患者身上。如眼底血管瘤、眼底出血、泪囊炎、青光眼、白内障、玻璃体浑浊、视神经萎缩、黄斑变性、视网膜脱落等。绝经后妇女应警惕糖尿病的发生，合理饮食，注意监测血糖，已罹患糖尿病的患者应积极治疗，控制血糖，避免发生糖尿病并发症。

（2）老年性白内障：随着年龄增长，晶状体蛋白质老化变性而发生混浊，称为老年性白内障，视物模糊是白内障的早期表现，视力呈进行性减退，因此老年性白内障需要及早眼科处理，以免出现永久性视力丧失。

（3）老年性黄斑病变：老年性黄斑变性常单眼先发病，最终双眼受累。目前认为，老年性黄斑变性与视网膜色素上皮的代谢功能衰退有关，光损伤、营养、中毒、免疫、高血压性动脉硬化等均有可能成为诱发因素。绝经后妇女易出现血糖、脂质代谢紊乱，并发高血压、动脉粥样硬化等心脑血管疾病，引起黄斑病变，出现视物模糊。

绝经后女性随着卵巢功能减退，雌激素水平低下，对心血管系统、能量代谢产生不利影响，绝经后代谢综合征（包括肥胖、2 型糖尿病、糖耐量异常或胰岛素抵抗、高三酰甘油血症、低高密度脂蛋白血症、高血压等）的发生风险大大提高，使得心脑血管意外的风险增加，代谢综合征影响全身各个系统，应及时进行干预。绝经后女性要保持健康生活习惯，合理膳食，适当进行身体锻炼，定期健康检查。

178 绝经后还会发生妇科肿瘤吗？

绝经后雌激素水平低下，子宫肌瘤、卵巢子宫内膜异位症（巧克力囊肿）、子宫腺肌病等雌激素依赖性疾病一般情况下不再进展，但有极少数子宫肌瘤可发生肉瘤变（恶变），多表现为阴道不规则流血、腹痛、腹部包块，此外，绝经后某些妇科肿瘤发生率增加，如子宫内膜癌 75% 发生于 50 岁以上妇女，主要临床表现为绝经后阴道流血；外阴鳞状细胞癌主要发生于绝经后妇女；卵巢上皮性肿瘤、输卵管癌亦多见于中老年妇女，因此每年的健康检查必不可少。

第五章

自我健康管理

179 更年期没有什么不舒服症状，是否意味着不需要看医生？

从治疗症状的角度而言，如果更年期没有出现明显症状而影响生活和工作，的确不需就医。但科学的、全新的健康理念认为，没病不等于健康。没病是指去医院做检查，临床结果都正常。而健康除了指未患疾病，还需包括完整的生理、心理状态以及良好的社会适应能力。

对于即将进入和已经进入更年期的妇女，由于个人体质、激素状态、精神因素、社会环境等不同，并不是每一个人都会出现可感知的更年期综合征症状，即使有症状也有程度轻重和症状形式的差别。因此，在面对更年期综合征时，要科学地认识和理解这一自然的生理变化过程，从疾病预防的角度出发，40 岁以上的妇女，如月经有变化了，可提前去更年期门诊咨询需要的注意事项，以便科学面对更年期容易出现的各种健康问题，并为远期健康包括预防心血管系统疾病、骨质疏松、老年痴呆等及早开始行动。在医生的建议下，规范地实施个体化的绝经激素治疗，也有助于预防一些远期疾病的发生。为了给更年期后的有生之年筑起健康防线，建议更年期妇女应定期就医、定期健康体检，做到疾病的早发现、早诊断、早治疗。

180 什么是更年期的自我健康管理？

更年期是每个女性一生中必然经历的一个阶段，要科学地认识和理解这一阶段发生的自然生理变化和可能出现的疾病，从精神上、心理上有准备地去应对。从疾病预防的角度出发，妇女要建立自我健康管理意识，就是用科学的健康理念，科学的思维方式，学会经营身体健康，轻松地迈向生命中的“第二春”。自我健康管理具体内容如下。

(1) 把管理的概念引入自我健康中来，为促进身体健康，女性应从营养饮食、体质、心理等全面入手，使自己学会降低危险因素和促进健康行为，用最少的时间、精力、资金等投入，达到最大的健康保健产出。

(2) 自我健康管理作为一种新的理念，尤其是针对更年期，就是使妇女在认识上把更年期从一种自然发展过程视为一个管理过程，强化自己对健康问题的主体意识和主体地位，强化自己在更年期健康管理中的责任。

(3) 更年期的自我健康管理不仅仅是一个概念，同时也是一种科学的系统管理方法。在更年期健康管理期间，每个妇女都需要积极主动地接受个体化的健康指导，全方位开展个人健康的监测，制定整体健康策略，特别关注更年期相关的健康问题，实施以绝经激素治疗为主的包括生活方式、膳食营养、脑力和体力锻炼、社交活动等全面的更年期健康策略。

181 安度更年期的健康管理有哪些注意事项?

目前，女性期望寿命已达 75 岁以上，生命的三分之一时间将在绝经后度过，要平稳度过更年期这个特殊阶段，健康管理是全方位的。除必要时采用绝经激素治疗外，还需注意以下方面。

(1) 了解更年期是自然的生理过程，正确认识更年期出现的暂时性不适症状。保持心理平衡，塑造乐观、良好、积极的心态。凡事量力而行，不要把弦绷得太紧，调整对自己目标的期望值，避免过分要强因失败而自卑自弃。经常听听合适的音乐，消除不应有的焦虑和恐惧，必要时进行心理咨询和引导，及时排除心理障碍。

(2) 建立健康和谐的家庭和人际关系，不但使更年期妇女心情舒畅，而且有利于化解来自工作和生活中的不良刺激，建立起生活信心。

(3) 生活应有规律，注意劳逸结合，有张有弛。睡前尽量不喝咖啡、茶、可乐等含咖啡因的饮料，避免熬夜等不良习惯。

(4) 坚持适宜的有氧运动和身体锻炼，减慢体力下降，使自己有充足的精力和体力投入工作和生活。

(5) 饮食多样化，粗细搭配，营养均衡，应限制糖、热量、动物脂肪、胆固醇和盐的摄入，补充优质蛋白（奶类、鱼类、豆类、瘦肉等）、维生素、微量元素、钙和纤维素等。碳水化合物的摄入应适当减少，每餐保持八成饱即可。

(6) 合理适度地安排性生活，重视性保健和提高性生活质量能增进夫妻感情，巩固婚姻关系，促进家庭和睦，有益于心身健康。

(7) 重视身体健康的异常信号，如更年期后的阴道出血。更年期妇科肿瘤和心血管系统疾病的发生率增加，一旦有异常现象，要及时诊治。定期体检，达到“无病早防，有病早发现、早治疗”的目的。

(8) 生活习惯方面，进入更年期，牙齿开始松动，咀嚼功能下降，应养成好的口腔卫生习惯；由于皮肤的保护作用减弱，要常洗澡，勤换内衣，少用肥皂洗澡，以防体脂过多流失；保持大便通畅，养成定时排便的习惯；每天冲洗外阴部，以保持清洁。

通过自我为主的健康管理，可减轻和防止妇女更年期的诸多不适反应，维护和促进更年期妇女身心健康，提高和改善其生活质量，顺利度过人生的多事之秋。

182 如何建立自我健康管理档案？

更年期妇女应该在绝经前开始健康管理。健康管理内容包括：健康咨询与教育，心理健康，运动，饮食，生活起居，体检指导，就诊路径。更年期妇女应通过学习有关健康医学知识，树立科学健康理念，来提高自我保健意识。自我健康评定标准以世界卫生组织提出的“五快”、“三良好”来对照自身健康状况。“五快”即食得快、睡得快、说得快、便得快、走得快。“三良好”是衡量心理健康的标准，包括良好的个性、良好的处事能力及良好的人际关系。更年期妇女在建立健康生活方式的基础上，建立个人健康档案，制定合理的健康计划。借助于网络平台软件保存信息资料，定期对自己的健康状况进行自我评估，还可以建立相应的自我健康管理自助表，内容包括各种更年期症状的变化情况、月经情况记录、健康评定标准记录、定期测量体重、身高和腰围、乳房自查结果、定期医院体检结果和激素补充治疗等用药情况登记。通过自我健康管理档案分析，发现健康危险因素，及时就诊，选择合适的干预方法，提升自我健康水平。

183 更年期症状有评价标准吗？

更年期症状的表现形式多样，早期识别绝经相关症状及表现，及时给予相应的心理支持或药物治疗，可有效提高更年期妇女的总体健康水平。改良 Kupperman 评分是常用的评价绝经症状的方法之一（表 3-2）。总分为 0～63 分。更年期综合征评判时，分数：>35 分为重度，20～35 分为中度，<20 分为轻度。若症状为中、重度时，应及时到医院更年期门诊进行检查和治疗；轻度者也应注意自我保健，定期到医院更年期门诊进行咨询和随访。

表 3-2　改良 Kupperman 评分表

症状	加权系数	程度				分数
		无（0 分）	轻（1 分）	中（2 分）	重（3 分）	
潮热、出汗	4	无	<3 次/日	3～9 次/日	≥10 次/日	
失眠	2	无	偶尔	经常	经常且严重、需服安眠药	
烦躁易怒	2	无	偶尔	经常	经常不能克制	

续表3-2

症状	加权系数	程度				分数
		无（0分）	轻（1分）	中（2分）	重（3分）	
感觉异常	2	无	偶尔	经常有刺痛，麻木、耳鸣等	经常而且严重	
泌尿系统症状	2	无	偶尔	>3次/年，自愈	>3次/年，需服药	
性交困难	2	无	性欲下降	性生活困难	性欲丧失	
忧郁多疑	1	无	偶尔	经常、能克制	失去生活信心	
关节、肌肉疼痛	1	无	偶尔	经常、不影响功能	功能障碍	
眩晕	1	无	偶尔	经常、不影响生活	影响日常生活和工作	
头痛	1	无	偶尔	经常、能忍受	需治疗	
易疲劳	1	无	偶尔	经常	日常生活受限	
心慌、心悸	1	无	偶尔	经常、不影响生活	需治疗	
皮肤蚁走感	1	无	偶尔	经常、能忍受	需治疗	

注：①症状评分=基本分（即加权系数）×程度评分；②总分：各项症状评分之和

184 如何进行自我健康膳食的管理？

更年期是一个渐近过程，随着更年期妇女逐渐步入老年阶段，机体出现了基础代谢率降低、生理功能减退、消化系统调节适应能力下降等一系列生理变化，势必使营养需要发生相应的变化，这就需要更年期妇女对自己进行健康膳食管理，以满足“平衡膳食”的要求，健康膳食管理要注意以下几点。

（1）食物多样，谷类为主：谷类食物是中国传统膳食的主体，是人体最经济的能量来源。要注意粗细搭配，经常吃一些粗粮、杂粮等。

（2）多吃蔬菜、水果和薯类：蔬菜、水果是微量元素、膳食纤维和天然抗氧化物的主要来源；薯类含有丰富的淀粉、膳食纤维，多食用有助于保护心血管健康，预防某些癌症等。

（3）补充蛋白质：奶类和豆类含有丰富的优质蛋白质、维生素和钙等，常食用有助于减缓骨质丢失，预防心血管疾病等。

（4）常吃适量的鱼、禽、蛋、瘦肉：动物性食物也是优质蛋白质、维生素和矿物质的良好来源。

（5）少吃盐，少饮酒：长期高盐饮食会增加心血管病发病率，并影响某些维生素的吸收。酒类也应尽量少饮，普遍的观点认为：酒精对女性健康弊大于利。

（6）保证足够水分摄入：满足每日足量饮水对防治心、脑血管疾病的发生有益处，注意不要感到口渴才喝水。

以上建议仅针对相对健康的更年期妇女，如有合并某些特殊疾病，应在医生指导下，制定合理的专病饮食计划。

185 更年期妇女如何提高睡眠质量？

睡眠障碍无论发生在什么时候都需要得到诊治。对于正处在更年期的妇女来说，由于雌激素水平呈波动性下降，导致对大脑皮质抑制作用减弱，从而对睡眠造成较大影响。此外，潮热、出汗也会使女性睡眠时辗转反侧、难以入睡。据调查发现，近 40%的更年期女性饱受夜间频醒、入睡困难或失眠等睡眠障碍的困扰，令其白天出现疲惫、焦虑和情绪不稳等，这又会加重夜间睡眠质量下降，形成恶性循环。那么，究竟有哪些行之有效的治疗方法可以提高妇女的睡眠质量呢？准确来说，应该还是要到医院找医生进行必要的治疗。这里仅介绍一些日常的预防和改善措施。

充分睡眠即每晚睡眠 7～8 小时。睡眠除了消除疲劳，使人体产生新的活力外，还与提高免疫力，增强抵御疾病的能力有关。晚上 10 时至凌晨 2 时是人体细胞更新最活跃的时间，这时不睡眠，细胞的新陈代谢就会受到影响，人体就会加速衰老。因此，要避免经常睡得过晚。

所谓合理的睡眠，是指除了睡眠时间要适当之外，在睡眠的准备、姿势和习惯等方面也要有一些讲究，综合起来有“十忌”。

（1）忌临睡前进食：如果晚饭吃得过早，睡前感到饥饿，可少吃一点点心或水果（如香蕉、苹果等），但吃完之后，至少要休息半个小时之后才能睡觉。

（2）忌睡前用脑：如果有在晚上学习和工作的习惯，应先做比较费脑的事，后做比较轻松的事，以便放松大脑，容易入睡。

（3）忌睡前激动：睡前要尽量避免大喜大悲、忧思恼怒，不看惊险和悲惨的影片，尽量保持情绪平稳。

（4）忌睡前过多说话：俗话说，“食不言，睡不语”。因人在说话的时候容易兴奋，思想活跃，从而影响睡眠。

（5）忌仰面而睡：以右侧卧位为最好，这样全身骨骼、肌肉都处于自然放松的状态，容易入睡，也容易消除疲劳。

（6）忌张口而睡：因张口而睡，不仅易受空气中病毒和细菌的侵袭，而且也易使肺部和胃部受到冷空气和灰尘的刺激，从而引起疾病。

（7）忌蒙头而睡：蒙头而睡会大量吸入自己呼出的二氧化碳，缺乏必要的氧气，对身体健康极为不利。

（8）忌迎风而睡：睡眠时千万不要让从门窗进来的风吹到头上、身上。因为时间长了，冷空气就会从人皮肤上的毛孔侵入，轻者感冒，重者口眼歪斜。

（9）忌对灯而睡：因灯光会扰乱人体内的自然平衡，致使人的体温、心跳、血压变得不协调，从而使人感到心神不安，难以入睡，即使睡着，也容易惊醒。

（10）忌强迫入睡：遵守 20 分钟规则，如果你躺 20 分钟都无法入睡，那就起床做些事情，直到有睡意再躺回床上。

最后，提醒更年期妇女，在日常生活中一定要保持良好的生活作息习惯，除此之外，睡前可以尝试喝杯热牛奶、听听柔美的音乐、泡个热水浴等方式来放松身体。如果失眠还是没有缓解，建议及早治疗。

186 如何预防慢性病（高血压、糖尿病等）的发生？

女性进入更年期后，由于卵巢功能衰退，体内卵巢分泌的激素水平波动，出现程度不同的临床症状或潜在的疾病。临床数据显示，女性糖尿病、高血压、冠心病的发生率随绝经年限的延长明显上升。慢性病（高血压、糖尿病等）的预防首先是坚持健康的生活方式，包括：戒烟、限酒、饮食控制、减轻体重，这对降低血压，控制血糖及血脂非常有帮助。应了解和掌握健康的标准和高血压、糖尿病的早期症状，重视定期体检，测血压和查血糖并详细记录，提高自我监测的能力。要注意体重管理，可计算体质指数［BMI ＝体重（kg）/身高（m^2）］，正常：18.5 $kg/m^2 \leqslant BMI < 23.9\ kg/m^2$，以判断身体是否符合标准。定期测腰、臀围，预防脂肪过多堆积和中心性肥胖。培养良好的饮食习惯，注意节制热量的摄入，多食用一些富含钙质的食物。选择合适的锻炼方式并持之以恒，保证充足的睡眠。有绝经激素治疗适应证并排除禁忌证的更年期妇女，个体化给予低剂量的雌激素药物治疗，对心血管系统疾病具有预防作用，也有助于糖代谢。同时重视健康体检，及早发现疾病，及时到相关专科就医，及早进行规范治疗。

187 更年期后患了心血管疾病需做哪些检查？

女性绝经后心血管系统疾病的发病风险显著增加，但发病过程缓慢，早期也没有明显的症状，只有当影响心脏供血后才会出现症状。要判断是否患了冠心病，一定要到医院去检查，即使诊断患了冠心病，也不要因此背上思想包袱，应积极治疗。心血管系统疾病有许多检查项目，包括基本项目如心电图、心功能，还有动态监测的检查如平板运动等，还包括有创的如冠状动脉造影等，需做哪些检查应由心血管科的专科医生决定，既无须盲目追求高大上，非贵非全不可，也要避免偏听偏信，拒绝必要的检查。更年期妇女应多了解一些心血管系统疾病的基本知识。在应用正规的专科治疗后，必要时可加用雌激素类药物来改善紊乱的血脂代谢，缓解或减慢冠状动脉粥样硬化。每隔 3~6 个月去医院复查，遵医嘱进行心电图检查，以及相关的心内科检查，必要时行冠状动脉造影，以明确病变进展情况。

188 有哪些检查方法可以了解骨质是否疏松？

绝经和增龄是引起骨质疏松症的两个主要因素，女性在 50 岁绝经和 60 岁进入老年期，是两个骨量迅速减少的时期。骨关节疼痛、脊柱弯曲和发生脆性骨折是骨质疏松症最典型的临床表现。由于早期常无明显的自觉症状，许多更年期妇女往往在骨折后经 X 线或骨密度检查时才发现已有骨质疏松改变。更年期妇女有条件者需要行骨密度测量，了解自己是否已有骨质疏松。骨密度测定能够比较客观地反映骨量，是评价骨质丢失，进行骨质疏松症早期诊断及监测治疗的主要技术手段。测量骨密度的方法有以下几种。

（1）标准 X 线检查：表现为骨小梁变细、稀少，皮质变薄，出现层状结构，椎体可见横行骨小梁减少，严重时可发现压缩性骨折。但不能用于早期评估骨折高危性，因为 X 线片出现明显变化前已存在 30%~40%骨丢失。

（2）双能 X 线吸收法（DXA）：可较精确地确定骨密度和骨质疏松性骨折的部位，且放射剂量明显低于标准胸部 X 线检查。DXA 也可测量全身各部位骨量。由于各部位骨密度存在差别，应用 DXA 技术测量桡骨、髋骨和脊柱 3 个部位，可提供高精确度数据。临床采用 T 评分（T Score）表示骨密度测定值。T 值 =（测定值-骨峰值）/标准差，T 值≥-1.0 为正常，-2.5<T 值<-1.0 为骨量减少，T 值≤-2.5 为骨质疏松。DXA 是诊断金标准。

（3）定量 CT 骨密度测量（QCT）：可在多数 CT 机上进行，但放射计量高于 DXA，虽然其可精确测量椎骨量，但却不能精确测定股骨的骨量。

（4）超声检查：不仅能反映骨密度的情况，而且可以反映出骨的质量和结构。具有重复性好、无放射性和价格低廉等优点，适用于筛查和普查。目前超声检测仪器的测量部位主要是跟骨（松质骨）和胫骨

（皮质骨）。

（5）生化检查：可进行辅助检查，包括骨形成指标（如碱性磷酸酶、骨钙素等）和骨吸收指标（如空腹尿羟脯氨酸、钙与肌酐比值、抗酒石酸酸性磷酸酶等）。

189 更年期妇女减肥应注意哪些方面？

首先，应了解一下自己是否肥胖，判断肥胖的常用指标有：理论体重（IW）=（身高-100）×0.85。体质指数（BMI）=体重（kg）/身高（m）^{2}（正常：18.5 kg/m^2 ≤ BMI < 23.9 kg/m^2；超重：BMI 为 24.0～27.9 kg/m^2；肥胖：BMI ≥ 28.0 kg/m^2）。全身脂肪含量（BF%）判断肥胖更加准确，但需专业仪器。正常：15.0 ≤ BF% < 25.0；脂肪超量：25.0≤BF%<30.0；肥胖：BF%≥30.0。

女性更年期容易出现脂肪堆积、身体发胖、体重增加、骨质疏松、血胆固醇增加和动脉粥样硬化等现象。很多女性为了美丽就会选择减肥，特别是很多人都首选节食减肥。有研究报告显示，过度减肥会使更年期妇女骨折的危险性显著增加。这是因为体瘦或减肥过度妇女往往体内雌激素水平较低，容易引起骨质疏松和骨折；另外，体瘦或减肥过度的妇女因体内脂肪少，在跌跤时缺少脂肪的缓冲作用，也易骨折。更年期妇女应通过均衡饮食、适度运动等健康生活方式控制体重，切忌过度节食减肥。控制体重的均衡饮食原则如下。

（1）选择低脂肪、高纤维素食物：低脂肪、高纤维素食物多为杂粮、蔬菜、水果等，少吃脂肪含量高的食品（如甜食、油炸类食品等），少吃动物油，多吃植物油。动物油含有饱和脂肪酸，摄取过多会引起动脉粥样硬化和肥胖等；植物油含有不饱和脂肪酸及维生素 E，有不错的抗衰老作用。

（2）适当摄取蛋白质：随着年纪增大，身体的代谢功能会逐渐降低，这时应补充一些优质蛋白质食品，如牛奶、瘦肉、禽类、鱼类和蛋类等，但不应过量。多摄取豆制品补充植物蛋白对更年期健康也有好处。

（3）适当摄取维生素：多种维生素是人体代谢中必不可少的有机化合物，多吃新鲜蔬菜和水果，增加维生素和矿物质，可以提高人体抵抗力。

（4）饮食清淡：系指低盐、低脂、低糖、低胆固醇和低刺激等“五低”饮食。更年期妇女饮食上要尽量选择易于消化的食物，避免盐、糖过量，不吃刺激性食品，如酒、咖啡、浓茶和胡椒等。

此外，养成良好的生活起居习惯，劳逸结合，补调结合，营养与运动结合，保持愉快心情，都有助于体重控制和身体健康。

190 更年期房事需要注意什么？

看到这个问题，你可能会觉得难为情。要知道，性生活是人的基本需求之一，和谐的性生活能增进夫妻间的情爱，巩固婚姻关系，促进家庭和睦，有利于妇女身心健康。但很多妇女在遭遇更年期的时候，不仅脾气变得暴躁、易怒，连性生活也冷淡了，这无疑会影响婚姻生活，其实更年期妇女也是需要正常性生活的。

（1）要对更年期有正确的认识，明白自己出现性冷淡、情欲减退和性交疼痛等性功能障碍时，是较常见的更年期障碍，这对于女性的身心健康有着极大的影响，应及时就医，适当采取措施加以调整。

（2）同时要明白，和谐、适度的性生活是更年期妇女所必需的，这不仅能缓解衰老、改善神经、精神症状，而且可增强自己的自信心。不该有“绝经即绝欲”“老夫老妻不需要性生活”的错误认识，而是要唤起对性的渴求，对生活的希望。

（3）夫妻双方要注意培养夫妻间的情爱和性兴趣，掌握科学的性知识，重视性保健，根据具体情况采取一些辅助措施，如增进交流，必要时使用局部雌激素或局部润滑剂，以提高性生活质量。

（4）需要注意的是，更年期女性需要性生活，但也不可过多；要做好避孕措施，防止意外妊娠。

第四篇

更年期和绝经后女性的激素补充治疗

第一章

MHT的起源和历史变迁

191 更年期综合征是什么时候开始被关注的？

早在远古时代，人们就已经观察到妇女没有月经后身体会出现各种不适，因此月经出血以及其作用便激发了医生们的兴趣。由于正常月经来潮时偶尔可闻及月经血的腥臭味并出现疼痛感，因此人们认为月经血可以带走身体内的毒性物质，那么当月经停止来潮后，身体内的毒性物质将会累积从而出现很难解释的身体不适及精神症状。所以怎样使月经来潮以便带走身体内毒性物质来改善不适症状？人们早期进行了很多尝试，如使用中草药通经治疗、静脉放血以及催泄法等，然而这些方法不仅使人十分痛苦而且出现了各种并发症，但人们仍然很渴望月经能继续来潮，从而减轻她们的不适。之后绝经的研究经历了漫长的发展时间。到公元前384~公元前322年，古希腊最伟大的哲学家、科学家亚里士多德就观察到妇女40岁以后月经逐渐停止来潮，遂将这种现象描述为绝经。直到1816年法国医生De Gardarne首先提出了“La menespausie”这个词，更年期综合征（climacteric syndrome）的概念开始建立，1821年他又将“La menespausie”这个词简化为“menopause”即更年期（绝经），更年期综合征开始作为一种症候群被人们所关注。

192 激素治疗绝经症状有多长历史？

自20世纪50年代启用estrogen therapy（ET），中译名叫雌激素疗法后，就开始了绝经后妇女雌激素的应用。直到 1963 年，美国纽约的一位名叫 Robert AW 的妇科医生发表了名为“Specific procedures for the elimination of the menopause”的文章，提出雌激素可以预防和延缓绝经引起的女性一系列衰退性改变，引起了更多人的关注。1966 年，Rober AW 出版了《永恒的女性》一书，在书中他教育广大女性和医生，让她们相信“绝经期是一种雌激素不足的疾病”，提倡用雌激素疗法，该疗法能使绝经后妇女维持类似年轻人的机体状态，保持女性的年轻美貌和健康。当时该书在美国及欧洲流传甚广，并被广大妇女所接受，由此奠定了雌激素疗法的地位，被认为是激素治疗开始的标志。

193 治疗绝经症状的激素药物是如何发明的？

美国的 Schering 公司在 1928 年就研制成功了首种叫保女荣的雌激素，是从孕妇尿中提取出来的。由于当时孕妇尿原料的紧缺，不能维持生产，使雌激素的商业化遭遇困境。1930 年，有一位叫 Collip 的加拿大生物学家在 Ayerst 实验室研究胎盘激素时发现了一种可口服的、与雌激素有类似作用的激素，这个激素被命名为葡萄糖酸雌二醇，随后该实验室开始生产葡萄糖酸雌二醇，并于 1933 年在美国开始应用于临床。但由于葡萄糖酸雌二醇也只能从人尿中分离获得，也不可能长期大量生产。直到 1932 年法国教授 Girard 发现一个新的方法从孕马尿中提取大量的雌激素，解决了原料问题。紧接着 Ayerst 实验室经过两年的研究，生产出由孕马尿合成的含有多种雌激素成分的结合型雌激素——premeral（倍美力），第一个商业化口服雌激素诞生了。倍美力于 1941 年在加拿大上市，1942 年，高剂量倍美力（1. 25 毫克）在美国上市。在以后的数年中，先后上市了口服戊酸雌二醇、17β 雌二醇以及皮肤贴剂、霜剂、阴道用药膏剂等各种剂型的雌激素，还有雌孕激素联合制剂，使医生根据更年期女性不同的身体状况有了更多的用药选择。

194 在绝经激素治疗的发展史中有过冲突吗？

在绝经激素治疗的发展史中，有两次大的冲突给绝经激素治疗的发展带来了严重的阴影，也通过反思与改进，让绝经激素治疗获得了革命性发展。20 世纪 70 年代，人们发现雌激素治疗虽然对更年期综合征的症状改善有明显的作用，但子宫内膜癌的发病率却明显增加了。1979 年 1 月，Carlos 等在《新英格兰医学杂志》上报道了使用雌激素与子宫内膜癌之间的关系，他们发现使用过雌激素的妇女患子宫内膜癌的风险是未使用妇女的 6 倍，使用 5 年者风险达到 15 倍。另有大量的研究报道都说明，单独、长时间的使用雌激素会增加子宫内膜癌的发生率。随后，应用激素补充治疗的人大大减少，质疑的医生们也大有人在。但同时也有些研究发现，孕激素可以逆转子宫内膜的增生，可以阻止子宫内膜过度增生并向内膜癌发展，保护子宫内膜，降低子宫内膜癌的风险。1971 年，国际健康基金会首次在瑞士日内瓦召开了关于激素补充治疗的大会，名为“Ageing and Estrogens”，会议强调有子宫的妇女在补充雌激素时应周期性加用孕激素以保护子宫内膜。随后的一些研究集中关注雌、孕激素合用与子宫内膜癌发生的相关性。研究结果提示，雌、孕激素联合使用后，比从未使用过激素者的子宫内膜癌风险还要低。20 世纪 80 年代后，开始采取连续联合应用雌、孕激素的方案，此方案成为保留了雌激素益处的最受欢迎的激素补充方案，又迎来了激素补充治疗的高潮。在 21 世纪初，激素补充治疗再次受到严峻挑战，西方几个大的人群研究如妇女健康倡议（WHI）等提出了激素补充治疗增加了心血管疾病、乳腺癌、血栓事件等风险，一时间经舆论和媒体的纷纷渲染，激素补充治疗再次跌入冰谷。经过 10 年的反思和深入的循证医学研究，2012 年左右，绝经医学界陆续发表了多个国际性、地区性的指南或共识，提出了有关激素补充治疗的崭新观点，主要包括激素补充治疗要有启动时间窗，在更年期早期开始应用；要尽可能用好的、天然的激素；坚持个体化用药方案；用药者坚持定期随访和观察，定期评估风险和利弊。同时，激素补充治疗也更名为绝经激素治疗，更确切地表达了更年期和绝经后补充激素的实质性意义。目前，绝经激素治疗将遵循更规范、更个体、更有益、更安全的原则，继续为更年期和绝经后妇女的生活质量提供保障。

195 绝经激素治疗是否有相关指南或规范？

中国早在2003年就制定了《性激素补充疗法临床应用指南》，并于2006年、2009年和2012年进行了修订。用于指导中国绝经后妇女的激素治疗。除中国的《性激素补充疗法临床应用指南》外，在全世界范围内还有常用的4个指南。

（1）国际绝经协会（International Menopause Society，IMS）：IMS是一个被政府健康权威机构赋权的独立于地方限制的机构。2003年12月，在维也纳举行了研讨会，会后发表了《女性绝经过渡期和绝经后激素治疗原则：国际绝经协会执行委员会立场声明》，并于2007年和2011年进行了修订。

（2）北美绝经学会（The North American Menopause Society，NAMS）：1998年，NAMS发表了关于绝经后激素治疗的共识。以后也在不断地更新，其中在更新的2006年立场声明中规范了术语：①ET：雌激素疗法。②EPT：雌激素、孕激素联合疗法。③HT：激素疗法（包括ET和EPT）。④CC-EPT：雌、孕激素连续联合疗法（每日应用雌激素和孕激素）。⑤CS-EPT：雌、孕激素连续序贯疗法（每日应用雌激素，按特定顺序加用孕激素）。⑥孕激素：包括黄体酮和孕激素二者。2007年，综合现有证据，发布了《阴道局部应用雌激素治疗绝经后阴道萎缩的作用：2007年北美绝经学会立场声明》。NAMS在2012年的立场声明中提出了早期使用EPT会增加乳腺癌的风险，故EPT的使用不宜超过3~5年。

（3）欧洲女性与男性更年期协会（European Menopause and Andropause Society，EMAS）：EMAS在2005年发表了《更年期医学：欧洲男女更年期协会2004/2005关于围绝经期和绝经后激素补充治疗的立场声明》，2008年EMAS更新了指南，发布了《EMAS 2008绝经后妇女激素治疗的临床建议更新》，强调了50~59岁是心血管保护的窗口期。

（4）亚太绝经联盟（Asia-Pacific Menopause Federation，APMF）：APMF 2008 年 4 月制定了《亚太绝经联盟关于绝经期管理的共识》。

全世界各种指南的不定期修订，全部是依照不断的循证医学研究的结果为修改依据的，并不断完善、不断成熟，是可行和可信的。

196 激素治疗绝经症状在中国应用如何？

在主要经济发达国家，激素补充治疗在民众中有广泛的认知度，因此才会有 WHI 研究所引起的风波。基本上，在绝经后期的妇女中，激素补充治疗的使用率在 2003 年（WHI 结果发表之年）之前为 30%~40%，2003 年之后下降约一半，近期的统计结果显示，基本恢复到了 30%以上。而在国内，民众对绝经的重视程度较低，对激素补充治疗的知晓度较差。在 1993 年，北京协和医院徐苓教授对北京城区 40~46 岁的妇女进行围绝经期流行病学调查时发现，应用雌激素治疗更年期症状且持续半年以上者仅占绝经后妇女的 0. 14%。在 2006 年，李颖对北京地区的随机抽样调查中发现，激素补充治疗的知晓率为 19. 1%，但是在半年内使用过的人还不到 1. 4%。2006 年徐苓教授在对北京、上海、广州的妇女进行绝经状况调查时，发现 55%的妇女受绝经症状影响，促使她们就诊的两大原因是失眠和潮热。79%的人认为严重的绝经症状应该治疗，但是大多数妇女没有进行任何治疗。中国妇女对绝经后激素治疗的知晓率很低。

针对这一现状，国内各专业组织展开了各种形式的宣传活动。中华医学会妇产科学分会绝经学组采纳国际最前沿的研究结果，结合国内的现状，制定了《绝经过渡期和绝经后期激素补充治疗临床应用指南》，并不断更新，目前业已发表第三版。在此基础上，组织了大规模的全国巡回演讲，从医生教育入手，宣传激素补充治疗的正确、合理应用方法。同时鼓励各医院开设更年期门诊，方便患者就医。

197 绝经激素治疗将来的发展趋势如何？

19 世纪初，人类的寿命只有 40 岁，还达不到绝经年龄。随着社会的进步，生活水平和医疗水平的不断提高，人类的寿命有了明显提高。目前，我国妇女的平均寿命已经达到 80 岁，所以绝经是一种生理现象，是随着人类的寿命不断延长而需要面对的日趋严峻的问题，其根本是因为雌激素的缺乏所带来的问题。雌激素广泛作用于人体的各个组织和器官，缺乏时将会影响到各器官的正常功能，出现相关症状，如早期出现月经紊乱、血管舒缩症状和神经精神症状，随后泌尿生殖道萎缩症状逐渐发生，在绝经晚期老年慢性疾病如骨质疏松、心脑血管疾病和老年痴呆的发生也与长期的雌激素缺乏密切相关，我们生命的 1/3～1/2 的时间要在这种缺乏雌激素的状态下度过。所以，虽然历经半个世纪的针对绝经妇女的雌激素应用备受争议，但仍然是女性因卵巢功能衰退、性激素分泌不足所导致的健康问题而必要的临床医疗措施，尤其在中国，据 2000 年全国人口普查资料表明，我国 50 岁以上的妇女约为 1.6 亿，其中围绝经期者超过 1 亿，并且还在不断增加。绝经后激素治疗经过 70 余年的应用、经验积累和循证研究得到了肯定。全世界范围内有了被学术界认可的应用指南，激素治疗也被广大的绝经妇女所了解。在这个经济不断进步但是逐渐老龄化的社会里，有越来越多的绝经后妇女对自己的生活质量有了更高的要求，激素治疗当然是最好、最有效的选择。所以，绝经后激素治疗在我国乃至世界各国老龄化社会里均具有广阔的应用空间。

第二章

什么样的绝经女性需要激素治疗

198 到了更年期就要补激素吗？哪些人需要激素治疗？

女性的更年期是指从生育期逐渐走向老年过渡的一段时期。更年期是每位女性都需要经历的一个生理过程，本身不需要治疗，但此间因为女性卵巢功能衰退所导致的内分泌失衡，特别是雌激素的进行性、波动性下降，却可以产生一些影响生活质量的症状或慢性疾病。而绝经激素治疗可以有效地改善和治疗这些症状和疾病。当更年期女性，出现以下问题，尤其是年龄<60 岁或绝经<10 年的女性，均可以开始治疗，具体为：①绝经的相关症状，如潮热、出汗等血管舒缩症状，心悸、假性心绞痛、烦躁、抑郁、关节和肌肉疼痛、皮肤蚁行感、睡眠障碍及性功能异常（如性欲减低）等；②泌尿生殖系统萎缩症状：尿频、尿急、尿失禁（漏尿）、反复泌尿系统感染及阴道干涩、性交疼痛、老年性阴道炎等；③预防绝经后腰背酸痛、脊柱变形（如身高缩短及驼背）等骨质疏松问题甚至骨折的发生。由此可见，激素补充治疗作为一项医疗措施，可以令有适应证无禁忌证的女性显著提高生活质量，预防慢性疾病的产生，但万不能将激素补充治疗当作永葆青春的灵丹妙药随意应用。

199 围绝经期潮热、出汗发作时用激素治疗效果好吗？

围绝经期妇女在没有任何预兆的情况下，突然感到自胸部向颈部、面部扩散的阵阵热浪，伴皮肤发红、出汗，持续时间短则数秒，长则数分钟，这就是通常人们所说的围绝经期潮热，经历的时间短则数月，长则5年以上，是围绝经期及绝经后早期女性表现最突出、最常见的症状，严重时会影响情绪、工作和睡眠。它的发生原因并不十分明了，但与雌激素减少相关，因此，补充雌激素可以有效缓解因雌激素缺乏而引起的潮热症状，甚至对于每周发作频率超过50次的重度潮热、出汗患者，小剂量雌激素即可显著减轻症状。激素补充治疗是目前为止首选的、也是最有效的治疗方法。但作为一项临床医疗措施，当围绝经期女性出现这些症状时，应去医院就诊，详细向医生叙述自己的病史、并进行相关检查，如无激素治疗的禁忌证，就可以应用该治疗。

200 如何应对围绝经期情绪改变及失眠？

围绝经期妇女容易出现一系列情绪障碍，如烦躁、激动易怒、大声哭闹等神经质样症状，或者有焦虑、内心不安、常感孤独、失落、缺乏自信、情绪低落、抑郁等表现，既往更有“更年期精神病”的俗称。医学研究发现，围绝经期女性是抑郁症的高危人群，究其原因，一是这个时期的女性生活、工作的负担都比较重，加之常面临孩子离家、父母患病等家庭变化，对外界的不良刺激非常敏感，因而容易导致情绪波动；二是从生理角度看，此时期恰恰是激素水平波动较大的时期，人的情绪与一种叫5-羟色胺的神经递质相关，更年期雌激素水平的降低影响5-羟色胺的水平，因此增加了情绪障碍发生的概率。而抑郁、焦虑的情绪可导致失眠或早醒等睡眠障碍，同时入睡困难、夜间觉醒等睡眠障碍本身又是抑郁症和焦虑症患者常见的躯体表现，如此常常陷入恶性循环。激素补充治疗可以改善大脑功能，减轻雌激素水平降低引起的自主神经功能紊乱及消极、负面情绪，是建议轻度抑郁患者首选的医疗措施，同时可改善睡眠障碍。但对重度抑郁症患者，仅仅进行激素补充治疗是不够的，建议精神科就诊，必要时联合应用抗抑郁药治疗。

201 更年期时心悸、心慌、胸闷一定是患了心脏病吗？

围绝经期内分泌激素的波动可致心血管调节功能发生紊乱，出现心慌、心悸，甚至心前区刺痛不适等“假性心绞痛”样症状。但围绝经期心慌、心悸、胸闷甚至胸痛等症状常常不是器质性病变的结果，而多是患者自己的主观感觉，心电图多为正常，并常伴有围绝经期症状，如潮热、出汗、关节痛或情绪障碍等。这一类心血管症状是生理性的、可逆的，多随着绝经时间的延长各种症状逐渐消失。同时，由于体内雌激素水平下降，间接导致血压忽高忽低，波动不稳，绝经后高血压发生率明显增高。此类妇女可通过及时补充雌激素得到缓解，同时雌激素还能调节血脂代谢水平，明显改善冠状动脉血流，如雌二醇屈螺酮片就表现出对患有高血压的绝经后妇女稳定或降低血压及改善心肌功能的作用。因此，在绝经早期，即窗口期（年龄<60 岁或绝经<10 年）就开始应用激素补充治疗，可以有效延缓甚至逆转心血管疾病的进展，达到改善生活质量的目的，但是，对于年龄在 60 岁以上的女性，不建议单纯为了预防冠心病的发生而使用激素补充治疗，且对年龄大于 60 岁的女性，是否可以继续应用激素补充治疗应到医院就诊，由大夫进行风险−利益评估后决定。

202 围绝经期尿急、尿频怎么办？

尿频是指患者自觉每天排尿的次数过于频繁，在这种主观感觉的基础上，若日间排尿的次数≥8 次、夜间≥2 次且每次尿量≤200 ml 时考虑为尿频。尿急是指一种突发、强烈的排尿欲望，且很难被自己主观抑制而延迟排尿。女性尿道、膀胱及盆底肌肉组织中广泛分布着雌激素受体，因而对雌激素水平的变化非常敏感。国外一些研究发现，高达 70% 的绝经后女性尿失禁与绝经的发生相关。雌激素可以通过增加尿道的阻力、提高膀胱的感觉或增加尿道平滑肌的某些受体敏感性而调节排尿的感受。绝经后雌激素水平的降低导致泌尿系统的结构也发生改变，如尿道黏膜组织变薄、尿道变短、肌肉松弛、膀胱尿道膨出，膀胱容量降低，继而出现尿频、尿急、尿失禁甚至反复泌尿系统感染。这些症状通常不能自行缓解，且随着雌激素缺乏时间的延长而加重。对于急性发作期的泌尿系统感染，可以选择抗生素短期内控制病情，但是，对反复发作者，激素补充是最有效的治疗措施，对绝经后压力性尿失禁的患者也有显著改善。绝经后泌尿系统相关症状是应用激素补充治疗的首要适应证，可明显提高患者的生活质量，且局部应用雌激素更优于全身用药。

203 什么是萎缩性阴道炎？如何治疗？

女性阴道黏膜细胞可以分为底层、中层、表层细胞，这些上皮细胞在雌激素的影响下，首先底层细胞增大，然后逐渐发育成中层及表层细胞，表层细胞成熟后即脱落，如此周而复始的变化。同时，正常生育期女性阴道存在大量阴道杆菌，可以使阴道上皮脱落细胞酵解为乳酸，使阴道 pH 值保持在 4.0~4.5，不利于细菌的生长繁殖。绝经后因为雌激素水平低下，阴道表层上皮细胞变薄，表层细胞与底层细胞比例明显降低，使阴道黏膜质地脆弱，轻微创伤也容易出血；上皮细胞糖原含量降低，使定植阴道的乳酸杆菌减少，阴道内 pH 值发生变化，局部抵抗力减弱，可能会出现淡黄色或灰色的水样分泌物，因而容易感染。可表现为白带增多、外阴瘙痒、灼痛、性交痛、下坠感或伴有尿急、尿频等泌尿系统症状。萎缩性阴道炎属常见性疾病，但易反复发作。对有这类表现的围绝经期妇女，激素补充治疗是首选用药，且通常阴道局部用药就能明显缓解症状，逆转阴道组织的萎缩性改变，有利于乳酸杆菌的生长，降低阴道的 pH 值，从而提高女性的生活质量。需要注意的是，围绝经期女性若出现白带增多，应先至医院就诊，查明引起白带增多的原因，而不应自行随意使用激素治疗。

204 围绝经期妇女性生活疼痛、困难时用激素治疗有效吗？

围绝经期女性性功能下降的发生概率很高，如性冲动减弱、性厌恶、性交不适等，医学上称之为女性性功能障碍，指女性由于性欲低下、性唤起困难、性高潮障碍或性交痛而导致自身明显受其困扰的一类疾病。围绝经期性功能障碍的发展有其特殊的原因：①此时期是妇女角色转换时期，面临退休、子女婚嫁、配偶病逝等社会家庭问题，从而容易产生负性心理。②此时期性激素水平下降，如雌激素的减少会引起阴道润滑度降低，直接导致性交不适甚至疼痛，接着会出现阴道弹性减弱并缩窄，使性交更加困难；雄激素下降使女性的性需求、性高潮反应减退。性生活是影响生活质量的重要问题之一，当绝经后出现这些问题，应该进行积极干预，有效方法之一就是应用激素补充治疗，可单独应用雌激素，也可以与雄激素联合应用。雌激素补充治疗可以提高阴蒂和阴道的敏感度，减轻阴道干涩和性交痛的症状，雄激素补充治疗则可提高性欲，增加阴道润滑度和性唤起。

205 如何应对围绝经期低骨量和预防骨质疏松？

低骨量是指骨密度值与同性别、同种族健康成人骨峰值相比降低。骨质疏松是指单位体积内骨量减少，骨组织显微结构异常，骨脆性增加，容易发生骨折为特征的一种全身性骨病。骨质疏松症是一种悄然而至、没有早期症状的疾病。骨质疏松发展缓慢，骨量在无声无息中流失。严重骨质疏松时，可表现为弯腰、弓背、身高缩短、全身骨及关节疼痛，易发生骨折、骨裂。引起骨质疏松的原因十分复杂，除与年龄、饮食中钙摄入不足、吸烟、过度饮酒、缺少户外运动及有骨折或骨质疏松症家族史等因素相关外，绝经后卵巢功能衰退，雌激素水平降低是其中一个重要致病因素。因此，更年期女性在绝经前后适当服用小剂量雌激素可以维持一定的骨量，减慢骨丢失的速度，预防骨质疏松的发生，继而大大减少骨折发生的可能性，提高生活质量。激素补充治疗可以作为阻止绝经后骨量丢失、预防骨质疏松症的一线治疗药物，建议有骨质疏松高危因素的妇女可以考虑使用激素治疗，最佳应用时机是在绝经过渡期或者绝经早期（60 岁以前），以获得最大的受益。但在 60 岁以后，如果以预防骨折为唯一目的，是否应用激素补充治疗应根据个体情况与医生共同商定。

第三章

什么样的女性不宜进行绝经激素治疗

206 围绝经期不规则阴道出血时可以进行激素补充治疗吗？

女性从生育期到绝经期，月经从规律到不规律再到绝经，是每一个有子宫的妇女必然会经历的过程。因此，月经异常是围绝经期最常见而普遍的现象，特别是由于卵巢功能逐渐衰竭而引发的排卵障碍性异常子宫出血。但需注意的是，围绝经期也是妇女的多事之秋，并非所有月经异常都是卵巢功能衰退所致，良性疾病如子宫肌瘤、子宫腺肌病、子宫内膜息肉等，恶性疾病如子宫内膜癌、子宫颈癌、各种卵巢恶性肿瘤等都可引起异常子宫出血。因此，围绝经期出现的月经异常或不规则阴道出血首先需要确定其原因，充分排除器质性的病变。约有 10%的不明原因阴道出血最终可能诊断为子宫内膜不典型增生或子宫内膜癌。当阴道超声提示子宫内膜厚度>0. 5 cm 或子宫内膜回声异常时，应先排除内膜的病变。因此，未查明原因前不主张应用激素补充治疗，应详细告知医生病史、用药史等情况，并进行相关检查，排除恶性疾病，以免延误治疗。

207 乳腺癌患者有典型围绝经期症状时能采用激素补充治疗吗？

乳腺癌是女性最常见的恶性肿瘤之一，世界范围内乳腺癌的发病率呈逐年上升的趋势。多年来关于激素补充治疗是否增加乳腺癌发病风险及乳腺癌术后患者是否可以应用激素补充治疗一直是妇科内分泌医生所关注的问题。乳腺是性激素（雌激素、孕激素等）的靶器官，约 60% 的乳腺癌细胞表达雌激素受体，乳腺癌患者被视为激素补充治疗的禁忌证，但同时乳腺癌的辅助治疗又常常引起围绝经期综合征，严重影响女性生活质量。近年来，随着医学研究的不断深入，部分研究结果认为，乳腺癌术后的患者在一定条件下可以接受激素补充治疗。但国外一项有关替勃龙的大型临床研究指出，使用替勃龙的妇女乳腺癌的复发率增加。目前的理论证据显示，对雌激素受体阳性的乳腺癌患者，使用激素补充治疗不利。因此，在出现更有说服力的证据之前，乳腺癌治疗后仍然是激素补充治疗的禁忌证。即使自觉有严重的更年期症状，也优先考虑其他非激素类药物。无论如何，我们在进行激素补充治疗前，应采用乳腺超声或乳腺钼靶 X 线检查并排除乳腺疾病，必要时可以结合乳腺活检，发现或可疑有乳腺癌时禁用激素治疗。

208 血卟啉病患者最近潮热、焦虑症状很明显，能服用激素吗？

血卟啉病是以血红蛋白合成障碍为特征的一种比较少见的遗传代谢性疾病，主要的临床表现为光敏性皮肤损害、腹痛及伴随的神经精神症状。多发生于婴儿，当成人发病时称为迟发型皮肤血卟啉病，它的发生、发展受激素、药物等因素的影响。多种化学物或药物，如雌激素、苯巴比妥、氯丙嗪、苯妥英钠等都可以诱发血卟啉病的急性发作，或者导致症状恶化。而慢性皮肤血卟啉病易发生在一些服用雌激素治疗或口服避孕药的患者。虽然目前诱发的具体原因尚不清楚，但可以明确的是，此类患者禁用激素补充治疗，如自觉绝经症状非常明显，可考虑其他非激素类药物治疗。

209 激素补充治疗与血栓有关系吗？

目前的研究发现，在60岁以上或绝经超过10年的女性启用激素补充治疗时，血栓栓塞性疾病包括静脉血栓和动脉血栓（缺血性脑卒中）的风险显著增加，提示应用激素补充治疗的年龄、雌激素的剂量与途径、是否加用孕激素及其类型以及是否存在血栓形成的高危因素均与血栓栓塞性疾病密切相关。从使用时间看，一般认为，使用激素补充治疗的第1年血栓栓塞的发生率最高，1年后降至零增长。因此，如果没有静脉血栓形成高危因素的妇女，使用激素补充治疗所增加的静脉血栓栓塞的危险性很小，但既往有此类病史的妇女，则不建议使用激素治疗，且6个月内有血栓栓塞性疾病发作的女性应禁忌激素治疗，以免增加脑栓塞、脑卒中及肺栓塞的发生。无论如何，激素补充治疗作为一项医疗措施，有需求的女性在进行治疗前应详细告知医生既往病史及家族史，有静脉血栓高危因素而需使用者，应减少剂量或改用经皮的雌激素，并加强随访及自我检查，如有头痛或严重偏头痛、下肢肿胀时，应及时停药就医。经历手术或意外创伤时，因静脉血栓危险性增加，也应暂时停药（高危因素包括：遗传变异所致的各类凝血相关基因突变，恶性肿瘤、高龄、肥胖、手术、外伤、静脉血栓的个人史或家族史、静脉曲张、口服避孕药、抗心磷脂抗体综合征、肾病综合征、糖尿病、代谢综合征等）。

210 需要进行激素补充治疗时肝功能或者肾功能异常怎么办？

肝是体内雌激素、孕激素代谢的主要器官，经转换后的代谢产物75%再由肾排出，严重的肝肾功能障碍如肝硬化、肾衰竭等疾病会影响雌、孕激素的代谢，同时还会反过来加重肝、肾的负担，并加重原有疾病。因此，对此类妇女禁用激素补充治疗，应积极治疗肝、肾的原发病，待肝功能、肾功能得到改善后，如有需要可考虑行激素补充治疗，但一般选择经皮或者经阴道途径给药，尽量减轻肝、肾负担。

211 耳硬化症与激素补充治疗有关系吗？

耳硬化症是一种原因不明的内耳疾病，引起听力进行性减退，多以中青年发病。人们发现此类患者妊娠时可以加速该病的进展，得出雌、孕激素可能会导致病情进行性加重。因此，目前虽无激素补充治疗与耳硬化症的相关报道，但仍将它列为使用禁忌之一。

212 脑膜瘤女性如何进行激素补充治疗？

脑膜瘤是一种缓慢生长的良性肿瘤，女性颅内脑膜瘤的发病率是男性的 2 倍，脊柱内脑膜瘤的发病率是男性的 10 倍，而在女性月经期、黄体期和妊娠期，原来生长缓慢的脑膜瘤生长加速、症状加剧。均提示脑膜瘤的发生、发展与孕激素相关，因此认为脑膜瘤的患者应避免应用孕激素。脑膜瘤与雌激素无关，如若患者主诉绝经相关症状非常严重，可行单纯雌激素的治疗，但若有子宫者则增加了子宫内膜癌的风险，所以，必要时可以考虑切除子宫后单纯用雌激素补充治疗缓解症状，以提高生活质量。也有学者建议可谨慎使用孕激素环素保护内膜。

213 哪些情况不宜使用性激素补充治疗？

激素补充治疗作为一种医疗措施而非保健手段，并不是每位女性都适合或可以应用的，目前的理论研究提出，激素补充治疗的相关禁忌证为：①已知或可疑妊娠，围绝经期妇女虽然生育能力下降，并非绝不可能妊娠，且这些妇女一旦发生妊娠，异常妊娠的可能性大为增加，如先兆流产、难免流产等，因此必须首先排除妊娠；②原因不明的阴道出血或子宫内膜增生，当出现原因不明的阴道不规则出血时，必须充分地排除器质性病变以免延误治疗时机；③已知或可疑患有乳腺癌、已知或怀疑患有与性激素相关的恶性肿瘤如子宫癌肉瘤、卵巢颗粒细胞瘤、卵巢子宫内膜样癌，虽然相关理论研究较少，但目前仍然认为是激素补充治疗的禁忌；④6 个月内有活动性静脉或动脉血栓栓塞性疾病；⑤严重的肝、肾功能障碍；⑥血卟啉病、耳硬化症、脑膜瘤等。由此可见，激素补充治疗切记不可随意滥用，而应与专业的妇科内分泌医师共同商议后制定治疗方案，严格随访，减少风险，获得收益。

第四章

激素补充治疗慎用情况

214 合并有内科疾病的情况能不能用激素补充治疗?

首先需要指出的是，随着年龄的增长，我们会患有各种疾病，特别是老年慢性代谢性疾病会不断增加，比如糖尿病、高血压、各种血栓性疾病和良、恶性肿瘤等。这些疾病的发生率，无论是否采用绝经激素治疗，随着年龄增长都会增加。我们不能保证任何人不得这些疾病，我们应该了解的是，采用绝经激素治疗后，与不用的人相比，这些疾病是不是会增加? 事实上，很多老年慢性代谢性疾病在接受绝经激素治疗后，其发生率都会下降，这也与我们看到的一个普遍现象相一致，即在 50 岁之前，包括糖尿病、高血压和心血管疾病在内的各种代谢性疾病，女性都比男性少得多。这从一个侧面提示，雌激素实际上对于代谢是一种保护因素。合并有内科疾病的情况能不能用绝经激素治疗? 要根据该女性具体的内科病症、疾病的状态、治疗的效果、所用的药物以及更年期症状的程度等，由更年期门诊的医生和内科专科医生共同讨论而定。

215 子宫肌瘤患者有更年期症状能用激素补充治疗吗?

子宫肌瘤在育龄期妇女中的发病率很高，目前普遍认为，子宫肌瘤是性激素依赖性疾病，但具体病因还不清楚，其中孕激素似乎比雌激素起的作用更大。一般来说，当一位妇女临近绝经时，子宫肌瘤的生长往往缓慢，需要进行干预的可能性较小。另外，绝经后的激素补充是低于生理剂量的，也就是远远低于绝经前卵巢所产生的雌激素和孕激素量，还不到卵巢功能正常时卵巢所产生的激素量的十分之一，对肌瘤的刺激应该较小。是否进行激素补充，需要从以下几个方面考虑：绝经激素补充治疗是否影响子宫肌瘤的发生和增长？不同的用药方案是否存在安全性差异？如果有影响，后续应该如何治疗？绝经激素治疗前手术治疗肌瘤是否合理？

综合众多研究发现，绝经激素治疗是否促进子宫肌瘤的生长与其大小有关，一般认为，绝经激素治疗对直径 3 cm 以下的肌瘤影响不大，可能会使直径 5 cm 以上的肌瘤增长，3~5 cm 的肌瘤不好判断。如果肌瘤增大，一般发生在开始用药的最初阶段，主要在第 1 年内。因此，直径 3 cm 以下的肌瘤可以使用绝经激素治疗，有手术指征的肌瘤患者可以先行手术治疗，手术后再行绝经激素治疗是安全的。直径 3 cm 以上但无手术指征的子宫肌瘤患者可以在进行绝经激素治疗的同时加强监测，如每半年进行 1 次 B 超检查，监测肌瘤的变化。如肌瘤增长过快，应及时就医。另外，口服途径给药可能比经皮途径更安全。

216 子宫内膜异位症用激素补充治疗会加重病情吗？

子宫内膜异位症是雌激素依赖性的疾病，绝经后由于缺乏雌激素，子宫内膜异位症病灶可萎缩，病情趋于稳定。由于绝经后进行激素治疗使体内雌激素水平升高，子宫内膜异位症病情可能会进展。是否存在一个两全的办法，兼顾更年期症状的缓解和避免子宫内膜异位症复发或进展？

有学者提出“雌激素窗”的假说，即雌激素存在一个浓度范围，在这个范围内给药，既能缓解更年期相关症状，抑制骨质丢失，又能避免刺激异位内膜生长，达到“趋利避害”的效果。尽管这一“窗口”的宽度因人而异，但从理论上说明，每个子宫内膜异位症患者都可能存在安全的雌激素补充窗口，子宫内膜异位症不是激素补充治疗的禁忌证。

需要进行绝经激素治疗的子宫内膜异位症患者包括以下几类人群：双侧附件切除术后的手术绝经者，未行附件切除的自然绝经者和使用“假绝经疗法”治疗引起更年期相关症状者。对于手术绝经，无较大残留病灶的妇女，在能够保证随访的情况下，可以进行绝经激素治疗；对于保留子宫和（或）卵巢的自然绝经者，根据病灶大小评估治疗风险。无论患者有无子宫，采用雌、孕激素连续联合疗法或替勃龙较为合适，雌激素应该使用低剂量；孕激素应采用连续联合疗法，不建议采用周期疗法。对于不适合使用绝经激素治疗或对绝经激素治疗有顾虑的子宫内膜异位症患者，可以采用其他替代疗法减轻更年期症状，但不建议使用中药。

217 原有子宫内膜增生性病变，现在潮热、出汗严重，可以用雌激素吗？

子宫内膜增生包括不典型增生和非不典型增生，后者又可分为单纯性增生和复杂性增生。大多数内膜非不典型增生是一种可逆性病变，部分可自然消退，只有极少部分出现进展。据报道，内膜非不典型增生20 年的癌变率不超过 5%。不典型增生属于癌前病变，自愈率低，癌变率高，必须进行药物逆转或手术治疗。研究发现，对于子宫内膜增生的患者，雌、孕激素连续联合疗法可以逆转内膜增生性病变，与单用雌激素或未治疗的患者相比，进展为内膜癌的风险显著降低。由此可见，子宫内膜增生并不是绝经激素治疗的禁忌证，雌、孕激素联合方案对内膜增生的患者有很好的安全性。如果是子宫内膜不典型增生，对于在围绝经期和绝经后的妇女，如果没有手术禁忌证，原则上应该进行全子宫+双附件切除，这样可以单用雌激素进行激素补充治疗，具有更高的安全性和有效性。如果是非不典型增生但未经治疗，在开始绝经激素治疗前，应针对内膜增生进行恰当的治疗直至完全逆转。这类患者在绝经激素治疗期间均应密切随访，谨慎评价治疗利弊。

218 糖尿病正在治疗中，又有更年期症状，可以开始激素补充治疗吗？

随着年龄的增长，生活水平的提高，胰岛素抵抗和 2 型糖尿病的发病率逐渐升高，而机体对碳水化合物的代谢能力逐渐下降。目前公认的是，绝经后妇女会发生糖耐量降低，高胰岛素血症和胰岛素抵抗，从而使糖尿病的发病率有所增加。雌激素可能增加胰岛细胞的胰岛素分泌，并提高胰岛素的敏感性，而孕激素则降低胰岛素的敏感性。

在非糖尿病的绝经后人群中，绝经激素治疗并不增加糖尿病的发病率，甚至还会减少发病率。在患糖尿病的绝经后妇女中进行绝经激素治疗，对多方面可能产生影响，如有利于碳水化合物代谢的控制，不影响糖尿病患者的长期治疗目标——肾病和视网膜病变。短期研究还认为，对冠心病的益处超过风险（在窗口期使用），可减轻动脉粥样硬化，改善血脂（高密度脂蛋白和低密度脂蛋白）情况；有些绝经激素治疗方案会导致三酰甘油升高，经皮制剂更安全一些，适用于三酰甘油升高或有升高倾向的患者。

总之，糖尿病不是绝经激素治疗的禁忌证，绝经后绝经激素治疗有助于血糖控制，已患糖尿病者应于内分泌科进行积极治疗，经皮雌激素可能对既有的代谢紊乱的干扰较少。治疗中应密切监测血糖控制情况。需要指出的是，虽然雌、孕激素补充可以降低罹患糖尿病的风险，但切不可将雌、孕激素当成治疗糖尿病的药物，一旦确有糖尿病，一定要在内分泌科接受正规治疗，与此同时进行雌、孕激素补充治疗（不必停用）。

219 激素补充治疗中，原有的高血压控制不好并有发展，咋办？

绝经前女性中高血压的发病率低于同龄男性，到 65 岁时女性的收缩压水平达到甚至超过老年男性水平，这提示绝经后内源性雌激素减少可能是绝经后妇女血压升高的原因，补充外源性雌激素后可改善这一情况。

目前的研究发现，绝经激素治疗对血压起中性作用，正常血压的绝经后妇女使用绝经激素治疗血压不会升高，高血压的绝经后妇女使用绝经激素治疗后血压也不会进一步升高，血压控制不良的妇女停止绝经激素治疗后平均血压水平也没有下降。新型孕激素——屈螺酮能够减轻水钠潴留，有轻微的抗血压升高作用，可能更适用于高血压妇女。

高血压并不是绝经激素治疗的禁忌证，绝经激素治疗对血压总体上呈中性影响，含屈螺酮的绝经激素治疗方案更有利于控制血压。在绝经激素治疗的过程中，原有高血压的患者血压控制不好并有进展，这不影响绝经激素治疗的继续应用，但患者应去内科就诊，在内科医生的协助下同时治疗高血压。同时我们也不能夸大雌、孕激素的作用，一旦确有高血压病，也一定要在内科医生指导下进行正规治疗，同时应用雌、孕激素补充治疗的方案可酌情调整。

220 血栓形成倾向较大，能用绝经激素补充治疗吗？

多种遗传性或获得性易栓症会增加血栓形成的风险。研究发现，绝经激素治疗与动脉和静脉血栓形成相关，其风险在开始绝经激素治疗的前 6 个月到 1 年之间最高；绝经激素治疗使血栓风险增加的危险与血栓的基础风险因素相关，具有包括高龄、超重、血栓形成倾向、手术及不活动等血栓高危因素时，应用绝经激素治疗会使血栓危险进一步增加。绝经激素治疗可使静脉血栓栓塞和肺栓塞的危险性增加 2~4 倍，但绝对风险性仍然很小，而且已经有研究证实，如果从绝经早期即“窗口期”开始进行绝经激素治疗，各种血栓形成的风险还会进一步下降，与不用绝经激素治疗的人相比，没有增加。所以关键是开始用药的年龄，在绝经 10 年之内，60 岁之前开始启动激素补充治疗，血栓风险不会增加。

我国与西方国家相比，血栓倾向和血栓性疾病发生率都相对较低，而且是否易于发生血栓也没有一个非常有效的检查方法，出于卫生经济学的考虑，在开始绝经激素治疗前不常规进行易栓症的筛查。当然，在半年内得过血栓的人，是不适合开始绝经激素治疗的。对于家族成员中有年轻时发生血栓和本人有血栓发生史的患者，口服雌激素可能会使既有的易栓症恶化，形成血栓，推测可能是由于口服药物经肝代谢造成的。目前的研究表明，经皮途径的雌激素可能不增加血栓形成倾向，因而可能更适合于易栓症患者或有血栓形成高危因素的患者。

对于有血栓形成倾向的患者，应详细分析增加血栓形成风险的具体因素，必要时专科就诊，进行易栓症的相关筛查。绝经早期开始启动激素补充治疗不增加血栓形成风险，经皮雌激素风险较小。

221 妈妈和姐姐都是得乳腺癌去世的，有更年期症状时使用激素会发生乳腺癌吗？

在应用激素补充治疗的绝经后妇女中，经常会在用药后感觉到乳房胀痛，疑心自己是不是得了乳腺疾病甚至乳腺癌，惶惶不可终日。如果自己亲人有患乳腺癌的，更害怕自己也会“遗传”上，从而拒绝绝经后激素补充治疗。其实，这些恐惧都是不必要的。

首先，就目前的研究来看，乳腺癌的风险主要与孕激素有关，而与绝经激素治疗的主体，即雌激素的关系很小，而且在绝经早期（即在“窗口期”）使用，也基本上与乳腺癌没有关联；其次，大多数乳腺癌是散发的，不具有“遗传性”，只有一小部分（5%~10%）的乳腺癌归因于高风险易感基因的遗传，这里的易感基因主要是 *BRCA*1 和 *BRCA*2 的基因突变。这种遗传性乳腺癌不仅家族成员易患乳腺癌，还常常伴有其他癌症，如卵巢癌；患乳腺癌的家族成员多为双侧，且年纪较轻。如果想明确自己是否会遗传乳腺癌，可行乳腺癌遗传基因的相关筛查。中国人的这两个基因异常的比例很小，远低于白种人。所以中国妇女乳腺癌发生率远低于西方女性，而且发生高峰在 40~45 岁的绝经前。如果没有相关的基因突变，大可不必有心理负担，正常使用激素补充治疗。当然，每年的乳腺检查还是必要的，可选用超声或钼靶。

222 有癫痫或偏头痛的女性，如何使用激素补充治疗？

癫痫是一种慢性的神经系统紊乱性疾病，雌激素是一种非常高效的促抽搐物质，而孕酮则是抗抽搐物质。癫痫有可能使妇女的自然绝经年限提前 3~5 年，由于疾病本身和某些抗癫痫药物的使用，围绝经期癫痫妇女更容易发生骨质疏松症、外伤、骨折及性功能障碍。到目前为止，只有一项绝经期癫痫妇女使用绝经激素治疗的研究，发现绝经激素治疗剂量的增加与癫痫发作频率的增加相关，绝经激素治疗药物可能影响抗癫痫药物的血药浓度。因此，患癫痫的绝经期妇女如果使用绝经激素治疗，应该选取最低有效剂量的药物，也可以选用除绝经激素治疗以外的其他缓解绝经期症状的治疗方案。

在门诊中，经常会遇到受不了偏头痛的折磨而就诊的绝经期妇女，她们通常已经在神经内科、神经外科等专门看“头痛”的门诊就诊，却没有查出任何原因，最后只能归结于“更年期”。事实上，这个结论反倒是歪打正着了。绝经期为什么会出现偏头痛的症状呢？一般来说，雌激素水平的波动与偏头痛的发作相关。绝经期雌激素下降明显，水平不稳定，激素补充治疗可以使血清雌激素保持稳定，从而达到治疗头痛的目的。经皮贴剂或霜剂可能更适用于偏头痛的妇女。同时要注意的是，在刚开始应用激素药物时，因为雌激素水平的波动偏头痛可能无改善甚至加重，随着用药时间延长，血清中雌激素水平趋于稳定，偏头痛的症状会逐渐改善。

223 更年期伴有免疫性疾病如系统性红斑狼疮等，怎么进行激素补充治疗？

雌激素在系统性红斑狼疮的发生、进展和活动过程中可能起重要作用，而绝经激素治疗的治疗方案中最主要药物是雌激素，因此应用绝经激素治疗是否会引起疾病复发或进展成为最主要的顾虑。

随着治疗手段的发展，系统性红斑狼疮患者的寿命延长，更多人进入绝经期，受更年期症状困扰；另一方面，这些患者本身免疫功能失调，加之需使用糖皮质激素、雷公藤等药物治疗，易于造成卵巢早衰，出现骨质疏松症可能还要早于健康人。她们有绝经激素治疗的需求。研究发现，疾病非活动期的系统性红斑狼疮患者，接受绝经激素治疗后不增加严重疾病复发的发生率，可能增加轻度疾病复发的发生率，同时可显著改善这些妇女的身心症状和骨骼健康，早期应用也可减轻或延缓认知功能障碍，从而改善生活质量。经皮雌激素不会增加血栓栓塞的风险，可能更适合系统性红斑狼疮的患者。

需要注意的是，系统性红斑狼疮的活动期、高效价抗心磷脂抗体、高效价狼疮抗凝物和有血栓栓塞病史的患者不宜使用绝经激素治疗。

224 更年期检查有“乳腺增生”，还能用激素补充治疗吗？

在门诊中，绝经期妇女经常拿着“乳腺增生”的报告焦虑地问医生这个病严不严重？长此以往会不会得乳腺癌。事实上，乳腺增生和乳腺癌没有关系。乳腺增生又称乳腺囊性增生症，主要表现为乳房胀痛和块物，大部分患者症状具有周期性，月经前疼痛加重，月经后减轻甚至消失，也有部分患者整个月经周期都疼痛。之所以呈周期性疼痛，是因为雌、孕激素可促进乳腺细胞的生长与增殖，雌、孕激素的周期性变化可引起乳房的周期性疼痛。由于多数绝经激素治疗方案中含雌、孕激素，绝经期妇女自觉乳房胀痛是一种正常的用药后反应。

目前，还没有明确的证据显示乳腺增生和乳腺癌有关。另一方面，近年来对绝经激素治疗的研究发现，乳腺癌的风险主要与孕激素有关，而与绝经激素治疗的主体，即雌激素的关系很小。而且现在已经发现，地屈孕酮、天然黄体酮、屈螺酮等孕激素，与早期使用的孕激素种类不同，基本对乳腺没有刺激，可能不增加乳腺癌风险；此外，绝经早期即在“窗口期”开始使用，乳腺癌的风险也会很小。

乳腺增生并不是绝经激素治疗的禁忌证，但在绝经激素治疗的过程中，绝经期妇女需每年进行乳腺超声检查。超声对乳腺疾病的评估（BI-RADS 分级法）可分为 6 级，结果为 1、2、3 级的恶性可能性很小，是可以继续使用绝经激素治疗的。还有一些患者无自觉症状，仅仅超声提示乳腺增生，绝经激素治疗也不是禁忌的。

第五章

接受 MHT 有风险吗？

225 更年期激素治疗会得乳腺癌吗？

更年期综合征应用性激素治疗的历史已经历时 70 余年，长期的临床应用和多个大型的系统研究都已经证实绝经激素治疗在 5~7 年内不会增加患乳腺癌的风险，所以您至少可以放心应用 5 年。

如果仍然存在更年期症状，或者因为防治骨质疏松需要服用更长时间，则需要和您的主治医生进行商议，充分评估风险，从而使绝经激素治疗获得最大收益，达到您所期望的最佳治疗效果。

国际上已经进行了多项大型研究，得出的结论是血液中雌激素水平可预防肥胖妇女乳腺癌的发生，运动、减轻体重、低脂饮食、减少酒精摄入均可以降低乳腺癌风险。更年期补充天然的性激素可改善妇女全身脂肪含量增加的趋势，而间接减少乳腺癌风险。

中国妇女乳腺癌发病率低，发病年龄偏低，从 30 岁开始便有零星发病，发病高峰年龄段为 45~55 岁，比西方女性一般要早 10~15 年，乳腺癌的形成过程需要经历 7~8 年。绝经时间晚和肥胖是诱发乳腺癌的重要因素，多项大型研究结果证明，绝经激素治疗>5 年诱发乳腺癌的概率也属于罕见，不足千分之一。来自美国的研究报告显示，绝经时间<5 年的女性使用雌激素治疗，乳腺癌风险增加 3%，而对于绝经时间>5年的患者，雌激素治疗可降低乳腺癌风险。

目前已有乳腺外科专家提出：乳腺癌患者如果出现了更年期症状，也可以酌情个体化选用绝经激素治疗。所以，对于没有乳腺疾患（乳腺增生不算疾患）的更年期女性，不必对绝经激素治疗过分担忧，况且医生还会定期随访，每年常规查体评估风险，故可以放心地按需用药。

226 更年期激素治疗会得子宫癌吗？

子宫癌主要是指子宫内膜癌。简单总结美国内分泌协会的科学声明：单纯雌激素治疗，不联合应用孕激素可导致子宫内膜癌（EC）增加；雌激素加孕激素连续联合治疗可抵抗雌激素的效应，明显降低子宫内膜癌的发病风险。

在有生理月经的时候，是因为自身卵巢产生的雌激素和孕激素让子宫内膜增生转化脱落形成的月经，此时体内雌激素分泌的量远远大于更年期激素治疗所给予的雌激素量，而且医生在给予患者更年期激素治疗时，已经考虑到这个问题，所以会定期添加天然孕激素，从而可以抑制内膜增生，并周期脱落，既不会让内膜像杂草一样无限制增长，又能及时让其脱落，人工月经如期而至。所以，更年期激素治疗不会增加患子宫内膜癌的概率，但如果有高危因素，如肥胖，糖尿病，以前得过多囊卵巢综合征，或者患过卵巢因素的不孕症，可能会存在一定的风险，这就需要和医生共同讨论制定一个适合的方案。

227 更年期激素治疗后会长胖吗？

肥胖的影响因素有很多，俗话说有人喝凉水都胖，所以肥胖的形成肯定有个体遗传或代谢等复杂因素参与。

围绝经期或绝经后的妇女都会有肥胖趋势，即使不是全身肥胖，也会出现“水桶腰”“大腹便便”的尴尬情况，昔日的苗条和丰满荡然无存，这是因为围绝经期和绝经后激素水平的变化造成代谢的不平衡，尤其是脂肪的代谢和分布都出现了偏倚，女性脂肪主要集中在腹部、腰部和内脏，出现中心型肥胖。

而更年期及时给予激素补充治疗，则会延缓甚至纠正体内性激素的不平衡和紊乱，从而改善更年期出现的代谢紊乱，不会出现令人难堪的肥胖，合理的绝经激素治疗的应用将有助于您保持良好的身材。

当然讲科学就不能万事绝对，肥胖与自身的体质有很大关联，也有很多影响因素，更年期激素治疗的同时，也应该注意个人生活方式的调整，以积极的心态迎接生命中的第二春。

228 更年期激素治疗会增加脑梗死等血栓性疾病的风险吗？

雌激素为脑梗死患者的保护因素，雌二醇水平与脑梗死多个危险因素密切相关。系统研究证实，急性脑梗死患者血清雌二醇水平明显低于正常同年龄妇女，绝经后妇女因为雌激素水平的下降而缺乏了雌激素保护作用，如果此时给予及时、有效、合理的雌激素补充治疗，可以改善脑部血流，减轻炎性反应，并可保护神经细胞。

当然，这需要医生对患者身体状况进行充分评估，因为个体情况有差异，某些人可能脑卒中风险轻度增加，因为在使用激素补充治疗之前，这些妇女的脑血管已存在病变基础。

在传统的激素补充治疗中，孕激素多应用甲羟孕酮（安宫黄体酮），具有糖皮质激素活性，长期使用可能升高血压，对血脂、血糖和胰岛素代谢也会产生不利影响，会增加脑梗死的风险。目前主张绝经激素治疗时，尽量应用天然的雌激素与孕激素。

如果经过医生的评估，确实存在患静脉血栓栓塞事件和心血管疾病的风险，此时可以考虑经皮给药治疗，经皮给药低剂量雌二醇不增加卒中风险，其作用机制是避免了肝的首过代谢。

229 更年期服用激素治疗药物对高血压有影响吗？

临床研究证实，更年期用天然雌激素治疗有助于更年期小幅度降低血压而不是导致血压升高。动物实验研究证实，雌激素缺失可导致绝经期大鼠血压升高，口服小剂量的 17β-雌二醇可明显降低因雌激素缺失导致的血压升高。最近一项追踪 10 年的前瞻性研究结果显示，绝经后老年女性（平均年龄 71.9 岁）长期服用雌激素者高血压发病率及其舒张压均明显低于未服用者，收缩压也有所下降。屈螺酮是一种具有特殊抗盐皮质激素特性的孕激素，绝经后妇女应用雌激素加屈螺酮治疗后，其血压下降，体重也下降。一项不同剂量雌、孕激素联合治疗高血压的有效性及安全性的双盲研究结果显示，屈螺酮联合雌二醇对高血压的治疗效果与屈螺酮剂量呈正相关关系，同时该研究还显示，更年期妇女采用雌二醇+屈螺酮治疗者的腰围、血胰岛素、收缩期血压均明显降低。

230 更年期激素治疗对冠心病有影响吗？

目前在发展中国家，心血管疾病在妇女疾病构成比中占主要位置，中国的数据提示，冠状动脉粥样硬化性心脏病（冠心病）及脑卒中的患病率及病死率逐渐增加。年龄、肥胖、高脂血症为心血管疾病的独立危险因素。

国内研究发现，女性绝经后血脂水平较绝经前升高，相比绝经时间<1 年的妇女，绝经 2~3 年者冠心病发病率升高，且有较高水平的三酰甘油及低密度脂蛋白。全国妇女健康研究项目也显示，女性绝经后血清三酰甘油及低密度脂蛋白水平升高，高密度脂蛋白水平降低，提示绝经后血脂异常改变与女性绝经后雌激素缺乏相关。另有研究显示，高密度脂蛋白每增加 1%，心血管风险减少 3%~5%。

国际绝经学会（IMS，2013）推荐：健康妇女绝经后 10 年内或 60 岁前启用激素治疗，不但无害，而且持续治疗若干年，可能使 10 余年后冠心病发病率降低。绝大多数临床前研究和观察性研究支持围绝经期开始的绝经激素治疗可以降低心血管疾病的风险。绝经激素治疗通过改善血管功能、血压、胰岛素抵抗、脂蛋白谱，从而改善冠心病的危险因素，能够明显降低 2 型糖尿病和心血管疾病的发病风险。

在年龄<60 岁、最近绝经并无心血管疾病证据的女性中，使用绝经激素治疗不会引起早期损害并能降低冠心病的发病率和死亡率。虽然补充性激素的窗口（60 岁之前）是开放的，但是何时开始用和使用多长时间的决定权在您的手里，所以呼吁更年期妇女有症状尽早就医，早用早受益并且风险低。

231 更年期激素治疗会得卵巢癌吗？

绝经期前女性的雌激素绝大多数是卵巢分泌的，围绝经期由于卵巢功能下降，雌激素分泌也下降，就会造成身体不舒服，所以更年期要补充激素。尽管激素治疗药物中的雌激素量很小，而且多为天然雌激素，所以导致卵巢癌的风险非常小，当然这与更年期妇女是否携带易感基因（*BRCA*1，*BRCA*2）、应用激素治疗的时间、药物种类等多种因素有关。

美国国立卫生研究所的退休人员饮食与健康队列研究中，使用单纯雌激素治疗少于 10 年者，并未发现卵巢癌风险升高，但使用 10 年后卵巢癌风险有轻微升高。

世界妇女健康研究（WHI）是至今唯一研究卵巢癌的随机对照试验研究组织，他们也发现，平均使用更年期激素治疗 5.6 年后，卵巢癌风险没有显著升高，长期单纯雌激素治疗，每 5 年卵巢癌的风险仅小幅增加 0.7‰。

尽管更年期绝经激素治疗 10 年以上才会出现卵巢癌的风险，但任何疾病都是预防为主，如果有卵巢癌高危因素（如有家族史或者 *BRCA* 基因突变），一定和您的医生好好聊聊。更年期激素补充治疗像所有的医疗手段一样，既有好处，也有不良反应与风险。判断任何一种医疗措施可否被接受，除了关注具体风险，更应该从整体健康获益考虑。

232 服用保健品可以替代激素治疗吗？

纯正的大豆异黄酮和蜂王浆是“雌激素”类保健品，其中大豆异黄酮的安全性相对较高，蜂王浆因含有较多量的杂质雌激素有致乳腺增生和乳腺癌的风险，所以建议尽量少吃保健品，可以食用豆浆和山药等天然食品，比较安全。就大豆异黄酮而言，也分为很多类，其效力受提取的部位、大豆的产地、提取的季节、提取工艺等因素的影响，有时甚至可相差上百倍。植物雌激素产品剂量和疗效都不好控制，因为不同产品的质量和有效性可能差别很大。

不过，虽然提倡更年期妇女多吃些大豆、豆制品，在饮食结构中增加豆类食品的比重，因为大豆含有丰富的蛋白及钙等营养物质，但是人一天的饮食量是有限的，不可能通过食物达到雌激素补充所需求的水平。

所以，如果出现了更年期症状，选择保健品是达不到健康需求的。因为保健品中的雌激素成分复杂、含量很难把握，虽然有些保健品可能是从天然食品中提纯的植物雌激素，但天然的不等于就可以随便补；另外，一些没有中文标识的保健品，因为对其成分并不了解，更不能盲目服用。雌激素是一把“双刃剑”，补充不足，不能取得很好的效果，但如果补充过量，则容易导致女性出现某些疾病，如乳腺癌等。

客观而言，更年期是否需要绝经激素治疗，一定要到医院进行系统检查和评估，而且最好在医生指导下进行更年期激素治疗，并辅以生活方式的调整。药物雌激素含量在药品包装上有明确标注，医生会根据实际需要量指导用药，易于掌控。把补充雌激素当成重返青春的灵丹妙药，盲目买“雌激素”保养品来延迟衰老或者缓解不适症状，这是不可取的，长期服用的风险是无法估计的，效果也是不肯定、不科学的。

233 中药可以替代性激素治疗用于缓解更年期症状吗？

除了保健品，一部分更年期妇女也倾向于用“中药调理”来解决她们的困扰。在某些地区这种倾向性相当明显，访问更年期女性，有60%的人为缓解更年期症状，曾经服用过中药。毋庸置疑，传统中医药对更年期症状是有一定效果的，但无法取代绝经激素治疗的特效作用。而那些无国家批准文号的中药，不仅疗效令人质疑，安全性也不能保证。对于有绝经激素治疗禁忌证，不能使用性激素治疗而又需要解决更年期症状的女性，可以用中药做替代治疗，但需要正规中医处方，而不是自行购买。中药治疗更年期目前还缺乏大样本的临床对照试验，特别是长期应用的利弊，尚无充分证据和结论，需要中西医同仁的共同协作。

第六章

特殊人群的激素补充治疗

第一节　卵巢早衰的激素补充治疗

234 什么是卵巢早衰（POF）？

36 岁的小梅，是某企业市场总监，精明强干，由于业绩要求越来越高，小梅的工作压力也越来越大。一年以来经常出现失眠、烦躁、潮热、爱发脾气等问题，月经也变得不规律，前半年月经常淋漓不净，有时流血达到 10~20 天，近半年又不来月经……，在单位里，同事经常私下窃窃私语说“总监是不是更年期了”，老公和孩子也说“以往温柔而贤惠的老婆和妈妈变成了母老虎”……，这些使得小梅非常苦恼，赶紧去医院咨询妇科专家问是怎么回事。没想到请医生一检查，说是可能出现了“卵巢早衰”，还进行了抽血化验，也证实卵巢功能减退。这是咋回事呢？女性的魅力来源于卵巢产生的激素，当青春期的少女来过第一次月经以后，大多数的女性经过 2~4 年后就会有每个月出现的规律月经。这种规律的月经大约要持续 30 年，除了怀孕、哺乳期间会出现月经的暂时停止。中国女性的绝经年龄平均在 49 岁左右。但是有一些女性在 40 岁之前月经就不来了，甚至出现潮热、出汗、失眠、健忘、骨关节疼痛，性欲下降等类似绝经期的不适。到医院进行妇科检查时发现，阴道干涩，子宫也变小，B 超发现卵巢的卵泡很少，实验室检查发现，卵泡刺激素（FSH）、黄体生成素（LH）明显升高，达到绝经后状态，而雌激素（E_2）降低。这就说明女人的卵巢功能衰退了。40 岁以前因卵巢功能过早衰竭而自然绝经，医学名词就叫“卵巢早衰”(premature ovarian failure，POF)。卵巢早衰在人群中的发病率为1%~3%,小梅半年不来月经属于继发闭经，而在继发闭经患者中，卵巢早衰的发病率为4%~20%，因此，小梅属于卵巢早衰的高危人群。医生建议小梅一方面要立即接受治疗，一方面也要减轻工作压力，注意调整身体状态。

235 卵巢早衰会出现哪些身体变化？

女性的身体像个大工厂，体内许多器官就像各种功能不同的机器，每个器官都在体内各司其职，发挥生理作用使得人体正常存活。卵巢除了排卵还有分泌性激素的作用，如果卵巢功能正常，就会每个月规律的排卵，如果没有怀孕，会有月经来潮。同时，卵巢还会分泌激素作用于女性身体的各个器官，来维持女性各器官的生理功能。因此，卵巢早衰的患者，性激素水平低，不仅没有了月经，女性性器官的功能也受到影响，出现各类异常症状。有明显特征的症状如下。

(1) 潮热：大多数卵巢早衰的女性会出现潮热，热感会迅速发生并扩散到面部、头皮和胸部，可能伴有皮肤潮红和出汗。

(2) 睡眠障碍：情绪不好或躯体不适及夜尿增加均能影响睡眠；有些女性因为焦虑也影响睡眠。

(3) 精神症状：部分女性出现健忘、注意力不集中和易动怒等症状。

(4) 阴道干涩：阴道失去弹性并且干涩；反复发生阴道炎、尿路感染症状等。

(5) 性能力下降：性欲望和快感减弱到消失，性交时出现烧灼感、疼痛。

(6) 肌肉关节症状：主要是肩颈、腰背部肌肉疼痛，类似骨关节炎造成的肩、膝、腰、骶关节和手指关节等部位疼痛；服用钙剂常常效果不佳。

(7) 骨质疏松：绝经后骨量丢失加快，导致骨痛、骨折的风险增加。

(8) 尿失禁：膀胱控制能力减弱和盆底功能退化，有时咳嗽、打喷嚏就会出现尿液溢出。

236 卵巢早衰可以治疗吗？哪些情况可以使用激素治疗？

卵巢早衰是因为卵巢功能衰退，卵泡缺如或耗竭引起的，而卵泡提前耗竭的机制不明，因此尚无法进行病因治疗，治疗的对策主要是女性激素补充治疗和对症治疗，以求恢复人工月经和（或）防止生殖器官过早萎缩及其他退化性疾病，如骨质疏松、心血管疾病等。卵巢早衰若合并其他内分泌腺体功能低下者，也应同时进行相应的替代补充。

但是如果出现了卵巢早衰又拒绝使用女性激素补充治疗会出现什么问题呢？有这样一个病例可以借鉴：有一位高级白领女士，在她 35 岁时遭遇了一场车祸，导致她骨盆骨折，经历近半年的治疗、康复锻炼才逐渐恢复，但是从此她再无月经来潮，诊断为卵巢早衰，但是因为害怕补充激素会得乳腺癌、子宫内膜癌，她拒绝使用女性激素替代治疗，虽然生活可以自理，但是各种绝经症状相继伴随着她，失眠、烦躁、易怒、潮热、盗汗、皮肤干燥、不能过性生活，这些不说，差不多每 1~2 年，她就会发生骨折，就是坐车颠一下，她就发生腰椎压缩性骨折，在 6 年间，她发生了 4 次骨折，几乎都是在病床上度日，她的身体缩短了将近 6 厘米，这使她痛苦不堪，再次求助妇科医生，医生给她详细介绍了卵巢衰竭导致的一系列症状，详细给她进行了全面的检查，再次建议她在调整生活方式的同时适当锻炼，加上激素补充治疗。她接受了医生的建议，补充激素治疗 2 个月后，全身症状明显改善，精神状态也明显好转了。她非常高兴，后悔当初没有听医生的建议。但是，值得注意的是，卵巢早衰患者使用女性激素治疗也必须注意适应证和禁忌证，这些与绝经激素治疗的适应证、禁忌证是一致的。

237 卵巢早衰时使用激素治疗有什么需要注意的？

（1）年龄：对年纪相对较轻的卵巢早衰患者，一般建议补充激素的剂量要较正常年龄绝经人群略高，并且提倡至少用药至平均绝经年龄即50岁左右，对要求远期健康效益的患者，可（评估后）延长用药时间。

（2）个体化用药：根据患者的实际用药需求和身体状态如有无其他并发症，选用适宜的个体化方案，如有胆石症者不宜用口服激素类药物，因其有增加疾病急性发作的风险；害怕激素全身作用但又要求解决同房不适的问题，就可以局部给药，阴道用雌激素乳膏等；有血栓形成风险者，以经皮用激素为好。

（3）激素的选择：尽可能选用天然激素补充。

（4）监测及随访：激素治疗过程中应注意医疗监测及按时随访，了解疗效及不良反应等。同时必须强调注重健康体检，及时发现系统疾病。

（5）生活方式指导：同时进行健康教育和心理疏导，指导饮食的合理搭配，适度体育锻炼，戒烟戒酒，减少应激，补充钙剂等综合措施，真正全面提高妇女的生活质量。

第二节　人工绝经

238 什么是人工绝经？

女性一生中的最后1次月经称为绝经，包括自然绝经和人工绝经。相对于因卵巢内卵泡耗竭，或剩余的卵泡对促性腺激素丧失了反应的自然绝经，人工绝经是指女性在自然绝经前因为良性或恶性疾病切除双侧卵巢（同时切除或不切除子宫）或者因放疗、化疗等其他方法造成卵巢组织破坏所导致的绝经。也有人将绝经前子宫切除、子宫内膜切除等引起的子宫性停经列为广义的人工绝经范畴，但是这种情况并非真正意义上的绝经，因为在绝经前子宫切除或子宫内膜破坏而保留一侧或双侧卵巢者，虽然不来月经，但卵巢仍有生理功能存在，因此非人工绝经。对于这些妇女什么时候才算真正绝经，需要根据患者的临床表现及体内促性腺激素和雌激素的测定结果来判定。

人工绝经使女性的绝经年龄较自然绝经年龄提前，体内雌激素水平过早下降，导致人工绝经的女性出现的更年期症状和健康危害会更明显。对于人工绝经女性而言，应及时采取补救卵巢功能的措施如绝经激素治疗（MHT)，以减少人工绝经对女性健康造成的影响。

239 人工绝经对女性身体的影响与自然绝经有何不同？

女性内分泌功能主要体现在下丘脑、垂体、卵巢以及子宫等靶器官组织的相互作用与协调，维持着人体的生殖、生理等过程，在这个过程中，下丘脑-垂体-卵巢轴构成精密的调节中心，调节着女性从发育、生长、成熟、生育直至衰老的一生。因此，一旦调节中心的某个环节遭到破坏，女性的内分泌功能将发生改变，进而影响其生殖及其他生理功能。

人工绝经是不同方式破坏了卵巢功能而影响着女性整个生殖内分泌系统。自然绝经有一个过渡和缓冲时期即绝经过渡期，人工绝经则不同，没有缓冲期，因此，人工绝经引起女性体内内分泌激素水平的变化和更年期症状更加剧烈，引起的更年期症状主要包括血管舒缩症状如潮热、多汗、失眠、情绪不稳定、抑郁等，泌尿生殖道萎缩症状如尿频、尿痛、性交痛等，还有骨关节痛。人工绝经对女性生理、心理的影响也更大，除了造成更为严重的更年期症状外，也更可能发生与雌激素缺乏有关的远期并发症，如冠心病、高血压、骨质疏松性骨折及老年痴呆症等不良事件的风险增加。

更年期激素补充治疗是对绝经后血管舒缩症状和雌激素缺乏引起的泌尿生殖道症状最有效的治疗方法，人工绝经引起女性一系列的绝经相关疾病比自然绝经会更严重，因此，通过个体化的激素补充治疗可以极大地改善人工绝经后女性的生活质量。

240 人工绝经后可以补性激素吗？有什么特殊注意事项？

人工绝经患者可不可以补充性激素，首先要看她是什么原因造成的人工绝经。如果是肿瘤手术或其他相关原因造成人工绝经，恶性肿瘤生存者要根据肿瘤性质区别对待，对于不同类型及不同分期的妇科恶性肿瘤，应针对疾病的不同特点，先治疗原发疾病，MHT 方案要个体化。良性肿瘤患者多可应用绝经激素治疗，但性激素依赖性肿瘤患者应慎重选用利大弊小的 MHT 方案。人工绝经的女性补性激素治疗绝经症状的原则是在改善其生活质量的同时，不增加疾病的复发，不降低肿瘤患者的总生存期。人工绝经的女性大部分切除了子宫，因此，多选用单雌激素法，可采用口服或经皮肤吸收等途径补充雌激素，但如人工绝经者并未切除子宫，仍主张用雌激素的同时，要加用孕激素保护子宫内膜。可用雌、孕激素联合法或雌、孕激素周期序贯法。人工绝经患者即使有子宫存在，一般不强调月经样出血，故较少应用序贯法，常用雌、孕激素连续联合法。

241 什么是植物雌激素？能代替激素治疗更年期症状吗？

植物雌激素是指植物来源的外源性雌激素，是一类天然存在的非甾体类植物化合物，由于其分子结构与雌二醇（17-β 雌二醇）相似，具有类似动物雌激素的生物活性，对雌激素缺乏相关疾病具有一定的作用。因此，人们称之为植物雌激素。植物雌激素主要包括以下 3 类：异黄酮类、木酚素类和黄豆素类，均含在植物及其种子里。

植物雌激素具有弱雌激素作用，其通过与甾体雌激素受体以低亲和度结合而发挥弱的雌激素样效应。由于植物雌激素对缓解更年期症状和更年期疾病具有一定的作用，加之部分“恐激素”人群认为来源于植物中的天然化合物更为安全，因此使用植物雌激素的人群有一定数量。然而研究发现，虽然植物雌激素在改善更年期常见的潮热、出汗症状方面有一定作用，但在更年期其他健康相关疾病防治方面并没有明显的获益。甚至临床试验有报道，植物雌激素可能增加子宫内膜增生和子宫内膜癌的风险，对于其相关的不良反应和长期应用的安全性问题，目前还缺乏临床及试验数据。因此，目前认为植物雌激素并不能替代性激素全面治疗更年期症状，植物雌激素可作为不能使用或拒绝使用 MHT 的绝经后女性治疗更年期症状的二线治疗方案。

第三节　肿瘤患者的绝经激素治疗

242 子宫肌瘤患者可否应用激素补充治疗？

子宫肌瘤是一种女性常见肿瘤，35 岁以上妇女约 30% 患有子宫肌瘤，如果原有小子宫肌瘤的妇女进入围绝经期，发生的围绝经期症状又严重影响生活质量，大家普遍关心的问题是：这些妇女应用激素补充治疗是否会促进已有的肌瘤生长呢？因为有子宫，为了保护子宫内膜，激素补充治疗就需要两种激素联合或者序贯使用，这样对子宫肌瘤的生长到底会不会有影响呢？子宫肌瘤是激素依赖性肿瘤，雌激素抑或孕激素，或是两者联合应用对肌瘤生长的影响机制尽管目前尚不完全明了，但最新的中国《绝经过渡期和绝经后激素补充治疗临床应用指南》已明确提醒："子宫肌瘤属于激素补充治疗的慎用情况"。有子宫肌瘤的妇女（浆膜下和肌壁间多发肌瘤，最大直径≤3 cm，或单发肌瘤最大直径≤5 cm）如存在需要治疗的围绝经期症状时，应咨询妇科相关专业的医生是否可以使用，权衡利弊、患者知情、并在医生的严密随访下酌情使用。如果肌瘤大小超过上述标准，应该先行手术剔除子宫肌瘤或者行子宫切除后再进行激素补充治疗。如果已经绝经，可以考虑使用替勃龙缓解症状，因为替勃龙是组织选择性激素受体调节剂，很多研究证明，替勃龙对子宫肌瘤的影响非常小。用药期间要定期看医生以监测肌瘤增长情况，如出现肌瘤增长过快或异常的子宫出血，应立即先停止激素治疗，同时查找原因，积极处理。

243 卵巢癌患者术后可否应用激素补充治疗？

卵巢恶性肿瘤种类繁多，其中上皮性肿瘤占90%，除了生殖细胞肿瘤和交界性肿瘤外，为了治疗原发病、预防复发，绝大部分卵巢恶性肿瘤患者需要切除双侧卵巢并在术后接受化疗。这就造成很多绝经前的生育年龄妇女人工绝经，常常导致严重的围绝经期症状出现，加上化疗的不良反应，将严重影响患者的生活质量。这部分患者是否可以应用激素补充治疗呢？目前认为，卵巢癌为非激素依赖性肿瘤，卵巢癌术后应用激素补充治疗现有的证据没有发现对卵巢癌的复发及预后有明显的不良影响，还有一些文献报道，激素补充治疗不但不会降低患者的生存率和生存时间，反而会提高患者生存率及生活质量，但这方面尚缺乏证据级别高的大样本的循证医学研究。所以，目前看来卵巢恶性肿瘤患者可以使用激素补充治疗来缓解更年期综合征的症状。另外，这些患者基本上都切除了子宫，所以单用雌激素补充治疗即可，这样可以减少孕激素对乳腺的影响。当然，每一位卵巢恶性肿瘤患者如需进行绝经激素治疗，都需要充分评估原发病复发风险和对原发病治疗的影响。

244 子宫颈癌患者术后可否应用激素补充治疗？

子宫颈癌根据病理可以分为许多类型，如鳞癌、腺鳞癌、腺癌、小细胞癌等。其中最常见的是子宫颈鳞癌，子宫颈癌的病因中非常明确的是与人乳头状瘤病毒感染有关，属非激素依赖性肿瘤。现有研究证明，激素补充治疗不增加子宫颈鳞癌复发的风险，还会明显改善绝经症状，减轻放疗不良反应，如膀胱、直肠等症状，因此，子宫颈癌患者可以应用激素补充治疗。而子宫颈腺癌，过去认为是激素依赖性肿瘤，雌激素是子宫颈腺癌发生的高危因素，所以手术要求切除双侧卵巢。近些年来的研究证明，子宫颈腺癌绝大多数是人乳头状瘤病毒 18 型感染所致，但是否与雌激素有关尚不清楚，子宫颈腺癌患者治疗后能否应用激素补充治疗未见明确的报道，因此，须持谨慎态度，如果有严重的更年期综合征症状，可以考虑应用非激素类药物，如黑升麻根茎异丙醇提取物可有效缓解潮热、出汗、睡眠障碍等症状，维生素 E、谷维素，以及调节神经的药物，也可以缓解部分血管舒缩症状；助眠药物可以帮助缓解睡眠障碍；还可以辅用中药制剂等。

245 子宫内膜癌患者术后可否应用激素补充治疗？

子宫内膜癌通常发生在绝经后妇女，但是近些年发病率逐渐上升，而且呈现年轻化趋势，绝经前的患者逐渐增加。因为子宫内膜癌是雌激素依赖性肿瘤，手术治疗要求切除双侧卵巢，对未绝经的患者就导致医源性绝经，雌激素水平突然骤降可能出现严重的更年期症状。传统观点认为，子宫内膜癌是激素补充治疗的绝对禁忌证。但是，子宫内膜癌伴有严重的更年期症状的患者真的绝对不能应用激素补充治疗吗？目前，这方面的研究甚少，尚无大样本的研究结论，就目前小样本的回顾性研究及 Meta 分析的结果来看，尚无证据表明激素补充治疗增加早期子宫内膜癌的复发风险。有妇科肿瘤专家认为，早期子宫内膜癌患者在彻底手术治疗基础上，且无高危复发因素者可以在严密监测下进行激素补充治疗，以提高生存质量。这一建议已写入 2014 年的美国国立癌症综合网（NCCN）内膜癌治疗指南。现有的研究对子宫内膜癌患者激素补充治疗是否加用孕激素也尚无定论，还需更多的大样本、多中心研究就孕激素对子宫内膜癌预后、生存率的影响进行研究。如果不能进行激素补充治疗，还可以考虑应用非激素类的药物进行替代治疗，以缓解症状。

246 其他妇科恶性肿瘤患者术后可否应用激素补充治疗？

子宫颈癌、卵巢癌及子宫内膜癌是妇科常见的三大恶性肿瘤，女性可能患有除此之外的其他妇科恶性肿瘤，如外阴癌、阴道癌、子宫肉瘤等。外阴癌、阴道癌多为鳞状细胞癌，与子宫颈鳞状细胞癌相同为非雌激素依赖性肿瘤，有研究表明，激素补充治疗对外阴、阴道鳞癌无明显影响，可以参照子宫颈鳞状细胞癌处理。子宫各种肉瘤发病率很低，雌激素与这些肿瘤之间的相关性研究也很少，其与雌激素的关系尚不十分清楚，尤其是关于术后应用激素补充治疗的研究罕见。如果这类患者有激素补充治疗的指征，应找妇科肿瘤专业医生和更年期门诊医生根据肿瘤的病理类型、分期及围绝经期症状等因素，权衡利弊，推荐个体化治疗方案。

247 担心肿瘤复发，不愿意接受激素治疗，更年期症状严重怎么办？

妇科肿瘤患者有严重的更年期症状，有激素补充治疗的指征，却非常担心激素补充治疗带来的不良反应，尤其是担心促进肿瘤复发。可以找有经验的妇科肿瘤医生咨询，充分了解所患的肿瘤与激素之间的关系，及应用激素治疗的利弊再决定是否接受激素治疗。如果不能接受雌、孕激素等性激素的治疗，还有很多非激素类的药物可以选择。如黑升麻根茎异丙醇提取物可有效缓解潮热、出汗、睡眠障碍等症状，维生素 E 和谷维素也可以缓解部分血管舒缩症状，助眠药物可以缓解睡眠障碍，此外某些中药制剂也对更年期症状有一定的缓解作用。也就是说，即使不能应用激素补充治疗，会根据症状给予相应的对症处理，以缓解更年期症状，提高生活质量。

248 内外科恶性肿瘤患者治愈后如何控制更年期症状？

除了乳腺癌外，其他的内外科肿瘤均不属于雌激素依赖性肿瘤，如果没有明确与雌激素有关系，可以按照正常围绝经期妇女处理。乳腺癌是雌激素依赖性肿瘤，手术后须有很长时间的抗雌激素辅助治疗，因此，乳腺癌是激素补充治疗的绝对禁忌证。如果有严重的更年期综合征症状，可以考虑应用非激素类的药物，如黑升麻根茎异丙醇提取物可有效缓解潮热、出汗、睡眠障碍等症状，维生素 E、谷维素，以及调节神经的药物，也可以缓解部分血管舒缩症状；助眠药物可以帮助缓解睡眠障碍；还可以应用中药制剂等。

第七章

更年期激素治疗的其他益处

第一节　皮肤的作用

249 为什么女性进入更年期后皮肤加速老化？

女性一旦步入更年期，各种问题相拥而至，皮肤老化加速的问题也渐渐出现，主要表现为：皮肤干燥、弹性减退、光泽消失、出现老年色素斑、皮肤过敏等。为什么女性进入更年期皮肤加速老化呢？这是因为皮肤是雌激素最大的靶器官，其中含有大量的雌激素受体，雌激素参与皮肤中成纤维细胞、角质形成细胞、胶原蛋白、弹力蛋白、透明质酸和硫酸软骨素、生长因子等的形成，女性绝经后卵巢功能衰退，雌激素分泌减少，皮肤雌激素受体表达减少，从而使皮肤的胶原蛋白减少、弹力纤维变细、毛细血管的血流速度下降，与青年时期相比，各种营养物质对皮肤的供应明显减少，致使皮肤结构疏松，出现衰老症状。因此，女性卵巢分泌的雌激素是皮肤内在最大的抗衰老营养素，女人绝经后雌激素水平下降会加速皮肤老化。

250 更年期补充雌激素对皮肤有哪些好处？

补充雌激素对皮肤的好处是绝经激素治疗的额外益处。一方面雌激素是一种天然抗氧化剂，是一种损伤修复调节因子，局部或系统应用雌激素能减少局部炎性反应，调节创面的血管形成，可以刺激生长因子，促进皮肤纤维增生，促进女性皮肤血管的微循环，从而不同程度地增加皮肤抵抗力，使皮肤更健康。另一方面补充雌激素可以延缓皮肤衰老。皮肤衰老是一个极为复杂的生理过程，成纤维细胞、角质形成细胞、胶原蛋白、弹力蛋白、透明质酸和硫酸软骨素、生长因子、氧化损伤等均参与皮肤衰老的发生和发展。雌激素补充可提高角质形成细胞增殖活性、增加皮肤厚度、促进成纤维细胞增殖、增加胶原蛋白含量、增加皮肤弹性、提高透明质酸浓度、增加皮肤水分，最后达到延缓皮肤衰老的目的。

虽然，雌激素补充治疗对延缓皮肤老化有益处，但皮肤老化并不是绝经妇女应用雌激素补充治疗的指征，雌激素补充治疗预防皮肤老化应看作是治疗更年期主要症状的附加获益。因此通过单一应用雌激素延缓皮肤衰老的选择要慎重。

251 补充雌激素会使脸上长斑吗？

经常有患者会问，补充雌激素会长斑吗？回答这个问题，首先我们要知道面部色斑是如何形成的？面部色斑是一种常见的影响面部美容的皮肤色素性疾病，女性患者多于男性，其发病的机制不十分清楚。目前推断可能与遗传、内分泌、妊娠、日光照射、微生物失衡、代谢异常等因素有关。妇女妊娠期、月经周期紊乱、性生活不协调及精神压抑、口服避孕药等使血中的雌激素、孕激素或促黑素水平发生变化，导致黑色素细胞活性增加，是诱发或加重黄褐斑的原因之一。体外实验证实，黑色素细胞对多种激素特别是垂体和卵巢激素具有反应性。皮肤是雌激素作用的重要靶器官，雌激素和孕激素受体水平在不同人群及相同个体皮肤不同部位的表达也是影响黄褐斑发病的重要因素。

那么补充雌激素会长斑吗？回答是不会。这是因为围绝经期或绝经后补充雌激素，体内雌激素水平与妊娠期不同。围绝经期或绝经后女性雌激素水平低下，给予雌激素补充，遵循的原则是最小有效剂量。非妊娠期的卵泡期，血清雌激素水平为 200~500 pmol/L，妊娠早期妇女雌二醇水平>1 800 pmol/L，甚至更高，是非妊娠期的十倍或几十倍。所以，此时的内分泌状况是正常或高雌激素水平，对于非妊娠期的生育期妇女的月经紊乱伴有的面部色斑，当然还与孕激素的不均衡分泌有关。围绝经期或绝经后补充雌激素，多数采用天然雌激素，如戊酸雌二醇片（商品名称：补佳乐，每片 1~2 mg），补佳乐 1 mg 的雌二醇血清浓度为 20 pmol/L，此时是低雌激素水平，这样低的血清雌激素浓度，没有产生面部色斑的可能性。目前的研究显示，女性适当补充雌激素，将激素水平调节到一个比较平衡的状态，不仅不会产生色斑，而且还可以有效缓解绝经相关的近期症状，预防远期危害，预防骨质疏松和心血管疾病，改善皮肤的色泽及弹性，改善人体的各项功能，提高生活质量，达到增强免疫力、抗衰延年、使女性保持健康活力的作用。

第二节 体重

252 更年期补充雌、孕激素会长胖吗？

生活中你可能会遇见不少形体富态的更年期女性，但这些人恰恰不是补充激素的人群。治疗更年期症状的雌、孕激素补充，绝大多数情况下会有助于体重的控制而不是长胖。

随着生活水平的提高，女性对自身的要求也越来越高，体重问题一直是各年龄段女性最关心的问题。雌激素主要由女性卵巢产生和分泌，其生理作用是促进女性的生长发育，维持女性正常的月经和性功能，同时还有调节人体水、钠、糖及脂代谢的作用，维护着体内代谢的平衡。更年期女性由于卵巢功能减退，雌激素水平下降，蛋白质合成减慢，脂肪组织堆积，体脂含量增加；体重增加往往伴随着脂肪分布的改变，同时也引起了糖及脂质代谢的改变，呈现绝经后女性特有的“苹果形”体型，尽管一些女性坚持体育锻炼和饮食控制，腰腹部的脂肪还是不易减掉，成了许多爱美女性挥之不去的一块心病。

更年期补充雌、孕激素，不但不会使人发胖，反而可以改善更年期妇女的全身脂肪含量和分布异常，使“苹果形”体型变为“梨形”体型。

当然，也有部分更年期女性在使用雌、孕激素治疗初期体重略有增加，与服药后睡眠改善、食欲增加有关，只要通过饮食控制和适当运动就可以控制体重的增加。至于那种用了就会出现“满月脸、水牛背”的激素，是糖皮质激素，多用于治疗免疫性疾病等，与雌激素风马牛不相及。

253 为什么绝经激素治疗有利于更年期女性体重控制？

保持理想的体重和体型是每个妇女追求的目标。随着年龄的增长，大部分女性都有不同程度的体重增加和体型变化，尤其是更年期女性，由于卵巢功能逐渐衰退，体内雌、孕激素水平下降，就会影响体重和体型的变化，使绝大部分更年期女性呈现腹型肥胖和体重增加，这是不容忽视的健康问题，不仅影响美观和行动，更是心脑血管疾病和糖尿病发生的高危因素。那么针对卵巢功能衰退而采用的性激素补充治疗对更年期女性控制体重和保持体型会产生什么影响呢？这也是医生和更年期女性共同关注的问题。

大量研究表明，口服雌激素可减轻绝经后的胰岛素抵抗，降低禁食性胰岛素和糖的水平，糖的代谢率增加，瘦素的分泌也增加，从而使体重减轻。因此，更年期女性性激素补充治疗可以减轻体重，调节脂肪的代谢和分布，消除和减轻腹型肥胖，让女性拥有更美丽的体型。

女性到更年期年龄，没有了雌激素，脂肪分布开始向中心型发展，脂肪最容易堆积在人体组织松软处，如颈肩部、腰部、腹部等，形成了这个年龄段妇女特有的“苹果形”体型，也就是说，绝经本身会引起体重增加和体型的变化。因此，当医生建议您服用激素类药物治疗更年期综合征时，千万不要因为怕胖而拒绝这一确实有效的治疗方案。

254 不同的激素补充方案对体重的影响有不同吗？

更年期女性接受激素补充治疗，常常因为个体的不同情况和需求而采用不同的激素补充方案，各方案对更年期症状的改善基本相同，而对体重的影响也都是不增重的。

前面提到，更年期激素补充治疗对维持体型和降低体重有益处，这点是肯定的。但医生给每个妇女的用药方案不同（选择何种方案医生需依据患者的年龄、停经时间的长短、是否合并代谢异常和基础疾病以及患者的意愿决定）。临床上可以选择的药物种类繁多，各种药物各有其特点，需结合患者的个体情况选择最适合的药物；激素补充治疗是以雌激素补充为核心，对有子宫的妇女，为保护子宫需要加用孕激素，目前使用的雌激素都是天然雌激素，作用效果基本相同，而孕激素不同，有天然、合成和最接近天然的孕激素，如“安今益”（激素补充治疗药物之一，用于绝经 1 年以上的妇女）中的孕激素成分是屈螺酮，它除了有普通孕激素的作用外，还具有抗盐皮质激素活性，可以预防水、钠潴留，在降低体重、平稳血压等方面与其他激素补充治疗药物相比具有优势。

255 控制更年期发胖还应该注意哪些问题？

更年期妇女采用激素补充治疗能够稳定体重和保持体型是肯定的，但控制更年期发胖除激素补充治疗外，还应注意以下几点。

（1）阅读更年期方面的书籍，了解更年期保健方法，同时还要树立良好的生活态度和保持乐观的心情，为顺利度过更年期做好心理准备。

（2）健康的生活方式：养成良好的饮食习惯，应适当限制摄入的热量，主要是限制糖和脂肪的摄入，多吃些蔬菜、杂粮、瘦肉、豆制品等，不建议吃减肥药。同时要戒烟、限酒；生活规律；养成良好的睡眠习惯。

（3）适当运动：可以游泳、瑜伽、慢跑、散步、骑单车和打太极等；每天至少坚持 30~40 分钟。运动要做到持之以恒，成为一种习惯，而且要选择合适的时间和适合自己的锻炼方法，避免关节损伤等。

第三节　认知功能的获益

256 更年期激素治疗对女性精神神经系统有益吗？

更年期激素治疗是改善女性精神神经系统症状的有效方法，主要从以下环节发挥作用。

（1）更年期激素补充治疗能降低焦虑、抑郁、失眠等精神神经系统症状的发生率。血管舒缩症状（潮热、出汗）是发生神经精神系统症状的主要危险因素，而激素补充治疗能有效缓解血管舒缩症状，所以对于轻度精神神经症状伴血管舒缩症状的围绝经期及绝经后妇女，激素补充治疗为首选治疗方法。

（2）雌激素通过增强包括情绪调节在内的神经递质的作用，改善围绝经期及绝经后妇女抑郁症状。若雌激素联合雄激素其效果更为显著，还可改善性功能，减轻焦虑和敌对情绪，增加正性情感。

（3）激素补充治疗在绝经早期内源性雌激素水平下降时应用，对认知功能起保护作用，延缓认知功能下降，减少痴呆症或阿尔茨海默病（老年痴呆）发病风险，可作为维持和改善更年期女性认知功能的用药选择。

（4）激素补充治疗还能显著改善围绝经期和绝经后妇女的睡眠障碍，减少夜间觉醒次数和持续时间，缩短入睡时间，延长快速动眼睡眠时间。

257 雌激素能够保护女性的认知功能吗？

雌激素对中枢神经系统具有保护作用，可减少女性认知功能的损伤及延缓痴呆的进展。主要通过以下环节发挥作用。

（1）雌激素通过增加神经元细胞的突触，促进神经元的再生和修复。

（2）雌激素可增加脑动脉血流量，减少脑血管病变的危险。

(3) 雌激素通过刺激葡萄糖的运输和摄取，增加脑对血糖的利用，从而改善大脑局部神经元的功能。

(4) 雌激素作用于钙通道，维持细胞内外钙的平衡，降低神经细胞损伤的易感性，缓解神经元退变进程。

(5) 雌激素的抗氧化作用可减少和延缓神经细胞的衰老，对中枢神经系统起保护作用。

(6) 雌激素通过调节载脂蛋白 E 和脑内 β-淀粉样蛋白（Aβ）的代谢，防止 Aβ 的沉积，阻断 Aβ 沉积后对神经元的毒性作用。

(7) 雌激素调控多种神经递质系统，对神经元起直接的营养作用。

258 绝经激素治疗能够改善绝经女性的抑郁症状吗？

现有的大量研究结果表明，绝经激素治疗能够有效缓解围绝经期及绝经后妇女的抑郁症状，特别适用于轻度或伴有血管舒缩症状的围绝经期抑郁症状患者。但是若为重度抑郁，或既往有抑郁症病史，则需考虑联合应用抗抑郁药。

值得注意的是，我们需要仔细分析患者的症状是属于更年期的症状还是抑郁、焦虑等精神神经系统的症状，再根据症状的严重程度采取相应的治疗措施。如患者处于绝经过渡期，抑郁、焦虑等症状明显且无绝经期症状者则可进行单纯抗抑郁治疗；如患者处于围绝经期或绝经期，有明显绝经期症状和轻度抑郁、焦虑症状且无激素补充治疗的禁忌证，则可行激素补充治疗，如经激素补充治疗后抑郁症状仍不缓解则可加用抗抑郁、焦虑治疗；患者处于围绝经期或绝经后期，既有明显的绝经期症状又有明显的抑郁、焦虑症状，则应在激素补充治疗的同时加用抗抑郁、焦虑治疗。

259 绝经激素治疗能够改善绝经女性的失眠症状吗？

失眠是常见的睡眠障碍，有多重诱因。其中绝经期妇女雌激素水平明显下降是睡眠障碍发生的主要原因。而因雌激素水平下降引起的血管舒缩症状（潮热和盗汗）、情绪障碍（焦虑、抑郁）、骨质疏松症状（夜间腰椎、颈椎、四肢骨关节及肌肉疼痛）等也是导致睡眠障碍的诱因。因此，更年期激素补充治疗能有效改善绝经女性的失眠症状。

雌激素和（或）孕激素补充治疗可显著改善围绝经期和绝经后期妇女的睡眠障碍，使夜间觉醒次数和持续时间减少，缩短入睡时间，延长快速动眼睡眠时间。对于绝经期睡眠障碍的患者，首先要进行全面评估，了解其睡眠障碍的特点和规律，初步判断其睡眠与绝经有无关系。如患者在绝经之前，已存在睡眠障碍，而近期无加重，则建议按一般睡眠障碍处理。如患者进入围绝经期后才出现睡眠障碍并伴有绝经症状，可考虑激素补充治疗或综合治疗。

260 绝经女性如何预防老年痴呆症？

预防老年痴呆症应尽早开始，可以从多个方面采取预防措施。

（1）绝经早期的女性可适当补充雌激素。雌激素可以促进神经传导液的产生以及新神经细胞的成长，同时促进血液循环以及单糖在大脑的作用。

（2）避免过度喝酒、抽烟，生活要有规律。喝酒过度会导致肝功能障碍、引起脑功能异常。1 天喝酒超过 0.3 升的人比起一般人容易得脑血管性痴呆。抽烟不仅会造成脑血管性痴呆，也是心肌梗死等危险疾病的重要原因。

（3）饮食均衡，避免摄取过多的盐分及动物性脂肪。一天食盐的摄取量应控制在 10 克以下，少吃动物性脂肪及糖，蛋白质、食物纤维、维生素、矿物质等都要均衡摄取。

（4）适度运动，维持腰部及脚的强壮。手的运动也很重要，常做一些复杂精巧的手工会促进脑的活力，做菜、写日记、吹奏乐器、画画等都有预防痴呆的效果。

（5）预防动脉硬化、高血压和肥胖等，主动调整和建立健康的生活习惯。

（6）对外界常保持兴趣及好奇心，可以增加人的注意力，防止记忆力减退。老年人应该多做些感兴趣的事及参加公益活动、社会活动等来强化脑部神经活动。

(7) 避免过于深沉、消极、唉声叹气，要以开朗的心情生活。高龄老者常须面对退休、朋友亡故等失落的生活体验，很多人因而得了抑郁症，使免疫功能降低，没有食欲和体力，甚至长期卧床。

(8) 要积极用脑，预防脑力衰退。即使在看电视连续剧时，随时说出自己的感想便可以达到活动脑力的目的。读书发表心得、下棋、写日记、写信等都是简单而有助于保持脑力的方法。

(9) 保持年轻的心，适当打扮自己。

(10) 随时对人付出关心，保持良好的人际关系，找到自己的生存价值。

第四节　结肠癌

261 如何识别容易被忽视的结肠癌早期症状？

妇女 40 岁以后，每 5 年结肠癌的发病率几乎增长 1 倍。绝经女性与未绝经女性相比，结肠癌发病率要高。这不仅与物质生活条件、饮食结构、生活方式有关，而且与妇女逐渐进入绝经期，激素水平下降有关。再加上如果因忙于工作、家庭而饮食不规律，消化道生理节律被打乱，肠道运行不畅；精神压力大，影响肠胃功能，大便不畅，大便功能改变等。当出现这一系列消化道症状时，大多数绝经女性会误认为自己年龄大了，肠道功能减弱，未加以重视。

结肠癌早期主要是消化不良等方面的症状，如腹部不适、腹胀、排便习惯改变等，非常容易被患者忽视，需要与胃肠功能紊乱进行区分。那么，结肠癌早期症状有哪些呢？

(1) 排便习惯的改变：右半结肠癌时表现为早期粪便稀薄，有脓血，排便次数增多，当癌肿继续增大影响到粪便的通过时还可有交替出现的腹泻与便秘；而左半结肠癌则多表现为排便困难，并随病情的发展而不断加重。此外，若癌肿位置较低，还可出现排便不畅和里急后重的感觉。

（2）消化道症状：表现为腹胀、不适或消化不良等症状。其中右半结肠癌时，多为腹痛不适或隐痛。而左半结肠癌时，多表现为梗阻可突发，出现腹部绞痛，伴腹胀、肠蠕动亢进、便秘和排气受阻等。

（3）中毒症状：早期结肠癌症状常表现为患者出现贫血、低热、乏力、消瘦、水肿等，其中尤以贫血、消瘦为著。

（4）腹部包块：50%左右的患者可发现腹部包块，系癌肿或与网膜、周围组织浸润粘连的肿块，质硬，形体不规则，某些包块可随肠管有一定的活动度，而晚期结肠癌由于癌肿浸润较严重致使包块可固定。

（5）粪便带血或黏液：右半结肠癌时，出血量小且由于结肠的蠕动使之与粪便充分混合，导致肉眼观察不易看出，但隐血试验常为阳性；而左半结肠癌其出血和黏液不与粪便相混，约有 1/4 的患者可在粪便中肉眼观察到鲜血和黏液。

当发现有血便、黏液便，排便习惯改变，腹泻与便秘交替出现等症状时，最好去做结肠镜（检查），摒弃侥幸心理。要知道这是目前早期诊断大肠癌最有效的手段。肠癌的高危人群——患有大肠息肉、溃疡性结肠炎的人，更应进行定期复查或普查。

262 更年期女性接受绝经激素治疗真有预防结肠癌的作用吗？

流行病学调查结果显示，各年龄段男性结肠癌的发生率均高于女性，绝经后妇女患结肠癌的风险比绝经前妇女高，雌激素补充疗法可以降低绝经后妇女患结肠癌的风险 30%~40%，因此，雌激素可能对结肠癌的发生起一定的预防和保护作用。

绝经激素治疗能有效缓解和消除围绝经期出现的潮热、出汗、烦躁易怒等更年期症状，延缓和防止骨质疏松的发生，降低缺血性心血管疾病的危险性。更年期症状的缓解和消除会使妇女在身体、精神和心理上保持良好的状态，从而完善并加强机体的免疫功能，提高体内对某些基因突变的监控和清除能力，起到抗病、防癌的作用。另外，接受激素补充治疗的妇女往往具有良好的自我保健意识，自觉定期检查，甚至定期接受肠镜检查，与未进行激素补充治疗的女性相比，（身体普查）频率明显增加。

第八章

如何进行绝经相关激素治疗

第一节　绝经激素治疗的启动和窗口期

263 绝经激素治疗从什么时候开始用药为好？

从目前的研究结果来看，更年期综合征的激素补充治疗应从有症状时尽早开始。那么这个“早”的概念是什么呢？当然不是说从年轻时候就应该补充，年轻时不缺雌激素就不用补充，所谓的早补是指从缺乏雌激素的早期就开始补充。为什么这么说呢？许多疾病的治疗存在一个“窗口期”或“时间窗”，所谓“窗口期”是指在这个时间段或年龄段开始用药就有好处，而过了这个年龄段再开始用药治疗，好处减少，甚至可能会增加不利的影响。

正如我们前面所说，激素补充治疗能缓解潮热和盗汗等血管舒缩症状及泌尿生殖道症状，并能预防骨质疏松和骨折，同时，从更年期的早期开始及时补充雌激素，可以减少动脉粥样硬化的发生，并在一定程度上减少发生老年痴呆的风险。如果错过“窗口期”，岁月给身体带来的老化已经不可逆，即便雌激素能够延缓骨量的丢失，但骨质疏松已经形成，即使雌激素仍然能够改善血脂状态，但由于动脉粥样硬化和神经系统的退化都已经发生，将不能降低心血管疾病和痴呆的风险。因此，从围绝经期开始到绝经早期，是获得激素补充治疗好处的最佳“时间窗”。所谓绝经早期，国际绝经学会和各国专家的共识是：60 岁以前或绝经年限低于 10 年，在这段时期开始对有症状的更年期妇女进行激素补充治疗，将形成对心血管系统和神经系统的长期益处，而使激素补充的风险降到最低。

264 月经不来1年多了，但自觉没有更年期症状，需要补雌激素吗？

虽然没有更年期症状，但绝经激素治疗，除了能缓解更年期症状以外，还有其他益处。妇女绝经前后会出现性激素尤其是雌激素波动或减少所致的一系列以自主神经系统功能紊乱为主，伴有神经、心理症状的一组症候群（如潮热、出汗、血压波动、情绪不稳、焦虑、抑郁、失眠、记忆力下降等），称为围绝经期综合征，又称更年期综合征。顾名思义，更年期综合征主要发生在更年期，更年期女性不一定都会出现更年期综合征，症状轻重也有差别。但雌激素缺乏除了引起上述在绝经近期可能出现的症状以外，随着雌激素缺乏的持续存在，绝经妇女还会出现一些远期的问题，这些问题会长期存在，伴随妇女终身，并会逐渐加重，如泌尿生殖道症状；又如妇女从围绝经期开始，骨质吸收速度大于骨质生成，促使骨质丢失而发生骨质疏松，继而骨折发生率增加；同时雌激素水平的下降，还失去了雌激素对心血管系统和大脑的保护作用，患心血管疾病和阿尔茨海默病（老年痴呆）的风险增高。随着现今妇女寿命的不断延长，现代女性的后半辈子都将在绝经后状况中度过，如果不在“时间窗”开始使用激素，将不能获得激素对心脑血管的保护作用。因此，虽然还没感受到更年期风波给生活带来的影响，但身体内已经悄然变化了，如骨量渐渐减低，血脂代谢渐渐变差，脑力渐渐变坏等，为了能健康度过绝经后的岁月，建议即使没有更年期的自觉症状，也应该及时到更年期门诊接受检查，判别是否到了该早期补充雌激素的窗口期。

265 绝经10多年才知道补雌激素的好处，现在可以开始补激素吗？

绝经激素治疗主要是帮助处于围绝经期或绝经早期的妇女改善其明显的不适症状，并可预防骨质疏松，同时在这个时间段使用激素，将形成对心血管系统和神经系统的长期益处。但是，对于绝经10年以上或年龄超过60岁的人群，若既往没有激素补充治疗，就不建议再开始启动补充雌激素。

心血管疾病是绝经后妇女死亡的主要原因，说明缺乏雌激素会给心血管健康带来不利影响，而且这些影响是不可逆的。根据目前已知证据，当60岁以后或绝经10年以上，雌激素对老年妇女患有冠状动脉疾病没有治疗作用，对于患有阿尔茨海默病（Alzheimer disease，AD）的妇女，也不能改善症状或减慢疾病进展，这个时候如果才开始补充雌激素，还会增加激素补充治疗的风险。所以，如果既往没有使用绝经激素治疗，在60岁以后，就不适宜再补充雌激素。已经接受绝经激素治疗的妇女年过60岁是否继续使用雌激素？请医生进行检查，分析身体状况，如果没有禁忌证出现，健康良好，绝经激素治疗评估总体获益大于风险，就可以继续用药。

266 65岁了，阴道炎总发作，看了电视讲座吃雌激素好，可以吃吗？

65岁已过了绝经激素治疗的“窗口期”，所以不宜再开始口服激素了。这时，与雌激素缺乏有关的问题需要寻求其他的解决办法。

女性年轻的时候，体内的雌激素会使阴道上皮增生、变厚并增加细胞内糖原含量，阴道上皮细胞分解糖原为单糖，阴道内的乳杆菌再将单糖转化为乳酸，使阴道维持在一个酸性环境中，这样的酸性环境不利于细菌的生长。而绝经以后雌激素水平降低，阴道壁萎缩，黏膜变薄，上皮细胞内糖原含量减少，阴道内pH升高，局部抵抗力降低，细菌容易入侵繁殖引起炎症。那么，补充一些雌激素是有利于恢复阴道的健康环境的。但是年岁已高，不适宜启动口服雌激素怎么办呢？可以阴道局部使用雌激素，如雌激素的软膏或含有雌激素的药片。这样，既可以缓解阴道局部症状，也可以避免口服雌激素可能带来的全身不良反应。

第二节　用药前评估

267 更年期症状可用雌激素治疗，可以自己去买药用吗？

尽管对于有更年期症状的女性，使用性激素补充是有益的，但因为可用的激素药物有不同种类、剂型和剂量，用药方案的选择也因人而异，故对出现更年期症状需要激素治疗时，其用药必须在妇科内分泌或更年期门诊医生的指导下进行，患者不宜擅自用药。在进行激素治疗前应对患者进行慎重的评估，判断有无适应证（需要用激素吗?)，有无禁忌证（能用激素吗?)。有下列情况者均不适宜应用绝经激素治疗：已确诊或怀疑有乳腺癌、激素依赖的恶性肿瘤、不明原因的异常阴道流血、脑梗死病史、严重的肝肾疾病等。还有一些人有这样或那样的内外科疾病如类风湿关节炎、胆囊炎等，属于慎用激素情况。在甄别之后，对于可用激素治疗更年期症状的女性，还要选择各自适宜的个体化绝经激素治疗方案。如已经切除子宫的绝经后女性，单用雌激素补充就可以；而对有子宫的女性，用雌激素时必须加用孕激素以保护子宫内膜，避免内膜癌。以性交痛、老年性阴道炎症状为主的老年女性，阴道局部涂抹雌激素软膏就可以解决相应问题。

在用药过程中，患者还要遵循医生嘱咐，定期复诊随访，因为医生需根据治疗效果来调整用药方案，同时监测少数人可能会出现的一些不良反应如非预期阴道出血、乳房胀感、轻度消化道不适等并及时处理。每年医生还要评估这个患者进行绝经激素治疗的利益/风险比，利大于弊可以继续用，风险增加时需调整 MHT 方案甚至停用。在应用激素治疗过程中，如果发现乳腺异常、异常阴道流血、子宫内膜异常增生、子宫肌瘤增大等情况，需及时停药，密切观察。综上所述，绝经期激素治疗的适应证、禁忌证、慎用情况、利益/风险比的评估、治疗方案的调整，均需要有丰富经验的专科医生进行，患者切不可自作主张，否则用药不但无益反而有害。

268 正吃着几种内科药，可以同时吃激素治疗更年期症状吗？

有内科并发症的患者，并非是绝经激素治疗的绝对禁忌，是否可以应用激素治疗，需结合具体情况个体化分析以区别对待。常见的内科并发症有：高血压、糖尿病、脑梗死、肝和肾功能异常等。对于有糖尿病、高血压的患者应仔细询问病史时间、严重程度、治疗经过、目前控制情况等，未经专科诊治的患者建议其先到专科就诊，待血糖、血压控制稳定后再行激素治疗。近 6 个月内有脑梗死或静脉血栓发生的患者，应仔细询问患者栓塞性疾病的活动情况，在活动期应暂缓激素治疗，待病情平稳后可考虑经皮给药。肝和肾功能异常的患者，在激素治疗之前需仔细询问病史，了解肝和肾功能状态、疾病严重程度、治疗经过及目前病情，原发病经积极治疗肝和肾功能已稳定后，对需要激素治疗的患者，可选择经皮或经阴道吸收的药物，减少肝和肾的负担。因雌激素可诱发血卟啉病的急性发作，雌、孕激素可恶化耳硬化症，孕激素可促进脑膜瘤的发展，故均列为绝经激素治疗的禁忌证，这一类患者如有更年期症状，建议用植物类药物、中成药进行代替治疗。有血栓形成倾向、胆囊疾病、癫痫、偏头痛、哮喘、高催乳素血症、系统性红斑狼疮、乳腺良性疾病、乳腺癌家族史等为绝经激素治疗的慎用情况，应稳定原发疾病后，权衡利弊决定是否使用绝经激素治疗及个体化用药方案。在具体用药时，要仔细阅读药物说明书，注意药物之间是否存在互相影响，尽量避免不良反应的发生。

269 到更年期门诊开药，医生为啥要问我妈妈生过什么病？

人类的大多数疾病都与遗传因素有关，一个人的遗传背景就是爹妈传给她的患病易感性。因此，在绝经激素治疗用药前评估中，家族史（尤其是乳腺癌及子宫内膜癌等恶性肿瘤史）是一个非常重要的评估内容，可以有效地帮助医生明确您是否存在高危因素，是否存在应用激素治疗的禁忌，以及在应用激素治疗时为您设定个体化的用药、随访及监测方案。以乳腺癌为例，如本人的母亲、女儿、姐妹中有乳腺癌患者，即医学上所谓的有乳腺癌家族史的女性，其发生乳腺癌的风险比没有家族史的普通女性高，这就意味着在进行激素治疗时，需格外关注她的乳腺情况，激素治疗之前需行严格的乳腺检查，如乳腺钼靶或磁共振成像检测，若发现可疑癌变或癌前病变，不应使用绝经激素治疗。在绝经激素治疗过程中，有乳腺癌家族史的女性，应至少每年进行 1 次超声或 X 线钼靶检测，以了解乳腺基础状况，以便及时发现异常；在绝经激素用药随访监测过程中，若发现乳腺结节、肿块、乳腺血液供应异常等情况应暂停激素用药，并联系乳腺专科进行治疗。

270 更年期补激素为啥要进行妇科检查？

雌激素治疗作为缓解围绝经期相关症状的有效手段，并非每个人都适用。而决定是否应当给予激素补充，能不能用激素，除了仔细了解病史，更需要全面地评估女性身体状况。作为女性身体检查的重要部分，妇科检查的目的是为了判断绝经状态、排除生殖系统疾病。妇科检查有助于专科医生了解患者泌尿生殖道萎缩的程度、有无异常子宫出血、有无子宫或阴道前后壁的脱垂、是否存在尿失禁，结合患者的不适症状，判定是否需要给药，阴道局部给药的必要性和可行性。妇科检查另一重要作用是有助于了解是否存在生殖系统和邻近器官的器质性病变，如同时行子宫颈细胞学检查判断子宫颈炎症性病变、癌前病变或子宫颈癌，是否存在盆腔异常征象（肿块、子宫肌瘤、子宫腺肌病、子宫内膜异位症、各类肿瘤等），以排除绝经激素治疗的禁忌证等。一个简单、无创又经济的妇科检查无论是对于治疗前的评估还是用药过程中的随访监测，都有着仪器或实验室辅助检查不可替代的作用。

271 更年期补激素开药之前为啥要做盆腔B超？

盆腔B超检查对更年期激素补充治疗前的个体评估至关重要。更年期激素治疗之前患者需进行全面的身体状况评估，包括盆腔器官的检查。盆腔检查一方面要评估生殖器官的生理状态，是否萎缩？另外一方面还要排除病理状态如炎症、肿瘤等。盆腔B超作为无痛、简便、有效、经济的一种检查诊断方法，患者容易接受。B超可以客观地评估盆腔脏器状况，弥补一般妇科检查手诊的不足。在临床工作中，因患者肥胖或检查时腹部紧张常使妇科检查触诊不清，盆腔B超检查可以排除这些因素的影响，更为客观地反映盆腔脏器的状况。如有盆腔包块，盆腔B超还有更多的优势，能进一步探查包块的来源、囊实性、有无乳头、血流分布及供应情况、与周围组织的关系，对于盆腔包块性质的诊断意义重大。盆腔B超对于子宫内膜的检查同样有重要的意义，B超检测子宫内膜厚度<5 mm（撤退性出血后）的个体，使用激素补充治疗是安全的，而内膜厚度>5 mm者需着重关注，排除内膜病变如内膜息肉、黏膜下肌瘤等，这些靠妇科检查是无法得知的。盆腔B超还增加了子宫小肌瘤的检出率，在绝经激素治疗的过程中，对于是否有新发肌瘤、子宫肌瘤大小的观察更为客观、准确。目前，盆腔B超常用的是经阴道超声，分辨力更好，图像比腹部超声更清晰，在检出子宫颈囊肿、子宫内膜息肉、子宫小肌瘤、卵巢病变等方面有优势，也使受检者免于充盈膀胱的痛苦，值得临床推广。

272 更年期补激素前检查乳腺用什么方法好？

乳腺检查是更年期激素治疗前必不可少的筛查项目，常用的乳腺检查方法包括：乳腺的视诊和手诊、乳腺钼靶、乳腺超声、乳腺磁共振成像（MRI）检查、乳腺红外线检查等。乳腺的视诊和手诊作为乳腺检查的基础，非常重要。通过检查可以观察两侧乳房形状对称与否、皮肤有无“橘皮样”改变、有无乳头“溢液”、有无肿块等，初步发现乳腺异常。但体格检查存在局限性，容易遗漏微小病灶，故建议在查体的基础上，增加辅助检查。乳腺钼靶对病变具有很高的探测率，对簇状微小钙化诊断的敏感度达95%。超声检查无辐射，其优点是对囊性病变敏感，具有实时性，可动态观察病灶的弹性、活动性及彩色多普勒血流情况，但对微小钙化的检出率及敏感度逊于钼靶，且不能可靠区分良恶性。MRI的优点是可用于双侧乳腺同时成像、断层能力及任意三维成像，可使病灶定位更准确，显示更直观，对胸壁侵犯的观察及胸骨旁、纵隔及腋窝淋巴结转移情况的显示优于其他检查方法，但其显示微小钙化不敏感，因此，亦无法取代钼靶检查。目前，乳腺钼靶仍是乳腺筛查的主要方法，其与超声结合为乳腺筛查的黄金组合，MRI是重要的补充检查手段。乳腺红外线检查因方法简单，亦容易遗漏微小病灶，不作为首选推荐。

第四节　绝经激素治疗（MHT）的常用药物特点

273 绝经激素治疗的核心是什么？

雌激素对女人而言非常重要，雌激素广泛作用于人体各个组织器官，与女人的生殖功能及多个组织器官的正常生理功能均有关。绝经给女性带来的问题多种多样，从围绝经期开始，出现月经紊乱、血管舒缩症状和神经精神症状，随后泌尿生殖道萎缩症状明显，绝经晚期，老年慢性疾病如骨质疏松、心脑血管疾病和老年痴呆的发生，其本质都与雌激素缺乏有关。作为更年期女性健康策略重要组成部分的绝经激素治疗是针对女性因卵巢功能衰退、性激素分泌不足所导致的健康问题而采取的临床医疗措施。因此，激素补充治疗（HRT）的核心是雌激素。

274 口服雌激素有什么特点和优势？

口服雌激素是绝经激素治疗中最经典的一种用药方式，符合绝大多数人的用药习惯，历史上关于激素补充治疗的大量临床研究资料采用的均是这种用药方式，有最充分的临床用药证据及经验。口服雌激素主要优势是使用简单、方便，价格相对便宜，患者依从性较好。但是口服用药的方式决定了药物使用后首先会经过肝代谢，即存在肝首关效应，可能影响患者的出、凝血系统，增加血栓发生的风险。口服用药同时可增加胆汁胆固醇的饱和度，减少胆酸的浓度，也增加了胆石症等胆囊疾病的发生风险。当然，肝首关效应也不全是不好的影响，例如正因为肝的首关效应，口服雌激素对血脂的良性影响更加显著，表现为高密度脂蛋白升高、低密度脂蛋白降低的好作用。

275 经皮用雌激素有什么特点和优势？

通过皮肤途径吸收雌激素首先进入体循环，因此避过了肝的首过效应，较少了对肝的刺激，对出、凝血系统影响小，血栓疾病风险小；不增加胆汁饱和度，符合生理状态，对胆囊生理影响小；由于雌激素可经皮肤吸收直接进入体循环，基本不被破坏，生物利用度高，因而使患者总摄入药量降低。经皮肤贴剂能使雌二醇较稳定地释放，因此可以每周2次，或者每周1次更换贴片即可。可降低三酰甘油，不影响血浆总胆固醇、低密度脂蛋白和高密度脂蛋白水平，可提高胰岛素敏感性而不改变血浆生长激素浓度，不改变肝对肾素-血管紧张素-醛固酮系统的作用；因此对于以三酰甘油升高为主的血脂异常、糖尿病、高血压、慢性肝胆疾病、胃肠道疾病、凝血功能障碍等不能耐受口服给药，但又需要应用雌激素的患者更安全。缺点是即使剂型改进，仍有部分患者存在过敏的问题。

276 经阴道用雌激素有什么特点和优势？

经阴道用雌激素制剂是女性特有的一种给药方法，避免了肝首过效应，可持续给药，无胃肠道刺激，同时限制全身吸收，全身不良反应小。经阴道雌激素给药不受“窗口期”的限制，因此在患者年岁已高时仍可以使用，且无须过虑全身不良反应。阴道用药可以在阴道局部提供足量的雌激素来逆转阴道发生的萎缩性改变，帮助患者改善阴道干燥、刺痛、性交痛和性交后出血等阴道萎缩症状，同时有助于恢复（生殖道）的正常菌群和生理值，增强泌尿生殖道上皮细胞对感染和炎症的抵抗能力，改善患者尿急、尿痛、尿频和尿失禁等泌尿道症状。

277 绝经激素治疗时为什么要加孕激素？

虽然绝经激素治疗（MHT）是以雌激素补充为核心，但对于有子宫的妇女需同时添加孕激素，因为大量临床病例及研究表明，如果单独长期应用雌激素而不加用孕激素的话，子宫内膜可能过度增生、甚至异常增生致使其发生癌变。所以对于有子宫的妇女，绝经激素治疗方案中在补充雌激素的同时，必须添加孕激素以保护子宫内膜，防止子宫内膜病变的发生。孕激素可以周期性添加，也可以连续添加。如果选择周期性添加，建议每月用药10~14天。长周期添加的方式即每2~3个月添加，目前，还不能证明可以有效保护子宫内膜。对于有子宫的妇女，只要在补充雌激素的同时添加孕激素，就可以不增加子宫内膜癌变；如果采用连续联合的方式添加孕激素，还可以减少子宫内膜癌的发生。

278 合成孕激素与天然孕激素有什么区别？

临床上应用的孕激素制剂根据化学结构的不同分为天然孕激素和合成孕激素两类。天然孕激素是由卵巢黄体分泌的，孕期胎盘也有分泌，其化学结构为：孕甾-4-烯-3，20-二酮，称为黄体酮。常用剂型有黄体酮针剂及黄体酮胶丸或胶囊等，天然孕激素无雌激素及雄激素活性。合成孕激素是以共同的环戊烷多氢菲结构为基础，在不同位置添加或改变了一些基团，衍生出的活性不同的孕激素，由于雌、孕、雄三种激素存在结构上的相似性，所以各种合成孕激素除了具有共同的孕激素效应以外，依其改变基团的具体不同，还会具有弱的雌激素活性、雄激素活性、抗雄激素活性、抗雌激素活性、糖皮质激素活性或抗盐皮质激素活性等。根据基团的不同，这些“其他作用”也各不相同，在脂代谢、糖代谢、水和电解质、心血管、乳腺疾病等方面也有不同的影响。相对于合成孕激素，应用天然孕激素或接近天然的地屈孕酮，乳腺癌风险较低，对体内的生理代谢干扰也较少。

目前合成孕激素的种类繁多，大致可分为衍生于17-羟醋孕酮类的孕激素和衍生于19-去甲睾酮类的孕激素。17-羟醋孕酮类的孕激素：如醋酸甲羟孕酮（MPA）、醋酸环丙孕酮（CPA），其最大的特点是还具有很强的抗雄激素作用，是目前临床上所有孕激素中抗雄激素活性最高者。另一类是衍生于19-去甲睾酮类的孕激素：如左炔诺孕酮（LNG），是最高效的孕激素，还具有雄激素活性和抗雌激素活性。再有近年来新型孕激素不断被开发，如逆转孕酮衍生物——地屈孕酮，它是具有强效的高选择性的口服孕激素。在结构上比天然孕酮碳原无雌激素和雄激素作用或肾上腺皮质醇活性，保持单纯的孕激素效应，可称之为“中性”孕激素。地屈孕酮几乎不影响葡萄糖和胰岛素代谢，也没有镇静、催眠作用。还有衍生于17-螺甾内酯的衍生物——屈螺酮，其最大的特点是具有抗盐皮质激素活性，可缓解与醛固酮分泌有关的水、钠潴留和体重增加。患者应用后可减轻水、钠潴留，并可轻度降低血压，对于血压偏高或不稳定的绝经后女性具有独特的益处。

279 替勃龙是一种什么药？更年期用替勃龙时需要加孕激素吗？

替勃龙是一种单一的化合物，并非雌、孕激素的混合物。其有效成分的化学名称是7-甲异炔诺酮，口服后迅速代谢为3α-羟基替勃龙、3β-羟基替勃龙和Δ4-异构体三种化合物，其中3α-羟基替勃龙、3β-羟基替勃龙与雌激素受体相结合，起雌激素样作用；而Δ4-异构体主要与孕激素和雄激素受体相结合，从而产生孕激素活性和弱的雄激素活性。所以应用替勃龙时不需额外加用孕激素，作为组织选择性激素活性调节剂其临床效果与雌、孕激素连续联合方案的效果相似，适用于不希望有月经来潮的绝经后妇女。替勃龙在绝经激素治疗上的应用有较长的历史，目前在全球91个国家被批准用于更年期综合征的临床治疗。又因其是具有雄激素活性的药物，尤其适用于性生活障碍、情绪障碍的绝经后妇女。

280 如此繁多的雌激素和孕激素种类，该怎么选择？

目前，临床上可供选择的雌激素和孕激素药物种类繁多，各种药物各有其特点，不存在某种药物绝对优于其他药物的情况，用药必须个体化，需根据每个女性的生活质量、健康关注和个体风险因素等方面进行综合考虑（如：年龄、绝经年限，以及静脉血栓、卒中、缺血性心脏病和乳腺癌的风险）；用药剂量和持续时间应该与治疗目标和安全性相一致，并应个体化。所以只有根据自己的实际情况，经专业医生对您的绝经激素治疗获益和风险的综合评价，选择适合自己的绝经激素治疗药物，才能达到绝经综合征治疗的最大益处，即“没有最好，只有最适合”的激素药物。

281 更年期补激素有几种药物可以选用？

更年期女性体内缺乏的性激素主要是孕激素和雌激素。孕激素缺乏造成月经失调和停经，雌激素缺乏不仅造成出血量异常，月经不规律，停经乃至闭经，还会引起身体和精神方面的不适如潮热、出汗、失眠、易激动、骨痛、尿失禁、性交不适等。所以更年期激素补充主要是补孕激素和雌激素。孕激素的作用主要是调整月经周期趋于规律，避免月经量过多，同时对于有子宫的女性，在补雌激素的同时，一定要加用孕激素来保护子宫内膜，避免内膜增生过长甚至异常增生。孕激素主要选用天然孕激素或接近天然的药物，如黄体酮胶囊、地屈孕酮（商品名：达芙通）等。孕激素每周期至少应用 10~14 天。

雌激素也应选用天然制剂为好，临床常用的口服药有戊酸雌二醇（商品名称：补佳乐）、结合雌激素（商品名称：倍美力）等。非口服的雌激素有皮贴剂和霜剂，国内有康美华、松奇等皮贴剂，每 7 日换 1 贴，由于比口服药物减少风险如静脉血栓风险、心血管事件，以及胆囊疾病、乳腺癌发病更低等益处，非口服途径用药近年来逐渐被重视。此外还有专门用于阴道的雌激素制剂，常用的是雌三醇软膏（商品名称：欧维婷），针对阴道、尿道症状为主的较年长的老年女性。

前面我们谈到，有子宫的女性，补雌激素一定要联合应用孕激素，此时应用复方制剂可能使用更方便。如果想要有"人工月经"可采用周期序贯方案，可选用复合包装的戊酸雌二醇/雌二醇环丙孕酮片（商品名称：克龄蒙），按序每日 1 片，用完 1 盒后停 7 天再开始下一盒；或采用雌二醇/雌二醇地屈孕酮片（商品名称：芬吗通），按序每日 1 片，用完 1 盒后直接开始下一盒，中间不停药。如果不想要"月经"而采用连续联合方案，可选用雌二醇屈螺酮片（商品名称：安今益），每日 1 片连续不停。

除了上述的孕激素、雌激素和雌、孕激素复合片，更年期激素补充治疗中还有一类药即替勃龙（商品名称：利维爱、紫竹爱维），其主要成分为 7-甲基异炔诺酮，口服后迅速代谢成 3 种化合物，其中 3α-OH-替勃龙和 3β-OH-替勃龙两种代谢物具有雌激素样活性，而第三种代谢物替勃龙的 Δ4-异构体具有孕激素和雄激素样活性，因此替勃龙如前面所提到的安今益一样可选作为不来月经方案的用药。因价格不高，不来月经，增加性趣，至今替勃龙已在 91 个国家获批用于治疗更年期综合征，用药推荐每日服用 1. 25~2. 5 mg，即半片至 1 片。

282 只是月经紊乱，没有更年期症状，需要补激素吗？

月经紊乱是更年期最常见的症状，更年期月经紊乱模式多种多样，可表现为月经周期不规则、经期持续时间长、经量增多或减少等。更年期月经紊乱最常见的原因是卵巢功能减退，无排卵周期增多导致异常子宫出血。在明确排除器质性病变后，不排卵的孕激素缺乏导致更年期月经紊乱的治疗应以孕激素补充进行周期治疗为主。月经紊乱的急性出血期以止血为目的，长期治疗以调整周期、控制出血量和防止子宫内膜病变为目标。更年期女性如果仅有月经紊乱而没有更年期症状，可先用单孕激素周期治疗，恢复规律月经。建议每月服用孕激素 10～14 日，推荐应用天然孕激素如微粒化黄体酮或接近天然的孕激素——地屈孕酮，基层地区如无药也可应用甲羟孕酮。如月经紊乱的同时伴随潮热、焦虑、失眠、健忘等相关症状，并影响生活质量时，应同时补充雌、孕激素。建议使用周期（或连续）序贯治疗，既能恢复规律月经，又能有效缓解绝经相关症状。

283 没绝经的女性因病切除子宫后，该怎么补激素来提高生活质量呢？

王女士 4 年前因为子宫腺肌病伴重度痛经接受了全子宫切除术，当时才 42 岁，术后没有月经，疼痛也消失了，感觉很自在。但最近半年她开始出现睡眠不安，情绪急躁，跟老公和同事常发脾气，自己心里也很苦闷，不知咋回事。王女士姐姐登门看望妹妹后，觉得王女士是更年期症状，正好自己在进行更年期激素治疗，就说：我吃激素后更年期症状都好了。我单位能报销，你就吃我的药好了。王女士不放心，拿着姐姐的药到医院妇科咨询张医生。张医生从药盒拿出药，看到药板上有两种不同颜色的药片，便提醒王女士说：这种药含有两个激素，不适合你吃。这是什么原因呢？原来女性补充激素治疗更年期症状，最要紧是先看有没有子宫，虽然治疗更年期症状是以补充雌激素为主，但长期单用雌激素会增加有子宫的妇女发生子宫内膜癌的危险，所以有子宫的妇女在雌激素治疗时，一定要加用孕激素来保护子宫内膜，也就是需要用两种激素。而王女士已切除子宫 4 年，无子宫内膜，只要单纯补充雌激素就可以了。听完张医生的解释，王女士接受了医生为自己开的单含雌激素的药物，服药半个月后，王女士感到晚上睡觉安稳了，在单位工作顺手，在家里也不和丈夫吵吵闹闹了。雌激素治疗使得患者终于摆脱了更年期的困扰。

284 44 岁已经不来月经 1 年了，补激素可以让月经再来吗？

44 岁的年龄，最近 1 年月经都没有来，又没有其他病症，可以考虑是绝经了。医学上的解释是 40 岁以上的女性，无原因月经停止 12 个月可确认为绝经。绝经的真正含义是指卵巢功能的衰竭，没有足够的激素促使子宫产生月经。大样本相关调查显示，中国女性平均自然绝经年龄是 49.5 岁。经调查，大多数不到 50 岁绝经的女性，在寻求绝经激素治疗时多希望服药后能来月经，这种有月经的来潮会让自己感觉更年轻。为更年期和绝经后女性进行激素治疗的标准规范由权威的《中国绝经指南（2012）》提供，其中对于希望有月经的女性，推荐人工月经方案，即雌激素与孕激素序贯给药的方式补激素。这种用药方式模拟女性生理周期，每月用药 21～28 天，在每天用雌激素的基础上，每月后半期加用孕激素 10～14 天，两种激素一起停药后就来“月经”了，人工月经的量和周期都会比较正常。如果认为两种药搭配吃比较麻烦，容易搞错，医院也有复方制剂提供，在复方制剂中一半药片仅仅含有雌激素，另一半药片既有雌激素又有孕激素，两种药品颜色不同以便区分，先服用单药片（含雌激素），每天 1 片，服用单药结束了再服用复合片（含雌激素与孕激素），每天 1 片，每 1 个月的药片独立包装成一盒，应用方便，停药 7 天内会来月经。如果停药 7 天不来月经，就要到医院请医生诊视提供处理意见。

285 想补激素，又不想来月经，咋办？

绝经后补充激素以治疗绝经健康问题有多种方案，包括来月经和不来月经的方案。一般绝经 3~5 年的女性，在寻求绝经激素治疗的同时，多希望不要再来“麻烦”的月经了。如果既要解决绝经带来的不适症状，想获得骨骼健康、血管年轻、脑子灵光的好处，又不想每个月有

"月经"的骚扰，可以向更年期门诊医生提出自己的想法，医生可以选择不来月经的绝经激素治疗方案。不来月经的方案有两种，第一种是雌、孕激素联合用药，即每日都吃雌激素和孕激素，连续用药不停顿。医院里也提供不来月经方案的复方制剂雌二醇屈螺酮片（商品名称：安今益），每日 1 片，用药方便。第二种就是服用组织选择性雌激素活性调节剂——替勃龙（商品名称：利维爱），推荐每日半片到 1 片（1.25 ~2.5 mg/d）；该药口服后对情绪异常、睡眠障碍和性欲低下有较好的效果。当然，联合方案可以不来月经，对内膜的安全性也很高，还可以降低内膜癌风险。安今益和利维爱对乳腺的刺激均较小，可能具有更高的乳腺安全性。值得提醒的是，不来月经也要注意到医院定期复查。如果在服药过程中意外出血，要及时到自己的专科医生那里咨询和接受检查，明确出血原因，对症处理，绝大多数的出血原因都是良性的，不必过分担忧。

286 不想吃激素，但阴道总不舒服，也不能同房，有办法吗？

很多中老年女性绝经后面临阴道干燥、性交痛、外阴瘙痒、阴道分泌物有异味等困扰，这种阴道不适不能自行缓解且反复发作，不仅影响了绝经后女性的日常生活，还影响了夫妻关系。绝经后反复阴道不适的主要原因是卵巢退休，体内雌激素水平的下降导致生殖道萎缩。虽然雌激素补充治疗对改善生殖道萎缩症状效果很好，但是由于恐惧全身应用雌激素的不良反应，或感觉天天口服雌激素太麻烦，影响了一部分仅仅有阴道局部症状的绝经后女性尽早使用雌激素来治疗。其实绝经补充激素的方案有很多，如果没有明显的更年期全身症状，仅仅是阴道干痛、尿频、尿失禁等泌尿生殖道萎缩症状，可以使用局部雌激素用药方案。阴道局部用药的剂量一般较口服的要低，不仅直接发挥局部作用，还避免了口服药物的肝首关效应，降低了用药风险。常用的局部雌激素药物有：雌三醇乳膏、结合雌激素软膏、普罗雌烯阴道胶囊或乳膏及氯喹那多-普罗雌烯阴道片。具体方法为：阴道用药每晚 1 次，连续使用 2 周症状缓解后，改为每周用药 2~3 次。

287 更年期补激素用药方法有几种呢？

更年期补充激素治疗的药物有不同剂型，如片剂、胶囊、霜剂、膏剂和皮贴剂等，适合不同部位的用药。绝经激素治疗用药途径分为口服和非口服两大类，各有特点，在具体的选择上要根据女性本人的用药需求及意愿综合考虑。口服用药是常规应用的、首选的途径，也是最符合大部分人用药习惯的。口服用药简便，价格相对便宜，但是药物经过肝代谢，有肝首关效应，对某些患者如有胆囊疾病、有血栓风险背景的人不适宜。非口服途径又包括经皮肤途径和经阴道途径，可避免肝首关效应，减轻肝负担，使用方便。与口服途径相比，皮肤给药的静脉血栓与心血管事件、乳腺癌、胆囊疾病的风险较低。阴道给药是膏剂，阴道黏膜容易吸收，为治疗萎缩性阴道炎、绝经后尿道综合征的首选方法，可每晚用药或每周 2~3 次。经皮肤给药时如霜剂涂抹每天 1 次，阴道膏剂和皮肤霜剂对不能耐受口服用药的患者提供了安全用药途径，但缺点是个体差异大，且不易控制每天用量。如果用缓释皮贴剂，较能精确控制药量，皮贴剂有不同的每天释放剂量可选，根据患者症状需求选用，每周更换 1 贴。

288 来月经和不来月经的补激素方法效果一样吗？

女性绝经后，补充激素的主要目的首先是缓解近期和中期绝经症状，如潮热、出汗、失眠、焦虑、抑郁、频发阴道炎、尿道综合征、性交不适、骨痛等。其次是远期健康问题，如预防心脑血管疾病、骨质疏松和骨折、老年痴呆等。来不来月经不是补激素的目的，但您可以依照自己的意愿选择来月经方案（周期序贯法或连续序贯法），或不来月经方案（连续联合法）。如较早绝经的女性，比当地人群平均绝经年龄早，或绝经早期的女性（绝经 2~3 年）多选用来月经方案。绝经年限较长的女性（5 年以上）多接受不来月经的方案。少数情况下为减少风险，对于一些特殊的女性如子宫内膜异位症患者、内膜增生病史患者和系统性红斑狼疮患者，医生会建议选用雌、孕激素联合的不来月经方案。

来月经的方案就是一个疗程里，雌激素天天给，孕激素给半程（至少 10 天）；不来月经的方案就是每天都给雌激素加孕激素，当然此时孕激素的日量相对较小。因此您可以看到，这两种方案中，雌激素用法和用量是相当的，所以对补充激素达到的治疗目的是一样的，也就是说不管来不来月经，用药后缓解潮热、出汗、失眠、焦虑、抑郁、频发阴道炎、尿道综合征、性交不适、骨痛等症状的效果是一样的。同时对预防心脑血管疾病、骨质疏松和骨折、老年痴呆等远期健康获益也是一样的。

289 更年期补激素的剂量人人都一样吗？

正如每个人的饭量不同一样，更年期激素补充的药物剂量也不是人人相同、一成不变的。更年期激素补充是医疗措施，因此要对症下药，既缓解症状，又减少不良反应。更年期激素补充是健康策略，因此也要因个人健康而异，妇女的健康历史档案有何特点，有否其他系统健康问题？是否有激素补充疗法的顾忌之处？这些都是医生处方时重点关注的问题。更年期和绝经后雌激素补充的量为戊酸雌二醇（补佳乐）1~2 mg/d，结合雌激素（倍美力）0.3~0.625 mg/d，或雌二醇贴片每 7 日 1 帖（Climara® 25 或 50、松奇 1.5 mg/帖）。而通常把戊酸雌二醇（补佳乐）1 mg/d，结合雌激素（倍美力）0.3 mg/d，或雌二醇贴片每 7 日半帖称为小剂量。不同的给药剂量对女性个体内的雌激素水平影响显然是不同的，但雌激素相同药量在不同女性体内的影响也是不同的。绝经后女性的个体状态会影响其内源性雌激素水平，还会影响外源性雌激素在体内的转换。如吸烟女性会使服药后体内雌激素水平降低，饮酒则相反，饮酒者用药后体内雌激素水平易升高。肥胖的女性由于脂肪组织的转化作用，自身的雌激素水平高于低体重女性。在给予激素补充治疗后，要注意观察自己的原有症状如潮热、出汗、情绪不稳、睡眠不安等是否得到了改善，也要注意是否出现原来没有的症状，如乳房胀痛、胃脘部不适、恶心等，甚至可能有阴道异常出血。一般医生会交代您用药 1 个月后复诊随访，如有特殊不适也可以提前去看医生。在看医生的时候，把自己症状改善的情况和新发症状如实告诉医生，医生会和您充分讨论，也可能进行一些检查，根据您的具体情况全面分析，维持或调整药物的剂量。一般来说，补充激素的量以能够改善症状即可，没有必要追求标准剂量。另一种情况是，有些女性虽然渴望通过激素补充治疗改善自己的更年期和绝经后的生活质量，但又道听途说或迷信网络传言，恐惧不良反应甚至恐癌，随便减少剂量或隔三岔五漏服，治疗效果大打折扣，得不偿失。

第九章

接受绝经激素治疗的注意事项

第一节　初诊和启动绝经后激素治疗的注意事项

290 看更年期相关症状应该到医院哪个科室？

有些医院设有更年期门诊，那对于您就方便多了。对于没有专门更年期门诊的医院，首先到妇科内分泌门诊是您最好的选择。更年期是“多事之秋”，一切都是雌激素缺乏“惹的祸”，而有关雌激素以及雌激素缺乏所“惹的祸”当然妇科内分泌医生最清楚，而且，如果您除了雌激素有变化，还有其他并发症，妇科内分泌医生也会在仔细问诊和检查后，推荐给您其他相关专科治疗，或帮您寻求其他科的协助，如内分泌科、乳腺科或中医科等。

291 开始激素补充治疗前要做哪些检查？

为了使绝经激素治疗能做到安全有效，医生首先需要判断您是不是需要使用激素（适应证）、能不能用（禁忌证和慎用情况），为此，医生会安排您接受以下检查。

（1）详细询问病史：包括症状、一般病史、妇科病史、家族史（尤其是乳腺癌及子宫内膜癌等恶性肿瘤史）、性生活史及绝经相关疾病的高危因素。

（2）体格检查：身高、体重、腰围、血压、乳腺及妇科检查。

（3）实验室检查：血常规、空腹血糖和血脂、肝功能、肾功能，子宫颈细胞学检查。

（4）辅助检查：盆腔B超了解子宫内膜厚度及子宫、卵巢有无病变；乳房B超或钼靶照相，了解乳腺情况；酌情进行（心电图和）骨密度测定。

292 为什么更年期补充激素前要排查肿瘤？

您可能也在感叹现在肿瘤的发生越来越多，究其原因，很难一言以蔽之，但有的肿瘤确实与激素有关，或者激素治疗会加速肿瘤的进展。比如子宫肌瘤、子宫内膜癌、乳腺癌等都与雌激素相关。即使一些非激素依赖性的肿瘤，如果没有及时查明，在绝经激素治疗开始之后忽略了相关处理，肿瘤进展后结局也是令人遗憾的。而相当多的恶性肿瘤与绝经激素治疗之间的关系尚不确定。因此，为了安全起见，在绝经激素治疗前，不仅要检查全身器官功能可否用药，为您排查肿瘤更是重中之重。

293 为什么更年期门诊的医生要问好多内外科的事？

当您在和更年期门诊医生或妇科医生倾诉您更年期种种不适的时候，您会不会觉得他（她）问了您许多内外科的事，又开了那么多检查，是不是太浪费您的时间与金钱呢？但是您要知道“量体裁衣”，才能对症下药，而且为预防疾病所花费的金钱，远远低于治疗疾病的开销。绝经激素治疗有很多种治疗方案，适合不同的人群，而有的激素治疗方案会与您原有的内外科疾病发生“冲突”。所以医生在开处方之前需要根据您的年龄和绝经时间长短、主要的更年期症状、内外科合并疾病情况、您的特殊要求和个人意愿等，来判断您是否可以用激素补充治疗，同时选择最适合您的激素补充治疗方案。

294 在更年期门诊你会获得哪些健康指导？

当女性进入更年期时，她在家庭和社会中已担当起重要角色，身体上的不适和各种疾病的发生将对其工作和家庭产生严重影响。因此，更年期妇女健康与否不仅关系她们的生活、工作能否正常进行，而且还会影响到家人和孩子的生活质量。激素补充治疗是维持绝经后妇女健康策略的重要部分，整体健康策略还应包括对饮食、运动的调整以及限烟和控酒等生活方式的改变。

（1）锻炼身体的指导：参加任何体育活动都比久坐要好。规律运动可以降低总的死亡率和由心血管疾病引起的死亡率；经常参加运动者的身体代谢情况、平衡能力、肌肉力量、认知水平以及生活质量更好，而心脏不良事件、卒中、骨折以及乳腺癌的发生率则显著较低；在锻炼中应尽量避免肌肉－关节－骨骼系统损伤；锻炼的最佳方式为每周至少 3 次，每次至少 30 分钟，强度达中等。另外，每周增加 2 次额外的抗阻力练习会得到更多的益处。

（2）维持健康体重的指导：保持正常的体重非常重要。肥胖［体质指数（BMI）>25 kg/m^2］对身体健康会造成显著的影响，在绝经后妇女中，肥胖已成为一个日益严重的问题；仅仅需减轻体重的 5%～10%，便可有效改善那些与肥胖相关的胰岛素抵抗引起的诸多异常状况。

（3）健康饮食的指导：每日进食水果和蔬菜不少于 250 g，全谷物纤维，每周 2 次鱼类食品，低脂饮食。应限制摄入食盐（低于 6 g/d），妇女每日饮酒量应不超过 20 g。

（4）科学生活方式的指导：提倡戒烟；避免滥用营养剂；避免晚睡少睡；增加社交活动和脑力活动。

（5）基本药物的补充应用：钙剂、多种维生素、活性维生素 D 等。

（6）同时与家属沟通，加强家庭成员对更年期妇女的心理支持。

第二节　用药过程中可能出现的不良反应

295 刚开始服用激素有胃肠道不舒服怎么办？

激素用药途径有多种，常见的有口服、经阴道、经皮、肌内注射等。口服用药符合大多数人的用药习惯，通常人们习惯采用此途径。不同用药途径各有其优缺点，对于希望缓解潮热出汗症状、预防骨质疏松症、保护心血管而言，全身用药包括各种口服雌激素和经皮雌激素，可以达到满意的疗效；对于有肝胆功能障碍或血栓形成高危因素者，经皮雌激素用药更有优势；对于仅存在阴道局部症状，或在治疗窗口期以外，经评估全身用药风险更大者，建议阴道用药以避免全身不良反应。

无论是口服或是经皮用激素，都会因为雌激素对相关部位雌激素受体的作用而产生一些不良反应，如胃肠道反应、阴道出血、乳房胀痛、头晕、皮肤瘙痒与红斑等。刚开始口服激素时，与服用其他药物一样，当药物进入人体后，要经过胃肠道，少数人可以因为药物的刺激或者激素本身的作用产生胃肠道反应，常见的胃肠道反应为恶心、食欲不振、呕吐、轻度腹泻等，但这些反应往往随用药时间延长而消失，与食物同服或睡前服用往往可减轻这些反应，一般不用太担心，也不要急于停药。除非胃肠道反应严重到不能耐受的患者，可到医院咨询医生后改用其他途径的激素用药，如经皮贴剂、阴道给药等。医生会根据患者的特征，选择最适宜的个体化治疗。

296 绝经激素治疗中没停药就来“月经”怎么办？

应用绝经激素治疗（MHT）后出现非预期的阴道出血是患者对绝经激素治疗担忧的一个主要原因，甚至导致许多女性终止用药。MHT有多种方案，应该根据每个人的需求选择个体化的最佳方案，比如周期序贯方案适用于相对较年轻、仍希望有月经的女性；连续联合方案适用于绝经后、不希望再来月经的女性。阴道流血的类型也取决于所用的 MHT 方案，一般在周期序贯方案中，异常出血常表现为停药后出血量多、持续时间长或突破性出血。在连续联合方案中若闭经一段时间后又出血，或用药 6 个月至 1 年后仍不闭经，应视为异常。规则出血不一定代表正常，不规则出血也并非一定是内膜发生了病变。

MHT 中没停药就出现阴道流血的最常见原因是漏服药。如果忘记服药，忘记的药片应该在 24 小时内补用，以避免发生撤退性出血。如果出现间断性出血，继续服药可以避免出现更严重的出血。如果出血持续，或出血在若干个连续周期重复出现，有必要进行全面的妇科检查以排除器质性病变。另外，在围绝经期中，体内自身激素与外源性激素不同步时也会出现不规则出血，还要警惕潜在的妇科疾病如子宫肌瘤、子宫腺肌病、子宫及卵巢肿瘤等，情绪、环境也对出血有一定影响，因此用药前应严格评估。无论是口服或经皮 MHT，都可能出现非预期的阴道出血，大家不必惊慌，及时就诊寻找导致出血的原因并进行调整用药即可。

这里需要提醒朋友们，无论你采用那种 MHT 方案，MHT 前均应由医生严格评估，把握窗口期及适应证、禁忌证、慎用情况，制定适宜的个体化用药方案。在激素补充治疗的应用过程中，第 1 年应按期随访，及时处理非预期情况。使用激素补充治疗的期限一般没有具体限制，所以用药 1 年后至少每 12 个月进行 1 次全面个体化评估，以保证 MHT 的安全性和有效性。

297 激素补充治疗中乳腺胀痛怎么办？

乳房由乳腺腺体、脂肪和纤维结缔组织组成，与女性内分泌功能密切相关。雌激素对女性健康生活至关重要，雌激素也是对乳腺最重要的促使其发育的因素，缺乏雌激素会对女性健康的各个方面产生严重影响。而乳腺问题又是 MHT 中备受关注的问题之一。有些女性在 MHT 后会出现乳房胀痛或自身有乳腺增生的妇女，担心 MHT 后发生肿瘤，甚至不敢用激素。其实乳腺增生症绝大多数是生理性的，不需特殊处理也可自行消退，只有病理性的需积极治疗，尤其囊性增生类型有癌变的可能，不能掉以轻心。每个进入青春期的女性在月经周期里，乳房组织都要经历增生和复原的变化过程，因此在月经前，多数女性都有可能出现一侧或两侧乳房或轻或重的胀痛，月经过后胀痛又自然消失，完全不妨碍生活、学习和工作，属正常生理现象。但机体在某些应激因素的作用下，如工作过于紧张、高龄未婚、产后不哺乳等，就有可能导致乳房本来应该复原的乳腺增生组织得不到复原或复原不全的情况，久而久之，便形成乳腺增生（性疾病）。

女性在 MHT 用药过程中出现出血、乳房胀痛、胃肠道反应等不良反应，这些不良反应与雌、孕激素作用于相关部位的受体有关，乳房胀痛就是很常见的激素补充治疗的不良反应。乳房胀痛的发生多与绝经后女性使用的雌、孕激素有关，无论是口服或经皮 MHT 都可能出现，且药物剂量越大发生概率越高，酌情减小剂量可能减轻这些反应，小剂量和极小剂量 MHT 的女性很少发生不能忍受的不良反应，也可选择对乳腺影响更小的 MHT 方案。

另外，对已有乳腺增生的女性，虽然激素补充并非禁忌，但用药前一定要全面评估，患者充分知情，由乳腺专科、更年期门诊医生与患者一道权衡利弊后选择合适的药物、方案和剂量。随访中若发现异常情况如乳腺结节、肿块、乳腺血液供应异常等，应暂停激素补充或改变用药方案，并建议患者及时接受专科治疗。

298 激素补充治疗是否会引起药物过敏？

药物过敏反应是指有特异体质的患者使用某种药物后产生的不良反应，与药物剂量无关。主要有两种形式：一种是在用药当时就发生，称为即发反应；另一种是潜伏半个小时甚至几天后才发生，为迟发反应。轻则表现为皮疹、哮喘、发热；重则发生休克，甚至危及生命。过敏反应发生最多的药物是青霉素类，占用药人数的 0.7%~1.0%。临床上所用的西药以化学性药物居多，化学性药物多属半抗原，在进入体内后必须先与组织中某些蛋白质组分结合成为全抗原后才开始发挥作用。药物抗原性的强弱与是否产生过敏反应有一定关系，高敏体质者使用抗原性强的药物，如青霉素 G 及其衍生物后，发生过敏的机会就大大增加；而抗原性弱或不具抗原性的药物，则很少引起过敏反应。

激素补充治疗中的药物过敏反应很少发生，MHT 中所用的雌、孕激素总体上可分为天然和合成两大类。所谓天然雌、孕激素是指人体内存在的各种激素或在天然动植物中提取的激素，合成激素是在天然激素基础上进行结构改造后的激素。总的来说，使用 MHT 发生过敏的概率较低，但不同 MHT 药物中添加了不同的赋形剂，无论是口服或是经皮制剂都有可能对胃肠道、皮肤、黏膜产生不良反应，如瘙痒、皮肤过敏、荨麻疹等，高敏体质者较易发生过敏，用药前应告知医生有无药物过敏史，特别是过敏性体质者更不可忽视。另外，临床上可供选择的药物种类繁多，各种药物各有其特点，不存在某种药物绝对优于其他药物的情况，需结合自身情况选择最适合的药物，即“没有最好，只有最适合”的药物。建议尽量选择天然或接近天然的激素类药物，并密切随访用药期间的情况，一旦发生过敏，应立即停药，及时就医，必要时更换药物或用药途径。

第三节　合并其他症状和疾病时的注意事项

299 子宫切除术后如何使用 MHT？

经常听到周边女性朋友切子宫的消息，事实上全世界每年超过 500 万妇女因各种疾病需行子宫切除，其中我国手术例数位居首位，年龄 30~70 岁，主要集中在 40~50 岁，尤其 40 岁左右年龄段的女性占 70% 左右。绝大多数导致子宫切除的原因是良性疾病，国外曾进行过统计，发现 95%以上为良性疾病，如子宫肌瘤、子宫脱垂等。我国情况也类似，子宫肌瘤、子宫腺肌病、子宫脱垂、卵巢良性肿瘤、子宫内膜异位症、产科因素等占绝大多数，真正因恶性肿瘤行子宫切除者不到8%。

子宫切除后往往会对保留的卵巢造成不同程度的损伤，从而导致卵巢功能的提前衰退，对女性健康造成危害。子宫切除导致卵巢功能衰退的原因与以下因素有关：首先，卵巢与子宫的血液供应存在众多交叉，子宫切除后，绝大多数卵巢的血液供应会严重减少甚至缺失，从而加速卵巢功能的衰退；其次，子宫是卵巢的主要靶器官之一，子宫本身也是内分泌器官，子宫切除后，子宫和卵巢之间的内分泌平衡会遭到破坏，进而影响卵巢功能；另外，手术后盆腔粘连的形成和生理支撑的缺失，可引起卵巢及其支撑韧带扭曲，进一步导致卵巢血液供应减少，从而影响卵巢功能。单纯切除子宫保留双侧卵巢者，平均“绝经”年龄会提前3.7年，子宫切除加一侧卵巢切除者，“绝经”年龄提前4.4年，子宫切除同时切除两侧卵巢者，即刻可出现绝经症状。越年轻的患者行子宫切除，即使保留了双侧卵巢，也会更早发生卵巢功能衰竭，比自然绝经女性更早出现绝经期症状，如潮热、多汗、易怒、记忆力下降、失眠、抑郁、性交痛、夜尿多等，且症状往往更严重，绝经远期并发症如骨质疏松、心脑血管疾病的发生率和死亡率的相对风险也显著升高，严重危害女性健康。

此外，70%的子宫切除术发生在40岁左右的女性，疾病、手术和人工绝经的三重打击会严重影响此阶段女性的身心健康。对于自然绝经前行子宫+双侧卵巢切除的良性病变患者，术后立即表现出人工绝经相关症状，应及时给予激素补充治疗。子宫切除术患者（出现人工绝经症状）是激素补充治疗的最理想对象。不需要补充孕激素，可长期使用雌激素，不会增加心血管疾病的发生率和病死率，不增加乳腺癌的发生率。对于子宫颈癌、早期子宫内膜癌和卵巢癌等恶性肿瘤的患者，由于存在个体差异，在选择治疗方案时应考虑禁忌证并充分权衡利弊。而对于保留单侧或双侧卵巢的患者，并不会马上表现出显著的人工绝经症状。建议开始出现更年期症状时，应及时就医，由医生给你做出卵巢功能的评价，决定何时开始进行 MHT 为宜。

最后要提醒女性朋友们，如果你患了子宫肌瘤、子宫腺肌病这类良性疾病，不要首先选择子宫切除术一切了之，可以选择肌瘤剔除、子宫动脉栓塞、高强度聚焦超声（海扶）治疗等微创或无创的治疗方式，既保全了子宫又延迟了卵巢衰老。

300 胆囊疾病患者使用 MHT 的注意事项

我们常常听到身边的同事朋友讲，某某得了胆结石，某某切了胆囊，那胆囊结石究竟是个什么样的疾病，有胆道疾病的绝经女性能否使用激素呢？发生在胆囊内的结石叫胆囊结石，发生在胆管的结石叫胆管结石。其中胆囊结石最为常见，发生率很高，容易引起胆囊炎、胆管炎、胰腺炎及胆囊癌等各种并发症。成人胆囊结石的发生率高达 10%，且随年龄增长而升高；成年女性高于男性，为男性的 2~3 倍，40~50 岁的女性胆囊结石的发生率可达 20%~30%。

女性是胆囊结石的高发人群，除与饮食习惯、地理环境、营养条件、胆道本身的病理改变和身体的代谢活动等因素有关外，也与雌、孕激素的水平有关。绝经期后卵巢功能下降和衰退，雌、孕激素失去了对胆囊及胆道系统的影响，这时候的胆囊结石发生率男女基本相同。女性胆囊结石的成因主要与雌二醇的升高有关：①雌激素促进胆结石核心的形成；②增加胆囊胆汁的胆固醇饱和度；③增加胆囊胆汁的淤积，提供形成结石的有利环境。绝经后应用 MHT 胆石症会增加 2. 5 倍左右，一般应用雌激素时间愈长、剂量愈大，胆囊切除的危险性也愈大，但绝经后是否进行激素补充治疗，应充分考虑利弊关系，罹患胆囊结石的风险，相对于激素补充治疗所带来的明显好处是很小的，并不影响激素补充治疗的应用。

对没有胆囊结石的绝经期妇女，经系统查体可以用激素补充治疗，但要警惕和预防胆囊结石的发生。做到合理饮食，减少高糖、高脂饮食的摄入；适当锻炼和增加体力活动是降低血脂和胆固醇含量最有效的方法之一。定期体检，发现胆囊结石，适时择期手术，消除 MHT 对胆囊的影响；在医生指导下选用合适的激素类型和剂量，并适时调整剂量和种类，减少患胆囊疾患的风险。

对已切除胆囊的绝经妇女可安全、尽早地使用 MHT；对于已有胆囊疾病者，经皮雌激素的应用可以减少对胆道的影响，对于只有症状改善需求的患者，还可以选择非雌激素类药物，如药用植物黑升麻中提取的天然植物雌激素，能够有效缓解更年期潮热及烦躁等症状，对胆囊及胆道系统的影响很小。在 MHT 过程中，如出现胆囊炎或胆囊结石反复发作的情况时，建议停药观察，若患者绝经相关症状较重，不愿停药，最好改用经皮制剂，并密切观察，定期随访。

301 肥胖患者可以使用 MHT 吗？

保持理想的体重和体型恐怕是全世界女性追求的共同目标。随着年龄的增长，人的体重都会有所增加，体型也会有不同程度的变化。尤其是更年期以后，卵巢功能逐渐衰退，体内雌、孕激素水平下降，就会影响体重和体型的变化，绝大多数更年期妇女呈现腹型肥胖及体重增加，不仅影响行动和美观，也是心脑血管疾病、糖尿病等发生的重要高危因素。可以说绝经是卵巢功能衰竭的标志，也是绝经妇女体重增加和腹型肥胖的重要原因之一。

理想的体重（kg）＝身高（cm）－105，实际体重与理想体重相差在 10%以内为正常，超过标准的 10%以上属超重，超过 20%属肥胖。

那么如何预防绝经后体重的增加呢？首先，绝经后女性要有良好的生活态度和乐观情绪，积极应对更年期的来临。其次，控制饮食和加强运动，选择瘦肉、奶、蔬菜、水果和谷物，少吃肥肉和油脂含量高的食物。控制饮食同时增加运动效果更好。最后，也是最重要的，围绝经期及绝经后妇女 MHT 能够减少体内脂肪细胞的体积及分布异常，减轻体重，改善腹型肥胖。

绝经本身是体重增加和体型变化的原因，因此绝经后妇女不仅可以使用 MHT，维持绝经后女性体内性激素水平，而且 MHT 还有减轻体重，减少和消除腹型肥胖的作用，但要注意个体化的药物选择，必要时采用经皮激素以减少不良反应的发生。

302 哮喘患者可以使用 MHT 吗？

哮喘是呼吸系统中发病率较高的一种疾病，全世界的哮喘患者约 3 亿，中国占了十分之一，其中女性多于男性。近年来，中国大陆哮喘的发病率还在上升。通过对月经周期不同阶段哮喘的发病情况进行研究，发现雌激素水平达到稳定峰值时哮喘发病率最低，而雌激素快速下降的月经期前后，哮喘发病率增加了 4 倍左右；推测雌激素水平的波动可能影响女性患者哮喘发作的严重程度。围绝经期正是激素变化最不稳定的时期，自然也是哮喘发作的相对危险期，而真正绝经后的妇女哮喘发病率反而降低了。

有研究发现，雌激素和孕激素可以改变气道的反应性，对改善肺功能，减少哮喘相关用药并减少哮喘发作有益。因此，哮喘并非绝经期激素治疗的禁忌证，但应在医生指导下正确使用 MHT。

由于围绝经期可能是哮喘发作的相对危险期，如何选择激素药物及用药途径甚为重要，在围绝经期药物选择不当，有可能加快患者发作的频率。在 MHT 前还应注意既往有无过敏史及哮喘病史，为了获得尽量稳定的血中性激素水平，减少因激素水平波动所致的哮喘发作，最好选择经皮贴剂或者连续联合的 MHT 方案，可获得更高的安全性。用药期间应密切随访哮喘发作情况，若哮喘发作频率增加，则需酌情停药。

303 类风湿关节炎患者可以使用 MHT 吗？

类风湿关节炎（RA）简称类风湿，是一种病因尚未明了的慢性、全身性、炎症性疾病，以慢性、对称性、多滑膜关节炎和关节外病变为主要临床表现，属于自身免疫炎性疾病。该病好发于手、腕、足等小关节，反复发作，呈对称性分布，早期表现为关节红、肿、热、痛和功能障碍，晚期关节可出现不同程度的僵硬、畸形，并伴有骨和骨骼肌的萎缩，极易致残。类风湿关节炎的全身性表现除关节病变外，还有发热、疲乏无力、皮下结节、胸膜炎、动脉炎、周围神经病变等，严重影响患者的生活质量。

类风湿多见于女性，与患者体内雌、孕激素水平降低密切相关。有研究发现，类风湿患者血清中雌、孕激素水平均比正常对照组低；75%的女性患者在妊娠期类风湿病情会有缓解，在妊娠晚期病情缓解最明显，但产后数周或数月超过 90%的患者病情会再次活动；绝经前女性类风湿的发病率相对平稳，但绝经后发病率明显升高，说明雌、孕激素对类风湿具有保护作用。

类风湿患者绝经后采用 MHT 能起到有益作用，几乎所有的研究均显示类风湿患者使用 MHT 是可以接受的。多项国外研究发现，类风湿患者 MHT 后，骨密度有明显增加，病情亦得到明显改善，类风湿疼痛评分、晨僵及红细胞沉降率（ESR）均较安慰剂组得到明显改善。因此，类风湿关节炎患者可以使用 MHT，并建议在围绝经期尽早使用。

304 长期吸烟的女性可以使用 MHT 吗？

众所周知，吸烟严重危害身体健康，目前全球每年超过 300 万人、每天超过 8 000 人死于吸烟引起的疾病。世界卫生组织指出，若不采取有效禁烟措施，到 2025 年，全球每年将有超过 1 000 万人、每天 2.7 万人死于吸烟引起的疾病，其中 70%在发展中国家，而中国占五分之一以上。烟草中含有的尼古丁、烟焦油、一氧化碳等有害物质可引发包括肺癌在内的多种癌症，导致高血压、心脑血管疾病、动脉粥样硬化、周围血管疾病、胃溃疡等，且易成瘾。女性长期吸烟或吸二手烟，还会导致不孕症、内分泌紊乱、痛经、卵巢早衰或导致更年期提前，从而增加女性骨质疏松和心脑血管疾病的风险。

由于女性长期吸烟会导致更年期提前甚至卵巢早衰，理论上讲吸烟女性比未吸烟者更早需要进行 MHT，但迄今为止，尚无大样本有关这类女性使用 MHT 的安全性报告。由于吸烟导致血管损伤，深静脉血栓、冠心病、脑卒中的发生率明显增加，雌、孕激素的使用有可能促使血栓脱落，导致心脑血管不良事件增加，需警惕 MHT，尤其使用口服药物可能导致血栓类疾病增加的风险。但 MHT 不是吸烟者的绝对禁忌，建议吸烟女性首先应该戒烟，另外在 MHT 前由医生对全身情况尤其对心血管、凝血功能等进行全面评估，选择合适的 MHT 方案及用药途径，并定期复查以确保用药安全。

第四节　随访注意事项

305 请医生多开点药，不来更年期门诊复诊可以吗？

尽管用于绝经激素治疗的药物和方案通常一经确定不会经常变动，但对于刚开始应用的患者，第一年的更年期门诊（或妇科内分泌门诊）定期随诊非常重要。

医生的建议是开始绝经激素治疗后，在用药 1 个月、3 个月时要到医生处进行复诊，以后随诊间隔可为 3~6 个月直至用药 1 年，规范用药 1 年后的随诊间隔可为 12 个月。若出现异常的阴道流血等不良反应，应随时复诊。在初始用药的 1 个月、3 个月两次随诊时，主要观察激素补充的疗效，用药后出现的不良反应，如乳房胀、胃肠道不适等，并根据患者具体情况调整用药。在启用激素补充治疗的 6 个月时，是否需去医院随诊，可根据自己的具体状态，如症状已改善，没有特殊不适和不良反应，对继续用药没有疑虑，可以不看医生。如症状缓解后对坚持用药有疑虑，或有不适症状可去医院与主管医生交流和咨询。用药 1 年及之后的每年 1 次随诊，都要进行启动激素治疗前所有的检查。若启用前骨密度为正常，则可每 2~3 年复检 1 次。复查后根据所有检查结果，重新评估用药者继续激素补充治疗的风险与获益，即有否绝经激素治疗的禁忌证出现，原先的慎用情况有否变化，继续进行绝经激素治疗是否利大于弊？如果可以继续用，根据患者的具体情况酌情调整，确定来年的用药方案。

306 在单位普查做过大体检了，非要看更年期门诊才能吃激素吗？

单位的年度体检并不专门针对绝经和更年期人群，往往缺乏特异性，简易查体更不全面。绝经激素治疗是更年期门诊的专业化治疗，医生多为有经验的专业妇科医生。专业的妇科医生会针对性地询问病史，包括：症状、系统病史、妇科病史、家族史（尤其是恶性肿瘤病史和遗传疾病史）、还要询问婚育史和绝经相关疾病的高危因素。通过病史的询问，了解是否需要进行绝经激素治疗。通过了解以往患病史和必要的检查，判断是否有不能使用绝经激素治疗的禁忌证，或是否因为其他疾病而应慎用激素。针对准备绝经激素治疗人群的体格检查内容包括：①一般体格检查：测量呼吸、脉搏、血压、心率、身高、体重、腰围等，计算体重指数（BMI）；②乳腺检查：通过视诊、触诊初步判断乳腺健康与否；③妇科检查：包括外阴部检查、阴道窥器检查（同时可采集子宫颈细胞标本进行子宫颈细胞学检查）、双合诊、三合诊；④辅助检查：包括盆腔B超、乳房B超或X线钼靶（目前钼靶仍是乳腺筛查的金标准，钼靶与超声结合为乳腺筛查的黄金组合，MRI是重要的补充检查手段）、子宫颈细胞学检查、血常规、空腹血糖、血脂、肝功能、肾功能（如发现有指标明显异常，应综合临床表现具体分析，必要时请相关科室进行诊治）、酌情行骨密度测定（对于怀疑患有骨质疏松、有低骨量风险因素或有骨折史的患者，可选择行骨密度检查）。上述这些检查都是决定绝经激素治疗进行与否的必经之路。因此，只有通过更年期门诊医生的专业检查和判断，才能正确决定您是否需要进行绝经激素治疗，以及如何选用最适宜的个体化绝经激素治疗方案。

307 有高血压和糖尿病，每次去内科拿药时让医生顺便开点雌激素行吗？

为诊断为高血压或糖尿病的患者开药是内科医生的专业范畴，但内科医生对更年期患者的激素用药并不能越俎代庖。糖尿病和高血压本身不是绝经激素治疗的禁忌，绝经后激素补充会增加胰岛素分泌，提高其敏感性，使得血糖更利于控制，但绝经激素治疗不能替代正规降糖治疗。糖尿病或高血压患者本身会存在血管异常，常常容易合并心脑血管异常，这样会增加绝经激素治疗后心血管不良事件的发生率。

在开始激素补充前应测量血压，对中度以上的高血压患者需进行正规降压治疗。激素补充对血压的作用目前倾向于是中性作用，新型孕激素如屈螺酮对血压有益，但激素补充前须评价患者是否已存在心血管疾病以及子宫内膜状态。患有高血压病的女性，在进行激素补充治疗时宜选用水钠潴留不良反应较小的孕激素，有一定的降低血压的益处，使用激素补充治疗期间应谨慎监测和观察血压变化，若血压升高必要时可增加降压药剂量或更换药物种类。

总之，有内科疾病如高血压、糖尿病的更年期妇女，需由内科医生与更年期门诊医生联合会诊，尽量在调整血压、血糖稳定后，制定更适宜的绝经激素治疗方案。

308 开始服用激素类药物后，每次去更年期门诊复查，医生会做什么？

开始绝经激素治疗后，医生常常嘱咐您一定要定期到更年期门诊复诊，这里每次复诊的目的是不同的。第一次复诊在用药 1 个月时，内容包括：询问 1 个月来的症状缓解情况，有否其他不舒服的情况出现，可测量体重、血压等，必要时医生还会给你进行妇科检查和乳腺检查，一般无特殊情况，其他检查是不需要做的。

第二次复诊在用药 3 个月时，检查内容与第一次类似。主要是询问症状改善情况，有否新发症状，针对可能出现的不良反应如乳房胀痛进行解释和处理。同时可测量体重、血压，盆腔检查及乳腺检查，若无特殊情况仍不需要做其他检查。

第三次复诊在用药 6 个月时，主要针对症状明显缓解但对继续治疗动摇的患者。无不良反应，乐意坚持继续治疗的患者可免此次随诊。随诊内容包括一般情况询问，测量体重、血压，必要时盆腔检查及乳腺检查，无特殊情况不进行辅助检查。

第四次复诊在激素治疗 1 年时：这次复诊非常重要，对激素治疗的有效性进行全面评价；进行详细的体格检查：包括血压、体重、身高、乳腺及妇科检查等；同时要有辅助检查包括乳腺 B 超或钼靶、盆腔 B 超、肝肾功能、血糖、血脂等。年度全面检查是重新评价绝经激素治疗的适应证、禁忌证和慎用情况，全面评估个体绝经激素治疗获益风险比，即是否利大于弊，如果可以继续用药，调整策略确定下一年度的用药方案。

一年后的随诊间隔为 6~12 个月。随诊内容同上一年度相似；每 12 个月时应再次进行年度全面检查，评估获益/风险比，制定下一年度的激素补充治疗方案。

综上所述，绝经激素治疗绝不是普通的短期吃药治病，而是针对绝经相关疾病的一个长期的、系统的、重要的健康策略，长期治疗、长期监测随访，以争取为绝经妇女带来更长期的生命获益。

第五节　治疗时限的疑问

309 更年期症状好了就可以停用激素吗？

相信您在补充激素后，已经体会到了激素给您带来的身体与心理的变化，但是为什么会出现更年期症状呢？那是因为卵巢功能逐渐衰退，产生的激素越来越少，最终出现了围绝经期的症状（如潮热、出汗、血压波动、情绪不稳、焦虑、抑郁、失眠、记忆力下降等）。

卵巢内有个储存卵泡的池，我们称之为“始基卵泡池”。这个池子里的卵泡在胎儿时期（妈妈怀孕 4~6 个月时）便已生产完成，随后便源源不断地释放出来，生长、成熟并分泌激素，可是卵巢内并没有后继的卵泡产生来补充这个池子，因此随着年龄的增长，卵泡越来越少，到绝经时仅剩 1 000 个左右（出生时 100 万~200 万个），所以产生的雌激素越来越少。也就是说，如果没有外源性的激素补充，激素缺乏所致的近期及远期的并发症如围绝经期症状、泌尿生殖道萎缩、骨质疏松、心血管疾病及阿尔茨海默病（老年痴呆）等会慢慢出现，并逐渐加重。因此，为了及时并有效地避免上述绝经近、中、远期并发症的发生，即使更年期症状好了也建议继续接受激素补充治疗，但是虽然没有最后期限，在补充激素时仍需要定期体检，并且根据患者自身的情况调整绝经激素治疗的方案。如果在定期体检中发现问题则需酌情处理。因此我们说，更年期激素补充只要定期随访和检查，没有健康风险增加，就可以一直补充下去。

310 更年期补激素会上瘾吗？

首先，我们要弄清楚到底什么是药物上瘾？药物成瘾是一种慢性、复发性、患者不顾后果持续服药的强迫行为，是一种严重的药物不良反应。成瘾性药物可诱发欣快感或缓解疼痛，持续使用会促使中枢神经系统发生适应性改变，出现耐受性、依赖性、嗜欲性和复发性，常见的有鸦片、大麻、乙醇、可卡因、苯丙胺和烟碱等。也就是说，上瘾的患者无法控制自己的行为，处于被迫服药的状态，但是补充激素与服用这种成瘾的药物完全不同。补充激素主要是为了缓解围绝经期症状和预防雌激素缺乏所致的中、远期并发症。医生根据患者的情况评估患者是否可以补、补充的剂量及持续的时间，而患者可以根据自己的情况决定是否接受医生的建议，因此，完全不存在强迫服药或成瘾的可能。但是如果停止补充激素，由于更年期卵巢分泌激素较少甚至几乎没有，此时身体内受激素作用的各个靶器官（如阴道、泌尿道、骨骼等）可能会出现不适，如绝经后中、远期出现的阴道和泌尿道萎缩、骨质疏松、心脑血管疾病、认知障碍等问题亦随之而来。

因此，激素补充不存在上瘾性，可在排除禁忌证的前提下由医生指导放心治疗。

311 更年期不来月经就可以不用补激素了吗?

更年期补充激素的目的有两方面：一是缓解更年期的不适症状，如潮热、盗汗、睡眠不佳、脾气暴躁等近期症状；二是为了维护远期健康问题，如降低骨质疏松、心血管疾病、老年痴呆等发病率。大家知道，不来月经意味着卵巢“不工作”了，卵巢不再分泌雌激素来滋润女人了。雌激素不仅仅作用于子宫，使女性有月经来潮，同时身体的许多器官都存在雌激素受体，如骨骼系统、血管系统、神经系统等，这些器官都需要雌激素的“滋润”才能更健康。雌激素需要与雌激素受体结合才能发挥作用，就像螺钉要拧在螺帽上一样。当更年期来到时，体内的雌激素水平下降，甚至缺失，因此骨骼系统、心脑血管系统等失去“滋润”，就会出现健康问题。这也是为什么人到了五六十岁，就容易出现骨折、心脏病、高血压等疾病，主要就是因为卵巢不分泌激素，雌激素受体（螺帽）没有雌激素这个“螺钉”一起配合工作，而出现健康问题。因此，为了保护机体健康，安度晚年，远离老年性疾病的困扰，减少骨折、心脏病、高血压等带来的问题，不来月经继续补充雌激素同样是大有益处的（当然需要排除激素治疗的禁忌证）。

312 服用雌激素时，间歇吃药比一直吃更安全吗?

很多女性在服用雌激素时都存在一种担心，害怕激素“致癌”“致肥胖”等，也有人认为“是药三分毒”，因此想尽量少用药，于是有人隔天吃，有人隔月吃，有人吃几个月，停几个月。间歇吃药比一直吃更安全吗？任何药物要发挥作用，血液中的药物需要达到一定浓度才能奏效。如果像上述这样间歇吃药，那么身体中的药物浓度是波动而不稳定的，虽然药量减少了，“不良反应”似乎减轻了，但是药效如何呢？因此，我们建议应该连续服用。关于药物剂量，医生会根据个人的情况进行调整。比如，更年期症状重的女性刚开始服用激素时，一般给予2 mg雌激素，当症状缓解后，医生根据情况会调整您的药量，一般是维持疗效的低剂量即可。老年女性如果长期进行绝经激素治疗，医生会根据您的全身情况和用药反应进行剂量调整。这里特别提示患者朋友不要“自作主张”，认为没有药就不舒服了，或者认为已经吃了很长时间的药了，就自行减量甚至停药，那么远离您的焦虑、抑郁、阴痒、尿频、心慌、腿软可能又会重新出现。建议您听从医生为您“量身定制”的更年期及绝经后健康策略，坚持规范的激素补充用药方案。

附录一

绝经门诊的就医流程

1. 绝经相关激素治疗规范诊疗流程　见图 1。

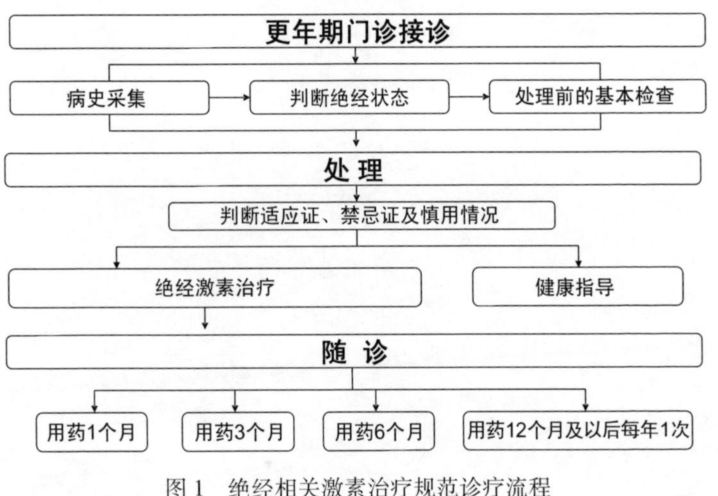

图 1　绝经相关激素治疗规范诊疗流程

2. 更年期门诊接诊流程　见图 2。

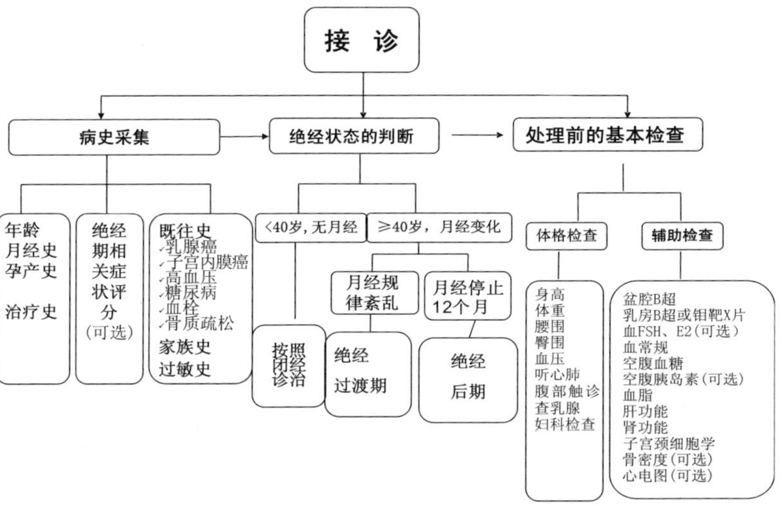

图 2　更年期门诊接诊流程

3. 启动 MHT 流程　见图 3。

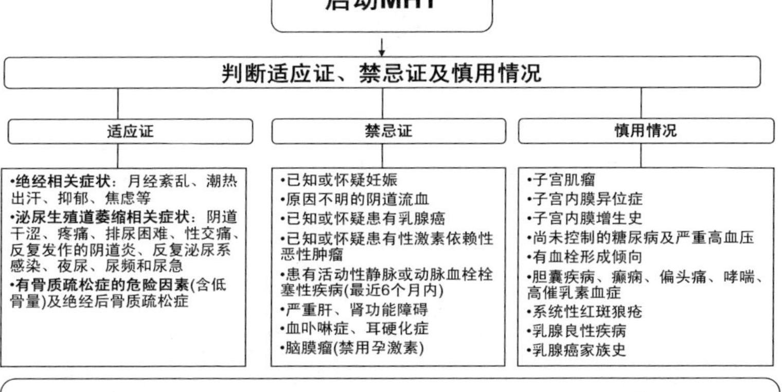

图 3　启动 MHT 流程

4. 更年期门诊健康策略　见图 4。

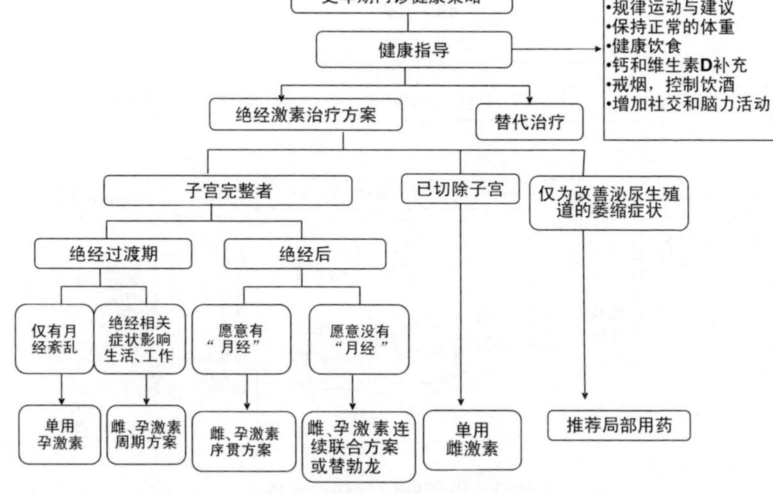

图 4　更年期门诊健康策略

5. 绝经激素治疗随诊流程　见图 5。

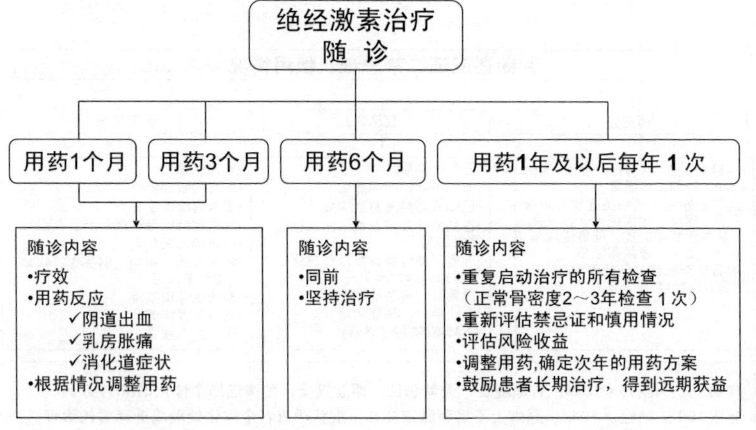

图 5　绝经激素治疗随诊流程

6. 女性绝经期自测表（改良 Kupperman 评分） 见表 1。

表 1 女性绝经期自测表（改良 Kupperman 评分）

文献来源：中华医学会妇产科学分会绝经学组. 绝经相关激素补充治疗的规范诊疗流程. 中华妇产科杂志，2013，48（2）：153.

症状	程度评分				加权系数	得分*
	0	1	2	3		
潮热出汗	无	<3次/天	3~9次/天	≥10次/天	4	
感觉异常	无	有时	常有冷、热、痛、麻等	经常而且严重	2	
失眠	无	有时	经常、用安眠药有效	影响工作生活	2	
情绪激动	无	有时	经常，能自控	经常，不能自控	2	
抑郁及疑心	无	有时	经常，能自控	失去生活信心	1	
眩晕	无	有时	经常，不影响生活	影响工作和生活	1	
疲乏	无	有时	上四楼困难	日常生活受限	1	
骨关节痛	无	有时	经常，不影响功能	功能障碍	1	
头痛	无	有时	经常，能忍受	需服药	1	
心悸	无	有时	经常，不影响工作	需治疗	1	
皮肤蚁走感	无	有时	经常，能忍受	需治疗	1	
泌尿系统感染	无	有时	＞3次/年，能自愈	＞3次/月，需治疗	2	
性生活状况	正常	性欲下降	性交痛	性欲丧失	2	
总分及评价	分数：		□正常 □轻度	□中度 □重度		

注：*症状评分=加权系数×程度评分，总分：＞30为重度，16~30为中度，6~15为轻度，＜6为正常

更年期保健的营养建议

第一节　更年期保健的营养食谱制定标准

1. 体重评价

（1）标准体重（kg）=身高（cm）−105。

（2）判断现有体重是偏低还是超重：体质指数（BMI）=体重（kg）/身高（m^2），见表2。

表2　BMI评定标准（中国标准，kg/m^2）

等级	BMI值
体重过低	<18.4
正常值	18.5~23.9
超重	24.0~27.9
肥胖	≥28.0

2. 判断活动强度

（1）轻体力活动：以站着或少量走动为主的工作，如办公室人员等。

（2）中等体力活动：如教师、护士等。

（3）重体力活动：如职业舞蹈演员等。

3. 能量计算　根据体重情况和活动强度，确定相对应的单位能量值，即为每日所需总热量。中年女性每日能量供给量见表 3。

表 3　中年女性每日能量供给量（kcal/每千克理想体重）

体重	卧床休息	轻体力	中等体力	重体力
体重正常	15~20	30	35	40
超重或肥胖	15	20~25	25~30	30~35
体重过低	20~25	35	40	45~50

4. **确定主食量**　主食即富含碳水化合物的食物，如大米、面粉、玉米等，是全天食物中热量的主要来源。可根据每日所需总热量来指导主食的进食量。热量与主食量对应表见表 4。

表 4　热量与主食量对应表

每日所需热量（kcal）	每日建议主食量（g）
1 200	约为 150
1 300	约为 175
1 400	约为 200
1 500	约为 225
1 600	约为 250
1 700	约为 275
1 800	约为 300
1 900	约为 310
2 000	约为 325
2 100	约为 350
2 200	约为 375

5. 确定副食量 每日副食品种与推荐用量见表 5。

表 5 每日副食品种与推荐用量

副食品种	推荐用量（g）
瘦肉	100~150
蛋类	1 个鸡蛋（以 1 周 3~5 个为好）
豆类及其制品	50~100
奶及其制品	250
蔬菜	500
水果	200
油脂	<20

6. 不同食物中营养素含量 不同食物中营养素的含量见表 6~8。

表 6 部分食物膳食纤维含量（g/100 g）

食物	膳食纤维	食物	膳食纤维	食物	膳食纤维
茯苓	80. 9	竹荪（干）	46. 4	八角	43. 0
松蘑（干）	35. 1	红菇	31. 6	麸皮	31. 3
花椒	28. 7	紫菜（干）	21. 6	蘑菇（干）	21. 0
花茶	17. 7	枸杞子	16. 9	菊花	15. 9
大豆	15. 5	红茶	14. 8	玉米（干）	14. 4
白扁豆	13. 4	燕麦	13. 2	青豆	12. 6
小麦	10. 8	酸枣	10. 6	黑豆	10. 2
大麦	9. 9	芝麻	9. 8	核桃	9. 5
开心果	8. 2	杏仁	8. 0	花生	7. 7
赤小豆	7. 7	黄花菜	7. 7	杂芸豆	6. 8
小扁豆	6. 5	荞麦	6. 5	绿豆	6. 4
黄米	4. 4	高粱米	4. 3	红枣	3. 1
黑枣	2. 6	菠菜	1. 7	雪里蕻	1. 6

表 7　部分食物胆固醇含量（mg/100 g）

食物	胆固醇	食物	胆固醇	食物	胆固醇
猪脑	3 100	牛脑	2 670	鸡蛋黄	1 705
鹅蛋	704	鸡蛋	585	鹌鹑蛋	515
鳜鱼子	495	鲫鱼子	460	鸡肝	429
猪肾	405	牛肾	340	猪肝	288
螃蟹	235	黄油	195	对虾	193
奶油	168	猪舌	158	青虾	158
肥羊肉	148	肥牛肉	133	青鱼	108
鸡	106	填鸭	96	猪油	93
草鱼	86	墨鱼	76	海参	62
瘦羊肉	60	兔肉	59	瘦牛肉	58
羊奶	31	脱脂奶粉	28	牛奶	15

表 8　维生素 A 含量丰富的食物（IU/100 g）

食物	维生素 A	食物	维生素 A	食物	维生素 A
黄油	135	人奶	0~10	鲑鱼	154~550
干酪	12~15	小虾	500	牛肝	9~42
奶油	50	鱼肝油	800~30 000	小牛肝	0~15
蛋黄	150~400	鲮鱼	1 100	羊肝	17~20
牛奶	0. 3~0. 4	沙丁鱼	1 150~1 570	大比目鱼	44

第二节　更年期妇女全天营养食谱范例

更年期妇女全天营养食谱范例见表 9、10。

表 9　更年期妇女全天营养食谱范例 1

餐次	食谱	食物用量（g）		每日主要营养素摄入量 热量（kcal）	蛋白质（g）	脂肪（g）	碳水化合物（g）	钙（mg）	钠（mg）	锌（mg）	维生素 A（pg）	维生素 C（mg）
早餐	馒头	标准面粉	75	446.5	22.1	11.3	64.9	308.8	171.7	7.8	192.0	20.0
	牛奶	牛奶	200									
	炒鸡蛋	鸡蛋	50									
	拌冬瓜	冬瓜	100									
午餐	米饭	大米	150	794	27.2	19.6	133.3	435.5	154.9	3.6	30.8	28.0
	炒油菜	油菜	100									
		猪肉	35									
	炒豆腐	豆腐	50									
	腰果	腰果	20									
	橙子	橙子	100									
晚餐	豆包	标准面粉	80	574.9	20.0	2.1	118.2	111.3	134.7	2.5	643.8	31.1
		红豆	30									
	大米粥	大米	40									
	糖醋藕片	藕	50									
	炒胡萝卜	胡萝卜	80									
全日调味品		植物油	18	162.0	0	18.0	0	3.1	3 518.0	0	15.7	0
		盐	14									
		酱油										
一日合计				1 977.4	69.3	51.0	316.4	858.7	3 979.3	13.9	882.3	79.1
供给量标准				2 100.0	70.0			800.0	5 000.0	15.5	800.0	60.0

表 10　更年期妇女全天营养食谱范例 2

餐次	食谱	食物用量（g）		每日主要营养素摄入量								
				热量（kcal）	蛋白质（g）	脂肪（g）	碳水化合物（g）	钙（mg）	钠（mg）	锌（mg）	维生素 A（pg）	维生素 C（mg）
早餐	面包	面包	75	521.5	21.7	14.7	75.7	425.0	387.3	8.9	136.5	10.3
	牛奶	牛奶 白糖	200 10									
	蒸蛋羹	鸡蛋	40									
	生番茄	番茄	50									
午餐	米饭	大米	150	708.7	21.8	10.8	130.3	134.7	26.8	3.9	64.7	61.4
	烧茄子	茄子 西红柿 猪肉	100 30 10									
	炒豌豆	豌豆 猪肉	100 20									
	猕猴桃	猕猴桃	50									
晚餐	艾窝窝	艾窝窝	100	561.1	24.4	11.4	102.8	225.2	182.6	1.7	704.5	23.6
	小米粥	小米 枣	30 5									
	煮花生	花生	20									
	炒柿子椒	柿子椒 鸡肉	100 20									
	紫菜鸡蛋汤	紫菜 鸡蛋	25 20									
全日调味品		植物油 盐 酱油	20 10 10	187.1	0.8	20.0	0.9	2.5	2 918.6	0.1	17.4	0
一日合计				1 978.4	68.7	56.9	309.7	787.4	3 515.3	14.6	923.1	95.3
供给量标准				2 100.0	70.0			800.0	5 000.0	15.0	800.0	60.0

第三节　更年期妇女食疗养生食谱

1. 百合拌蜂蜜

（1）配方：生百合50克，蜂蜜适量。

（2）制法：将百合与蜂蜜拌后煮熟，即可服用。

（3）服法：临睡前适量服之。

（4）适用人群：适用于心烦、失眠者。

2. 黑木耳红枣粥

（1）配方：红枣20枚，黑木耳30克，粳米100克，冰糖150克。

（2）制法：木耳水发后撕成小块，红枣沸水泡后去核切丁，加糖煮20分钟，木耳与粳米熬成粥，调入枣丁，加上冰糖，再煮20分钟即可。

（3）服法：佐早、晚餐食用。

（4）适用人群：适用于失眠多梦、眠浅易醒、头晕心慌、健忘者。

3. 花旗参炖水鸭

（1）配方：西洋参（花旗参）5克，水鸭120克，生姜1片。

（2）制法：将水鸭去毛剖好切块略煮，西洋参洗净切片，加生姜，放入炖盅内加水250毫升，隔水炖2小时即可。

（3）服法：每天饮用2次，每次1碗，早晚各1次。

（4）适用人群：适用于潮热、出汗、烦躁口渴、疲倦乏力者。

4. 灵芝炖乳鸽

（1）配方：灵芝3克，乳鸽1只（重约200克），精盐，味精，姜，葱，黄酒适量。

（2）制法：将乳鸽宰杀，除去毛和内脏，洗净，放入盅内，加水适量，再加入切成片的灵芝及各种调料，将盅放入锅内，隔水炖熟即可。

（3）服法：每周2~4次，每次200~300毫升。

（4）适用人群：适用于腰膝酸痛、四肢无力、头晕、腹胀者。

5. 海蜇荸荠莲子汤

（1）配方：海蜇100克，荸荠60克，莲子20克，盐、味精少许。

（2）制法：将海蜇切片，荸荠切成两半，与莲子一起放入锅中，加清水适量煮成汤，再加盐、味精即可。

（3）服法：用作主餐汤食。

（4）适用人群：适用于绝经期抑郁症。

6. 冰糖炖海参

（1）配方：水发海参 50 克，冰糖适量。

（2）制法：将海参放入锅中，加清水适量炖烂，加入冰糖再炖片刻即成。

（3）服法：早、晚空腹食用。

（4）适用人群：适用于绝经期肝肾不足引起的高血压。

附录三

更年期女性的中医药辅助治疗

中医学认为，绝经前后由于肾精渐虚，人体阴阳失调，脏腑功能紊乱，冲任二脉虚衰、胞宫失养而易患诸病。中医药主要从调理肾之阴阳平衡、通调冲任、荣养精气方面入手，临床辨证论治。

第一节 治疗更年期症状的常用中成药（具体用法见各药物说明书）

1. **坤泰胶囊** 滋阴清热、安神除烦。用于更年期阴虚火旺者，症见潮热面红、自汗盗汗，心烦不宁，失眠多梦，头晕耳鸣，腰膝酸软，手足心热。

2. **坤宝丸** 滋补肝肾，镇静安神，养血通络。用于更年期肝肾阴虚引起的月经紊乱，潮热多汗，失眠健忘，心烦易怒，头晕耳鸣，咽干口渴，四肢酸楚，关节疼痛。

3. **更年安** 滋阴潜阳，除烦安神。用于更年期潮热汗出，眩晕耳鸣，烦躁失眠。

4. **大补阴丸** 滋阴降火，适用于烘热汗出、潮热面红、眩晕耳鸣、心悸盗汗、腰背酸楚等以阴虚火旺为主者。

5. **乌鸡白凤丸** 调经止带，适用于身体虚弱、腰背酸软、头晕耳鸣、精神恍惚、心悸乏力、心烦失眠，口唇色白等以气血不足为主者。

第二节　治疗更年期症状方剂

以下治疗更年期症状方剂可供参考，具体还需个病辨证。

1. **滋水清肝饮**　出自高鼓峰《医宗己任编》，方药组成：熟地黄10 g、山药10 g、山茱萸10 g、丹皮10 g、茯苓10 g、泽泻10 g、白芍10 g、栀子10 g、酸枣仁10 g、当归10 g、柴胡6 g。功能：滋肾养阴，清肝泄热，适用于眩晕耳鸣、腰背酸软、口干口苦、烦热盗汗、失眠健忘等以肝肾阴虚兼内热为主者。

2. **加味逍遥散**　出自《内科摘要》，方药组成：当归3 g、白芍3 g、茯苓3 g、炒白术3 g、柴胡3 g、丹皮1.5 g、炒栀子1.5 g、炙甘草1.5 g。功能：养血和营，清肝健脾，适用于潮热盗汗、心烦失眠、情绪不宁等以肝郁血虚为主者。

附录四

更年期健康体检常用项目参考值

更年期的健康体检通常包括以下项目：

- 一般检查：内科、外科、眼科、耳鼻喉科、身高、体重、血压
- 抽血检查：血常规、肝功能、肾功能、血脂、血糖、肿瘤标志物
- 尿常规，粪常规
- 心电图，胸部 X 线片
- 肝、胆、胰、脾、肾 B 超，乳腺 B 超或钼靶
- 妇科常用检查：子宫颈细胞学检查，妇科 B 超

更年期女性还可以根据情况选择：

- 血清 FSH、LH、雌激素
- 骨密度检测：双能 X 线检查

就大家常常关注的几个指标，下面加以解释。

(1) 血脂：查体时常用的血脂检查项目有：总胆固醇（TC)、三酰甘油（TG)、高密度脂蛋白胆固醇（HDL-C)、低密度脂蛋白胆固醇 (LDL-C)、载脂蛋白 A1（ApoA1）和载脂蛋白 B（ApoB)。

我们常说的“高血脂”，就 TG 尤其是 LDL-C 俗称“坏胆固醇”过高，可以增加冠心病和动脉粥样硬化的风险。值得注意的是，HDL-C 有助于脂肪的消化和吸收，也是我们俗称的“好胆固醇”。很多人认为我们的胆固醇正常值都是相同的，其实不然。查体标注的正常值是健康人胆固醇的标准。心血管危险因素越高的人群，其“坏胆固醇”水平必须控制得越低。所以，最好到医生那里咨询自己属于哪种人群后再判断血脂的正常与否。

（2）肿瘤标志物：是某些肿瘤细胞上存在或分泌、排出到体液中的物质，可以为癌症的早期诊断提供依据。常见的肿瘤标志物与癌症的关系如下：甲胎蛋白（AFP）——原发肝癌；癌胚抗原（CEA）——结/直肠癌；CA125——卵巢癌；CA15-3——乳腺癌；CA19-9——胰腺癌、胆囊癌、胆管壶腹癌；CA72-4——胃癌；HE4——卵巢癌。如若在查体中发现肿瘤标志物偏高，应到医院就诊，由医生做出进一步的检查诊断。

（3）FSH、LH、雌二醇：如果围绝经期 FSH>10 U/L，提示卵巢储备功能下降，而 FSH>40 U/L，E_2<20 pg/ml（73 pmol/L）提示卵巢功能衰竭。

（4）骨密度检测：绝经后女性骨量迅速流失，骨密度测定有助于了解和检测骨骼质量，判断有无骨量减少或骨质疏松。

骨密度检测最好使用双能 X 线吸收法（DEXA）测定椎体和股骨的骨密度。如果骨密度低于同性别、同种族健康成人的骨峰值 1~2.5 个标准差，称为骨量减少；如果骨密度低于同性别、同种族健康成人的骨峰值>2.5 个标准差，称为骨质疏松（表 11）。

表 11　骨量与 T 值

骨量	T 值
正常	T≥-1
骨量低下	-2.5<T<-1
骨质疏松	T≤-2.5，或者有脆性骨折史
重度骨质疏松	T≤-2.5，合并一处或多处骨折

简单的骨密度筛查也可选用：单光子吸收测定法（SPA）、定量 CT（QCT）、超声波（USA）等。

附录五

常用中老年保健操

第一节　眼保健操

总要领歌：指甲短，手洁净。遵要求，神入静。穴位准，手法正。力适度，酸胀疼。合拍节，不乱行。前四节，闭眼睛。后两节，双目睁。眼红肿，操暂停。脸生疖，禁忌证。做眼操，贵在恒。走形式，难见功。

第一节：按揉攒竹穴（图 6A）

用双手大拇指螺纹面分别按在两侧穴位上，其余手指自然放松，指尖抵在前额上。随音乐口令有节奏地按揉穴位，每拍一圈，做四个八拍。

第二节：按压睛明穴（图 6B）

用双手示指螺纹面分别按在两侧穴位上，其余手指自然放松、握起，呈空心拳状。随音乐口令有节奏地上下按压穴位，每拍一次，做四个八拍。

第三节：按揉四白穴（图 6C）

用双手示指螺纹面分别按在两侧穴位上，大拇指抵在下颌凹陷处，其余手指自然放松、握起，呈空心拳状。随音乐口令有节奏地按揉穴位，每拍一圈，做四个八拍。

第四节：按揉太阳穴刮上眼眶（图 6D）

用双手大拇指的螺纹面分别按在两侧太阳穴上，其余手指自然放松，弯曲。伴随音乐口令，先用大拇指按揉太阳穴，每拍一圈，揉四圈。然后，大拇指不动，用双手示指的第二个关节内侧，稍加用力从眉头刮至眉梢，两个节拍刮一次，连刮两次。如此交替，做四个八拍。

第五节：按揉风池穴（图 6E）

用双手示指和中指的螺纹面分别按在两侧穴位上，其余三指自然放松。随音乐口令有节奏地按揉穴位，每拍一圈，做四个八拍。

第六节：揉捏耳垂 脚趾抓地（图 6F）

用双手大拇指和示指的螺纹面捏住耳垂正中的眼穴，其余三指自然并拢弯曲。伴随音乐口令，用大拇指和食指有节奏地揉捏穴位，同时用双脚全部脚趾做抓地运动，每拍一次，做四个八拍。

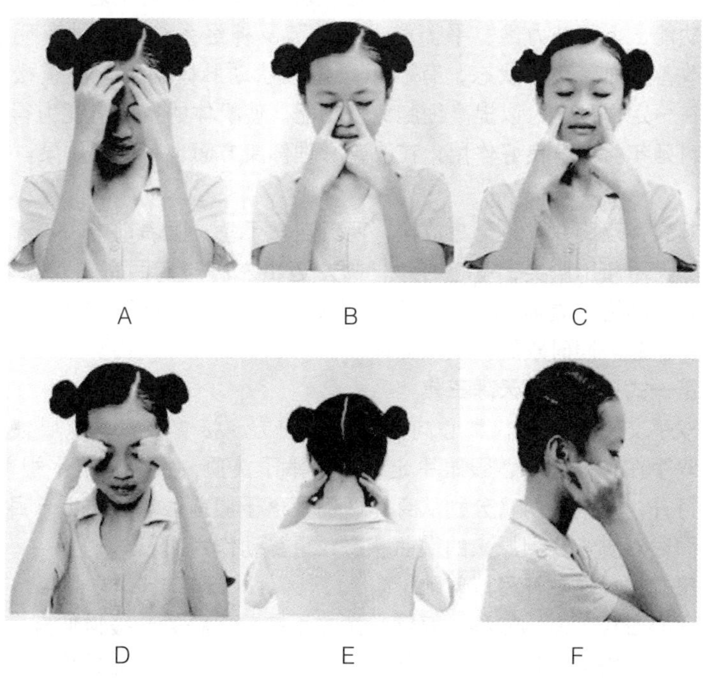

注：A. 第一节；B. 第二节；C. 第三节；D. 第四节；E. 第五节；F. 第六节

图 6　眼保健操

第二节 健身气功八段锦

八段锦形成于12世纪，后在历代流传中形成许多练法和风格各具特色的流派，它动作简单易行，功效显著。古人把这套动作比喻为“锦”，意为动作舒展优美，如锦缎般优美、柔顺，又因为功法共为八段，每段一个动作，故名为“八段锦”。

八段锦的一整套动作都非常流畅柔和，在练习的时候会让人感到动静皆宜，而且十分顺畅。习练“健身气功·八段锦”对中老年人的呼吸系统功能、上下肢力量、平衡能力、关节及神经系统灵活性有明显提高；改善心血管功能状态，有利于缓解冠状动脉硬化、骨质疏松等疾病；在一定程度上可以提高细胞免疫功能，使机体的抗衰老能力得到增强，对延年益寿有良好作用；在改善心理健康方面也有良好效果。

起式：双脚并立，全身放松，两臂自然下垂，眼看前方。接着双脚微曲膝盖不超出脚尖，重心右移，向左迈出左脚与肩同宽，双脚伸直，双手内旋环抱于腹前，掌心向内，指尖相对，距离不超过10厘米，拇指不要翘起。同时双脚再次微曲。

第一式：双手托天理三焦

双手交叉于腹前，掌心向上，目视前方，接着吸气，双脚慢慢直立，双手在胸前翻掌，眼跟手走，双手举于头顶，低头双眼平视前方，两手打开，呼气，两臂分别从身体两侧下落于腹前，掌心向上，目视前方。同时双脚恢复到原来的微曲状态，重复动作六次。

第二式：左右开弓似射雕

重心右移，左脚左移，双臂交叉左手在前，膝关节缓慢伸直，双手向上交叉于胸前，目视前方，展臂拉弓，肘部抬平。两腿屈膝半登成马步，重心在中间，双眼目视左手示指指尖。重心右移，两手自然打开，右手向右划弧，双眼跟着右手动，左脚收回，两掌捧于腹前，掌心向上，目视前方。右式与左式相反。左、右式分别做三次。

第三式：调理脾胃须单举

两腿伸直，左手手心向内，指尖向上，从身前缓慢上举至头，同时吸气，翻掌于头顶，指尖向右。左手手心向下，指尖向前下按于髋旁，同时呼气，双手收回，屈膝。右式动作与左式相同，重复以上动作，左、右分别三次。

第四式：五劳七伤往后瞧

两膝伸直，双手下垂，掌心向后，目视前方，两臂外旋，掌心向外，头往左后方瞧，吸气，头部回正，呼气，同时两腿微曲，两臂内旋按于髋旁，指尖向前，目视前方。左、右动作分别重复三次。

第五式：摇头摆尾去心火

重心左移，右脚向右开步站立，同时双手向上举于头顶，掌心向上，指尖相对，目视前方，双腿成马步，同时两手打开从身体两侧下落反按于双腿上，重心右移，目视右脚背，右脚尖，右脚内侧，重心左移，看右脚后跟，头向后摇，重心在中间，目视前方。右式动作与左式相同，重复以上动作，左、右分别三次。

摆动时吸气，复原时呼气。

视频网址：http://v.youku.com/v_show/id_XMjAzNTk3ODg=.html

带字幕版：http://v.youku.com/v_show/id_XMzQyNTE5MTY4.html

第三节　简便室内健身操

1. 梳头　首先直向梳刷，用木梳（别用塑料、金属制梳，最好是黄杨木梳，若无木梳，也可用手指代替）从前额经头顶部向后部梳刷，逐渐加快。梳时不要用力过猛，以防划破皮肤。接着斜向梳刷。先顺着头形梳，将头发梳顺，接着逆向梳，再顺着头形梳。

每分钟 20~30 下，每天 1 次，每次 3~5 分钟。这样可以刺激头皮神经末梢和头部经穴，通过神经和经络传导作用于大脑皮质，调节经络和神经系统，松弛头部神经，促进局部血液循环，达到消除疲劳、强身和促进头发生长的效果，对脑力劳动者尤为适宜。

2. **叩头** 每天早晨或晚上睡前轻叩头部，以刺激头部穴位，能够调整人体健康状况。全身直立，放松，双手握空拳举于头部，自然活动腕关节，用手指轻叩头部，先从前额向头顶部两侧叩击，然后再从头部两侧向头中央。次数视各人情况自定，一般50次左右为好。

3. **击掌** 两手前平举，呈90°角，两手五指伸直展开。然后用力击掌，越响越好。击掌主要是刺激两手上相应穴位，一般在20次左右。

4. **浴手** 浴手是保健按摩中的一种。取习惯体位，排除杂念，心静神凝，耳不旁听，目不远视，意守肚脐，两手合掌由慢到快搓热。

5. **搓耳** 耳郭上有很多穴位。用两手示指、中指、无名指三指，前后搓擦耳郭，刺激分布在耳郭上的各种穴位。次数多少也是视各人情况而定，一般以20次左右为度。

第四节 起床健身操

1. 睡醒时，躺在床上做几分钟保健操

（1）用手指梳头1分钟：将手指张开，当成是梳子，然后从你的前额向后一次梳理。这样的动做能够有效地唤醒脑部细胞，增加脑部血液的流通，对于预防心脑血管疾病具有极佳的好处，还可以养发生发。

（2）轻揉耳郭1分钟：用双手手指沿着左右耳郭，从前向后轻揉30次，从后向前轻揉30次，再上下轻揉30次，最后用双手轻拍左、右耳朵10次。耳朵上布满全身的穴位，这样做可使经络疏通，尤其对耳鸣、目眩、健忘等症有防治之功效。

（3）转动眼睛1分钟：睁开眼睛，顺时针转动眼球30次，逆时针转动30次，上下转动30次，再左右转动30次。尽快从沉睡中醒来，尤其能锻炼眼肌，提神醒目。

（4）抚摩肚脐1分钟：首先将两手对搓至发热，然后交叉两手按摩肚脐。肚脐周围有很多穴位，按摩肚脐神厥穴能防治卒中，按摩也具有提升和补气等功效。

（5）左右翻身1分钟：在床上轻轻翻身。活动脊柱大关节和腰部肌肉。

2. 坐起时，在床上做伸展运动

（1）伸懒腰：把枕头垫在背后，两手向后伸直并伸展身体做伸懒腰动作，然后自然双手上举、放平，并尽力向后扩展，接着反复深呼吸数次。

（2）扩胸腔：双手上举、扩展，可以使肋骨上拉、胸腔扩大，使膈肌活动加强，引发身体大部分肌肉收缩，从而达到加速血液循环、使血液迅速回流到全身，供给心脑系统足够的氧气和血液，以保持头脑清醒。深呼吸则可以激活肺细胞，促进肺泡工作。

3. 穿衣时，坐在床上做扩胸运动　首先将自己的左手从自己的肩部伸向后背，然后右手从底下拉住左手，胸部要挺起。饭后反向再做这样的动作，来回重复动作5次。

第五节　老年颈椎操

1. 翻天覆地　将头部向上仰起，尽自己最大的能力保持最高的位置，稍作停留，然后还原；接着再将头部弯曲看向地面，使得下颚紧靠在前胸，最后还原。

2. 哪吒探海　头颈伸向左前方，双目注视左前方，使颈部尽量保持伸长位置，停留片刻，然后还原；再使头颈伸向右前方，方法同前。

3. 犀牛望月　头颈向左后方尽力旋转，双目视左后上方天空，意想遥望月亮，停留片刻，然后还原；再使头颈转向右后方，方法同前。

4. 青龙饮水　将头颈向左右两侧平移转动，尽量将自己的下颚紧靠两侧肩部的中央位置。保持这个动作几秒钟，返回原位，接着再做同样的动作数次。

5. 放眼昆仑　自然站立，双脚略分开，与肩等宽，头颈向左转，双眼透过肩部注视左脚的昆仑穴（外踝的后侧），停留片刻，然后还原：再使头颈向右侧转动，方法同前。

6. **提肩缩颈** 自然站立，双脚略分开，与肩等宽，双肩慢慢提起，颈部尽量往下缩，停留片刻后，双肩慢慢放下，头颈自然伸出；还原后再将双肩用力往下沉，头颈部向上拔伸，停留片刻后，双肩放松复原。

7. **与项争力** 两手交叉置颈后，双手向前推颈部，头颈用力向后抵抗，头手相反用力，停留片刻，然后放松，进行下一个相同动作，最好连续完成9次。

8. **举头望明月，低头思故乡** 意思就是将自己的头部抬到最大位置，切记动作一定要缓慢，根据自己的适应度来调整幅度，反复多做几次，能够有效地预防颈椎病的发生。

中国大陆部分地区更年期门诊名录

（地区按汉语拼音排序）

中国大陆部分地区更年期门诊名录见表 12。

表 12　中国大陆部分地区更年期门诊名录

地区	医院名称	地址	电话	出诊时间
安徽省	安徽省立医院	安徽省合肥市庐江路 17 号	0551－118114（预约挂号），0551－62283114（总机）	
	安徽医科大学第一附属医院	安徽省合肥市绩溪路 218 号	0551－62922114（查号台），0551－62922406（门诊），0551－62922018（医务处），0551－62922193（急诊）	
	安徽省合肥市妇幼保健院	安徽省合肥市桐城街益民街 15 号	0551－62649714	
	芜湖妇幼保健院	安徽省芜湖市中和路 4 号	0553－3825232（办公室）	
	马鞍山妇幼保健院	安徽省马鞍山市花山区佳山路 72 号	0555－2340333	

（待续）

续表

地区	医院名称	地址	电话	出诊时间
重庆市	第三军医大学新桥医院	重庆市沙坪坝区新桥正街	023－68755000（总机）；023－68755744（预约挂号）	
	重庆医科大学附属第一医院	重庆袁家岗友谊路1号	023-118114（预约挂号）023－89012192（门诊挂号）	
	重庆医科大学附属第二医院	重庆市临江路76号	023-63693000（医院总机），023-63693138（询问处）	
	重庆市妇幼保健院	重庆市渝中区七星岗金汤街64号	023-63702844，023－63706054（咨询室）	
	重庆第三军医大学西南医院	重庆市沙坪坝区高滩岩正街30号	023－68754000（总机）	
福建省	福建省妇幼保健院	福建省福州市道山路18号	0591-88310866（预约挂号），0591－87557800（导诊台）	
	厦门市妇幼保健院	福建省厦门市镇海路10号	0592－2662020（总机）	
	福建省立医院	福建省福州市东街134号	0591-87557768（总机），转8051（门诊部），转8059（导诊台）	
	福建医科大学附属协和医院	福建省福州市鼓楼区新权路29号	总机：0591-83357896	
甘肃省	兰州大学第一医院	甘肃省兰州市东岗西路1号	0931－8625200（总）0931-8625200-6801	

（待续）

续表

地区	医院名称	地址	电话	出诊时间
甘肃省	兰州大学第二医院	甘肃省兰州市城关区萃英门82号	0931-8942262、0931-8942289	
	甘肃省妇幼保健院	兰州市七里河区七里河北街143号	0931-2338611	
	甘肃省人民医院	兰州市东岗西路204号	0931 - 8281114 0931 - 8281763（门诊）	
	兰州市妇幼保健院	兰州市城关区五泉西路74号	0931 - 8127368（办公室）	
	甘肃省康复中心医院	兰州市团结新村19号	0931-8610843，8614094	
广东省	中山大学孙逸仙纪念医院	广州市沿江西路107号（本院）；广州市海珠区盈丰路33号（南院）	020 - 81332199（本院总机），020 - 81332372（门诊咨询），020-81332517（门诊办）	
	南方医科大学附属珠江医院	广州市工业大道中253号	02061643888（总机），020-62782020（挂号咨询）	
	广州市妇女儿童医疗中心（广州市妇幼保健院）			
	佛山市第一人民医院	佛山市禅城区岭南大道北81号	0757 - 83833633（总机），0757 - 83163155（咨询）	

（待续）

续表

地区	医院名称	地址	电话	出诊时间
广东省	北京大学深圳医院	广东省深圳市福田莲花路1120号	0755-83923333（总机）	
	深圳市妇幼保健院	深圳市罗湖区人民北路116号C	0755- 82226227	
	惠州市妇女儿童医院	惠州市河南岸演达四路5号	0752-7806333	
广西壮族自治区	广西医科大学附属第一医院	东院：广西南宁市双拥路6号；西院：广西南宁市大学西路32号	0771-5359339（咨询），0771-5353014（急诊），0771-5356563（办公室），0771-3277068（西院咨询）	
	广西妇幼保健院	南宁市新阳路225号	771-3153941	
贵州省	贵州医科大学附属医院	贵阳市贵医街28号	0851-6855119	
	遵义医学院附属医院	贵州省遵义市大连路149号	0852-8608999	
	贵州省人民医院	贵阳市中山东路83号	0851-5922979	
	贵阳市妇幼保健院	贵州省贵阳市瑞金南路63号	0851-5965786	
海南省	海南省妇幼保健院	海南省海口市龙昆南路15号	0898-36689306 36689211	
	海南医学院附属医院	海南省海口市龙华路31号	0898-66772248	

（待续）

续表

地区	医院名称	地址	电话	出诊时间
河北省	河北医科大学第二医院	河北省石家庄市和平西路 215 号	0311 - 87046901（总机），0311 - 66002999（咨询）	
	河北省人民医院	石家庄市新华区和平西路 348 号	0311-85989696（总机）	
河南省	郑州大学第一附属医院	河南省郑州市二七区建设东路 1 号		
	洛阳妇女儿童医疗保健中心	洛阳市新区高铁龙门站对面		
	郑州大学第二附属医院	郑州市经八路 2 号		
	郑州市妇幼保健院	郑州市金水区金水路 41 号		
	郑州大学第五附属医院	郑州市二七区京广北路中段康复前街 3 号		
黑龙江省	哈尔滨医科大学附属第一医院	哈尔滨市南岗区大直街 199 号	0451 - 85556000（总机），0451 - 85555555（预约）	
	哈尔滨医科大学附属第二医院	哈尔滨南岗区保健路 148 号	0451 - 86662961（总机），0451 - 86605612（门诊）	
	哈尔滨市妇幼保健院	哈尔滨市道里区中医街 51 号		
	大庆油田总医院	黑龙江省大庆市萨尔图区中康街 9 号	0459 - 5994114（总机），0459 - 5805999（咨询）	

（待续）

续表

地区	医院名称	地址	电话	出诊时间
湖北省	华中科技大学同济医院附属协和医院	湖北省武汉市解放大道1095号	027－83662688（总机），－83663298（咨询）	
	湖北省妇幼保健院	湖北省武汉市武昌街道口武珞路745号	027－87884730（总值班室），027－87862877（咨询）	
	华中科技大学同济医院附属同济医院	湖北省武汉市解放大道1095号	027－83662688（总机），－83663298（咨询）	
	武汉大学中南医院	武汉市武昌区东湖路169号	027－67812888（总机），027－67813167（急救）	
	武汉大学人民医院（湖北省人民医院）	武汉武昌区张之洞路（原紫阳路）99号解放路238号	027－88041911（总机），转85314－85539（门诊导医）	
	宜昌市三峡大学仁和医院	宜昌市夷陵大道410号	0717-6554877	周二、五上午 周三全天
	宜昌市妇幼保健院	宜昌市伍家岗区夷陵大道148号	0717－6475207（院办），0717－6457120（妇产科咨询）	
	宜昌市中心医院	宜昌市伍家岗区夷陵大道183号	0717-6486947，0717-6483495（院办）	
	宜昌市第一人民医院	宜昌市解放路2号	0717－6222800（总机）	

（待续）

续表

地区	医院名称	地址	电话	出诊时间
湖北省	襄阳市中心医院	湖北省襄阳市襄城荆州街136号	0710－3523491（预约挂号）	
	襄阳市妇幼保健院	襄城院区：襄阳市檀溪路35号； 樊城院区：襄阳市春园路12号	0710－3513117（襄城区咨询）； 0710－3274170（樊城区咨询）	
	十堰市妇幼保健院	十堰市人民北路62号	0719－8663279（院办），13687212232（值班电话）	
	十堰市太和医院	湖北省十堰市人民南路32号	0719－8801880（病人咨询中心）	
	黄冈市中心医院	黄冈市考棚街11号		
湖南省	中南大学湘雅医院	湖南省长沙市湘雅路87号	0731-84328888	
	中南大学湘雅二医院	湖南省长沙市人民中路139号	0731-85295666	
	湖南省妇幼保健院	湖南省长沙市湘春路53号	0731-84332201	
	长沙市妇幼保健院	湖南省长沙市城南东路416号	0731-84136959	
	衡阳市妇幼保健院	湖南省衡阳市解放路89号	0734-8223268	
	湖南省湘潭市中心医院	湖南省湘潭市雨湖区和平路120号	0731-58265025	

（待续）

续表

地区	医院名称	地址	电话	出诊时间
湖南省	湖南省浏阳集里医院	湖南省长沙市浏阳市金沙北路434号	0731-83626977	
吉林省	长春市妇产医院	长春市南关区西五马路555号	0431-82903600（总机），82903633（门诊），82903600（咨询）	
	吉林大学附属第一医院	长春市新民大街71号，分院（二部）：吉林大路与乐群街交汇处－吉林大路3302号	0431－88782222（总机），0431－85612345（院服务台），0431－88782120（急救），0431－84808114（分院）	
	吉林省妇幼保健院	长春市建政路1051号	0431-86100011（总机）	
江苏省	江苏省人民医院河西分院（江苏省妇幼保健院）	江苏省南京市江东北路368号	025－86211033（总机），025－86211033转8211、8112（专家门诊咨询电话）	
	东南大学附属中大医院	南京市鼓楼区丁家桥87号本部	025－83272114，025－83272173（妇科更年期门诊），83272420（生殖内分泌门诊）	周一、三、四全天
	南京市妇幼保健院	南京莫愁路天妃巷123号	025－52226777（总机）	

（待续）

续表

地区	医院名称	地址	电话	出诊时间
江苏省	无锡市妇幼保健院	江苏省无锡市槐树巷48号	0510 - 82725161（总机），0510 - 82713324（咨询）	
	苏州市立医院	江苏省苏州市沧浪区道前街26号	0512-69009090（总机）	
	苏州大学一附院	苏州市十梓街188号	0512-65223637（总机）	
	常州市妇幼保健院	常州市博爱路16号	0519-88108181（总机）	
	镇江市妇幼保健院	江苏省镇江市正东路20号	0511-84425601（总值班）/84448272（服务台）	
	扬州市妇幼保健院	扬州市广陵区国庆路395号	0514-87361181（服务台）	
	南通市妇幼保健院:	江苏省南通市青年西路158号	0513-59008001（院办公室）	
	泰州市妇幼保健院	泰州市海陵区东风南路568号	400-069-1616	
	徐州市妇幼保健院	江苏省徐州市和平路46号	0516-83909191（门诊预约）	
	连云港市妇幼保健院	连云港市新浦区苍梧路10号	0518-85820018（咨询预约）	
京津地区	北京协和医院	东城区东单帅府园1号（东院）；西城区大木仓胡同41号（西院）	010 - 114（预约挂号），010 - 69156114（总机），010 - 69155564（东院咨询台），010 - 69158010（西院咨询台）	

（待续）

续表

地区	医院名称	地址	电话	出诊时间
京津地区	北京妇产医院	北京市朝阳区姚家园路 251 号，东院内分泌科	010-52276666-3304	周一～五
	北京大学人民医院	北京市西城区西直门南大街 11 号；老院：西城区阜内大街 133 号	010 - 114（预约挂号），010 - 88326666（新院总机），010-66583666（老院总机）	周一～二全天，周三下午，周四全天，周五上午
	卫生部北京医院	北京市东单大华路 1 号	010-85133232（预约挂号），010-65282171（医疗热线）	
	北京大学第一医院	北京市西安门大街 1 号	010 - 114（预约挂号），010 - 83572211（北大医院总机）	
	北京大学第三医院	北京市海淀区花园北路 49 号	010 - 82266699（总机），010 - 82266688（总机）	
	北京武警医院	北京市海淀区永定路 69 号	010 - 57976114/57976688（总机），010-57976508（挂号咨询）	
	天津市中心妇产科医院	天津市南开三马路 156 号	022-58287742（导诊台），022 - 58287388（咨询）	
	天津武警医学院附属医院	天津市河东区成林道 220 号	022-60578114（查号台）	

（待续）

续表

地区	医院名称	地址	电话	出诊时间
辽宁省	中国医科大学附属盛京医院	沈阳市和平区三好街36号（南湖院区）；铁西区滑翔路39号（滑翔院区）	024-96615（总机）	
	辽宁省妇幼保健院	沈阳市和平区沙阳路240号	024-23391486	
	中国人民解放军202医院	沈阳市和平区光荣街5号	024-23866428（总机）	
内蒙古自治区	内蒙古妇幼保健院	呼和浩特市公园东路6号	0471-6691045	
宁夏回族自治区	宁夏医科大学总医院：（心脑血管病医院）妇科	宁夏银川市金凤区宁安东巷1号		
	宁夏妇幼保健院	银川市兴庆区文化东街174号	0951-6025593	
青海省	青海红十字医院	西宁市城中区南大街55号	0971-8247545	
	青海省人民医院	西宁市城东区共和路2号		
山东省	山东省立医院	总院：济南市经五纬七路324号；东院：济南市历下区奥体中路9677号	0531-96717120·8675120（预约），0531-68777114/0531-87938911（总机）	
	山东大学齐鲁医院	济南市文化西路107号	0531-82169114（总机），0531-82169305（急救）	

（待续）

续表

地区	医院名称	地址	电话	出诊时间
山东省	青岛大学医学院附属医院	青岛市江苏路16号（总院）	0532-82911847（总院咨询），0532-82918181（黄岛咨询），0532-82913225（东部咨询），0532-82912729（市北院区），0532-82911219（挂号处）	
	青岛市立医院	西院：青岛市胶州路1号；东院：青岛市东海中路5号	0532-82789159（西院导医），0532-88905062（东院导医），	
	山东省妇幼保健院	济南市经十东路238号	0531-88550454（办公室），0531-85187266（健康热线）	
	烟台毓璜顶医院	芝罘区毓东路20号	0535-6691999（总机）	
	淄博市妇幼保健院	山东省淄博市张店区杏园东路11号	医院总机：0533-2182991；急诊电话：0533-2157666	
山西省	山西医科大学第一医院	太原市解放南路85号	0351-4639114（总机）	
	太原市妇幼保健院	太原市南内环桥东南内环街122号	0351-3317857	

（待续）

续表

地区	医院名称	地址	电话	出诊时间
陕西省	西安交通大学医学院第一附属医院	西安市雁塔西路277号	029-85323338	
	西安市第四医院	西安市解放路21号	029-87480721	
	西京医院	西安市长乐西路15号	029-84775507	
	陕西省人民医院	西安碑林区黄雁村友谊西路256号	029-85251331	
上海市	复旦大学附属妇产科医院（红房子妇产科医院）		021-33189900	
		黄浦院区：上海市黄浦区大林路358号； 杨浦院区：上海市杨浦区沈阳路128号		黄浦院区：围绝经门诊：周一~二下午，周四~五下午 杨浦院区：围绝经门诊:周三上午
	上海市第一妇婴保健院	静安区长乐路536号（西院）；浦东新区高科西路2699号（东院）	021-54035206	
	中国福利会国际和平妇幼保健院	上海市衡山路910号	021-64070434	

（待续）

续表

地区	医院名称	地址	电话	出诊时间
上海市	上海交通大学医学院附属瑞金医院（北院）	上海市黄浦区瑞金二路 197 号	021-64370045	
	上海交通大学医学院附属瑞金医院	上海市嘉定区希望路 999 号	021-67888999,	
	上海交通大学附属第六人民医院	上海市徐汇区宜山路 600 号	021-64369181	
	上海交通大学附属第六人民医院（东院）	上海市浦东新区南汇新城环湖西三路 222 号	021-38297000	
	上海市第一人民医院	上海市虹口区海宁路 100 号	021-63240090	
	上海第六人民医院松江南院	上海市松江区新松江路 650 号		
	上海中医药大学附属曙光医院	上海市黄浦区普安路 185 号（西院）；上海市浦东新区张衡路 528 号（近科苑路）（东院）	021-20256666	
	第二军医大学附属长海医院	上海市杨浦区长海路 168 号	021-31166666	
	长宁区妇幼保健院	上海市武夷路 773 号	021-62288686	
	上海中医药大学附属龙华医院	上海市徐汇区宛平南路 725 号	021-64385700	

（待续）

续表

地区	医院名称	地址	电话	出诊时间
上海市	上海中医药大学附属岳阳中西医结合医院	上海市虹口区甘河路110号	021-65161782	
四川省	四川大学华西第二医院	成都人民南路三段20号	028-85503740	
	四川省人民医院	成都一环路西三段32号	028-87773730	
	成都妇女儿童中心医院	地址 成都日月大道1617号	028-61866065	
	四川省妇幼保健院	成都市金牛区抚琴路338号	028-87716346	
	成都市锦江区妇幼保健院	成都三官堂街3号	028-66250782	
	成都计划生育指导所	地址 成都东城下街24号	028-86633230	
	攀枝花市妇幼保健院	攀枝花市烟草岗大街305号	0812-3333630	
	自贡市妇幼保健院	自贡大安区大黄桶路49号	0813-2309103	
西藏自治区	西藏自治区人民医院	西藏自治区拉萨市林廓北路18号	0891－6371928（门诊部）	
新疆维吾尔自治区	乌鲁木齐市妇幼保健院	乌鲁木齐市解放南路344号		
	新疆医科大学第一附属医院	乌鲁木齐市鲤鱼山南路137号	0991－4362974（门诊部预约挂号）	
	石河子医科大学第一附属医院	石河子市北二路		

（待续）

续表

地区	医院名称	地址	电话	出诊时间
云南省	云南省第二人民医院	云南省昆明市青年路176号	0871-65156650（总机）	
	昆明医学院第二附属医院	云南省昆明市西山区麻园1号	0871-65351281（总机）	
	昆明市妇幼保健院	昆明市华山西路口5号	0871-63610265（导医台）	
	昆明市延安医院	昆明市人民东路245号	0871-63211101（预约挂号）	
	昭通市第一人民医院	昭通市昭阳区医卫路35号	0870-2152283（医务科）	
浙江省	浙江大学医学院附属妇产科医院	杭州市学士路1号	0571-87087730（预约），0571-87061501（总机）	
	杭州市第一人民医院（杭州市妇产科医院）	杭州市浣纱路261号	0571-56005600（总机）	
	浙江省人民医院	朝晖院区：浙江省杭州市上塘路158号；望江山院区：浙江省杭州市西湖区转塘双流642号	0571-85893889（预约挂号），0571-87666666（朝晖院区总机）	
	浙江省立同德医院	杭州市西湖区古翠路234号	0571-89972000（总机）	
	温州医科大学附属第一医院老院	浙江省温州市府学巷2号；新院：浙江省温州市瓯海区南白象温医一院新院区	0577-55578037（新院门诊部），0577-55579999（新院总机）	

（待续）

续表

地区	医院名称	地址	电话	出诊时间
浙江省	湖州市妇幼保健院	浙江省湖州市吴兴区东街2号	0572－2030008（咨询）	
	宁波市妇女儿童医院	浙江省宁波市海曙区柳汀街339号	0574－87083300（总机）	
	杭州市萧山第一人民医院	浙江省杭州市萧山区城厢街道市心路199号	0571－83807999（总机）	
	杭州市余杭区妇幼保健院	浙江省杭州市余杭区人民大道359号	0571－86224052（值班室）	
	杭州市余杭区第一人民医院	杭州市临平迎宾路369号	0571－89369917	
	嘉兴市妇幼保健院	浙江省嘉兴市中环东路2468号	0573－83963131（总机），0573－82066132	
	桐乡市第一人民医院	浙江省嘉兴市桐乡市校场东路1918号	0573－88026601/88023515	
	海盐县第一人民医院	浙江省嘉兴市海盐县朝阳东路275号	0573－86965916	
	温州市人民医院（兼妇幼保健院）	浙江省温州市鹿城区仓后街57号	0577－88059166，0577－88883131	
	温州乐清市妇幼保健院	乐清市晨曦路105路	0577－62522028	

（待续）

续表

地区	医院名称	地址	电话	出诊时间
浙江省	台州第一人民医院	浙江省台州市黄岩区横街218号	0576-84016757（咨询电话）；0576-84120120（急诊电话）	
	温岭市妇幼保健院	浙江省温岭市城东街道下保路102号	0576-86168016	
	绍兴市妇幼保健院	浙江省绍兴市越城区东街305号	0575-85138222/85206780/85206766	
	金华市中心医院	浙江省金华市婺城区明月街351号	0579-82338512	
	衢州市妇幼保健院	浙江省衢州市柯城区蝴蝶路147号	0570-3023043	
	丽水市妇幼保健院	浙江省丽水市莲都区寿尔福路7号	0578-2154398（办公室）	
	丽水市人民医院	浙江省丽水市莲都区大众街15号	0578-2780025（门诊），0578-2120120（急救）	
	舟山市妇幼保健院	舟山市定海区人民南路30号	0580-2065007（院办公室），0580-2065011（急救）	
	宁海县妇幼保健院	宁波市宁海县跃龙街道兴宁中路51号	0574-65583243	
	慈溪市妇幼保健院	慈溪市白沙路街道二灶潭路1288号	0574-63388670	

附录七

更年期相关医学网站和专业杂志

更年期学术网站：

中华医学会妇产科学分会绝经学组官方网站

http://www.menopause.org.cn/

中国生殖内分泌网

http://www.creonline.cn/

国际绝经协会

http://www.imsociety.org/

北美绝经协会

http://www.menopause.org/

欧洲男女更年期协会

http://www.emas-online.org/

澳大利亚更年期协会

http://www.menopause.org.au/

专业杂志：

中华妇产科杂志

中国实用妇科与产科杂志

中国妇幼保健杂志

中国实用妇产科杂志

现代妇产科进展

《Climacteric》中文版（内部发行）